· 护航生命早期 1000 天系列 ·

新生儿
婴儿 幼儿
护理百科

黄璟 主编

四川科学技术出版社

成为更好的妈妈

宝宝还在子宫里的时候，你可能无数次地在心里祈求宝宝健康平安；随着宝宝出生日期的临近，你开始希望他漂亮；等他呱呱坠地来到你的身边，你又开始希望他聪明可爱；再等他慢慢长大，你开始希望他有好的生活习惯、好的性格……是的，每一个做母亲的都是如此的"贪心"，在每一个不同的阶段，你对他都有新的期待，到最后，你甚至期待这个世界上所有与美好有关的字眼都是用来形容他的。然而，养育一个孩子，却不是那么容易的事情。

有人说："生完孩子的头三年，是妈妈一生中最难的时候。"这句话其实并不夸张，即使是早就做好了宝宝到来的心理准备，你的生活还是会发生翻天覆地的变化，身体的疼痛、心理的落差、家庭关系的改变……每一种都可能让你感觉猝不及防。推出手术室，最初的喜悦过后，筋疲力尽的你要开始面对身体的种种不适，顺产的妈妈大多逃不过侧切一刀，剖宫产的妈妈更是要忍受术后伤口的剧痛。然而，为了宝宝，催奶师会教你没完没了地催奶，奶水没下来时你看着宝宝饿得哇哇哭，你也急得哭，以为奶水下来了就万事大吉，却不料涨奶的疼痛更是如同酷刑……

当然，以上的一切还只是开始，你的生活开始变得极度不自由，每隔2个小时要喂一次奶，再也睡不了一个整夜觉……你做的所有一切都得从这个小人儿出发。你也会发牢骚，好长时间没有逛街了，好长时间没有看过一次电影了，上次出去旅游是什么时候呢？真希望把他塞回肚子里去……然而，随着宝宝一天一天长大，看着他熟睡时甜美的面容，吃奶时唇边满足的笑意，听他稚嫩的声音轻轻唤你妈妈，你内心深处想的却是："一切都值了。"这，就是伟大的母爱。即使忍受着那么多的剧痛，付出那么多的努力，也要给孩子最好的照顾。

对新手妈妈来说，即便你已经努力给了孩子自己能给的最好的，却依然会对孩子的成长感到担忧，觉得自己付出得还不够。这本书，写给所有努力想让孩子变得更好的妈妈，不管你的孩子处于0~3岁的哪个阶段，当你遇到层出不穷的育儿问题时，别忘了翻一翻，看一看。本书没有说教，也没有"放之四海而皆准"的育儿真理，只有科学实用的育儿经验和智慧，相信它会成为你育儿生活中最重要、最常用的"宝典"。

在育儿的道路上，我们希望与你携手，共同成长！

目录 CONTENTS

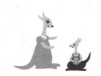

|Part 1|
新生儿期

| Part 2 |
婴儿期

营养与饮食

爸爸妈妈关注的问题

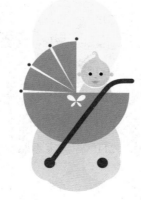

| Part 3 |
幼儿期

| Part 4 |
婴幼儿常见疾病的照护

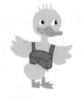

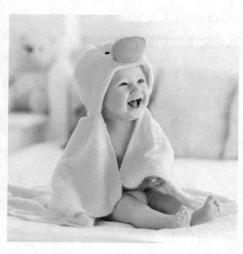

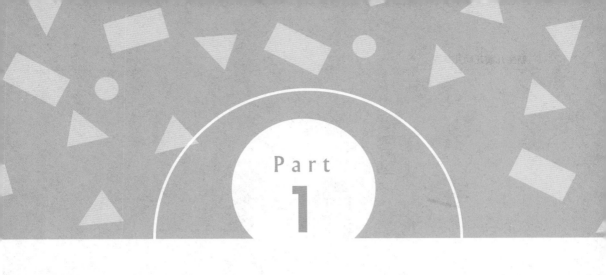

Part

1

新生儿期

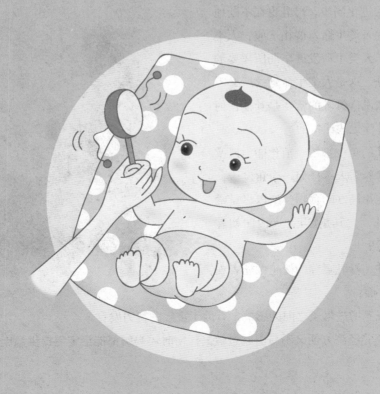

营养与饮食

大部分妈妈都能成功实现母乳喂养

　　大部分妈妈都能成功实现母乳喂养，甚至大部分妈妈的乳汁足够同时喂养两个孩子，只有极少数妈妈确实无乳或者少乳。如果想要给宝宝最好的营养，妈妈首先要坚定母乳喂养的信心。不要担心自己的乳汁不够，身体是一架精密的仪器，只要让宝宝多吮吸，身体就会自动收到多产奶的信号。

🍎 母乳是宝宝最理想的食品

　　与人类的进化同步，母乳也在不断地进化，与现代人类生命发展相适应，人类的乳汁包含了人类生命发展早期所需要的全部营养成分，这是人类生命延续所必需的。对宝宝来说，母乳的营养是其他任何哺乳动物的乳汁无法比拟的。

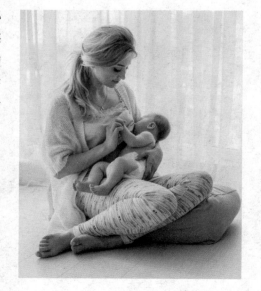

　　从新生儿的免疫系统、消化能力以及生长发育、营养需求等任何一个角度讲，母乳都是新生儿最好的食物，所以尽量给新生儿喂母乳，尤其是产后5天内的初乳一定要喂给新生儿。

　　除此之外，母乳喂养的优越性还表现在以下几个方面：

　　1. 母乳喂养增进母子之间的感情，有助于宝宝的智力发育。

　　2. 母乳喂养经济方便又不易引起过敏。任何时候妈妈都能给宝宝提供温度适宜的乳汁。

● 产后尽快给宝宝喂母乳

　　以往宝宝出生后，部分医院会建议在开奶前喂配方奶，而现在则是大力提倡母乳喂养，产后如果母婴均未出现特殊状况，护士会让妈妈尽早接触到宝宝，帮助开奶。

　　产后尽早给宝宝喂母乳的好处主要有两个：一是可以促进妈妈乳汁分泌，二是能让宝宝成功吮吸到初乳。产后大部分妈妈还没有乳汁分泌，此时宝宝其实也吸不到什么奶水，但是这样做可以刺激妈妈的脑垂体，使其多分泌催乳素，这样妈妈就能早下奶、多下奶，为成功实现母乳喂养打好基础，这才是最重要的意义。所以，如果医生没有叮嘱妈妈可以喂奶了，就要主动询问，避免耽误时机。

　　产后最先分泌的乳汁叫初乳（产后5天内）。初乳呈淡黄色，质地黏稠。以前的人认为初乳脏，会弃掉。现在科学证明初乳比其他任何时期的乳汁都要珍贵，如：初乳蛋白质含量为10%，成熟乳（产后14天至9个月）蛋白质含量仅1%；初乳含有丰富的抗体，包括分泌型免疫球蛋白A，以及乳铁蛋白等；初乳中的脂肪及乳糖都比成熟乳少，以适应新生儿消化能力较差的特点。所以，如果不是特殊情况不能哺乳，一定要让宝宝吮吸到初乳。

不同时期的母乳

初乳：产后5天以内（蛋白质含量高）；

过渡乳：产后5～14天（脂肪含量高）；

成熟乳：产后14天至9个月（成分稳定）；

晚乳：产后10个月以后（蛋白质和脂肪的含量均低）。

● 母乳还没下来也要让宝宝多吮吸

　　产后前两天，大部分妈妈都没什么乳汁，不过，即使乳汁还没下来，妈妈也应该让宝宝多吮吸。吮吸是新生儿的本能，即使吸不到奶水，他也会乐此不疲地吸，而他强有力的吮吸可刺激乳汁分泌，使妈妈快速下奶。

　　建议妈妈开奶后每次喂奶的间隔时间不超过2小时，每次坚持喂奶30分钟。

　　有的妈妈担心宝宝饿，会先给宝宝喂配方奶，待下奶后再给宝宝喂母乳，这样做并不科学。一是可能造成宝宝乳头错觉（吃了配方奶不吃母乳）；二是不利于乳汁快速分泌，没了宝宝的吮吸，即使妈妈下奶了，也可能会因为乳腺管不通而引发乳腺炎，甚至下奶失败，导致不能实现母乳喂养。

🌰 开奶前一定不能喂配方奶粉吗

在宝宝吮吸乳头的过程中，妈妈多少会分泌一点儿乳汁，宝宝的胃容量很小，所以基本上通过频繁的吮吸就可以满足宝宝的需要。

下奶前给不给宝宝喂母乳以外的食物不可一概而论，要看宝宝的表现。如果他吃了母乳之后表现安静，没有哭闹，那就可以不喂。但有些宝宝会因饥饿而哭闹不止，不仅他自己休息不好，也影响妈妈的休息，而妈妈休息不好会影响下奶。

宝宝哭闹不止时，可以用小勺喂点儿温开水，如果喝水后宝宝仍然哭闹不止，可选择口味较淡的奶粉（少量）冲调后喂宝宝，但应该在宝宝吮吸妈妈乳头每侧10~15分钟后喂。因为先给宝宝吃配方奶，往往使宝宝有饱腹感，降低宝宝对母乳的渴求，不能做到勤吮吸，或吮吸不充分，乳汁分泌就不充分，影响早期喂养成功。

🍎 多吮吸有利于排除泌乳障碍

宝宝频繁吮吸妈妈的乳头，一方面可以刺激妈妈多泌乳，满足自己快速生长的需要，另一方面，还可以帮助妈妈疏通乳腺管，有利于乳汁较通畅地流出，避免涨奶引起痛苦。

产后及时让宝宝多吮吸乳头，这样会促进泌乳的良性循环，使乳腺管畅通，才能有更多的乳汁分泌。

因此，为了尽快下奶，在下奶之前，只要宝宝醒了，就可以把他抱起来让他吮吸一会儿，直到宝宝主动吐出乳头为止。

🌰 学会轻松的喂奶姿势

刚开始喂奶时，妈妈往往累得一身汗，胳膊酸了，脖子僵了。这往往是因为喂奶姿势不正确所致。正确的喂奶姿势是"三贴"：胸贴胸、腹贴腹、下颌贴乳房。妈妈用手托住宝宝的臀部，肘部托住宝宝的头颈部，让宝宝的上身躺在妈妈的前臂上，这是宝宝吃奶最舒服的姿势，也是妈妈最省力的姿势。

剖宫产的妈妈由于身体原因只能躺着喂奶，可以请医生或家人帮忙，将宝宝放到妈妈的胸前，嘴巴达到乳头的高度，然后用手臂托住宝宝的后背、臀部、头部，这时，宝宝的脸就接触到了妈妈的胸部，他会自动寻乳吮吸。如果宝宝没有寻乳，可以用乳头刺激宝宝嘴角几下。

还有一个就是足球式的喂养方法，比较适合剖宫产的妈妈。先将宝宝放在床上，妈妈坐在床边的凳子上，如果高度不够的话可以把宝宝垫高一点儿，使宝宝的脸颊贴着妈妈的胸部。如果妈妈很累，也可以用这种方法喂奶。

此外，妈妈喂奶时要让宝宝含住包括乳晕在内的整个乳头。一些宝宝可能得学上一阵才能做到这一点，但这个步骤很关键，如果宝宝吮吸的方法不对，妈妈很快就会感到乳头疼痛。妈妈要帮助宝宝把乳头衔在嘴中央，衔住的乳晕越多越好。如果仅仅吮吸乳头的话，不但宝宝吃着费劲，也容易导致妈妈的乳头皲裂。

🍎 夜间哺乳最好坐起来

让宝宝和妈妈面对面侧躺着吃奶是夜间最方便的哺乳方式，但是这种方式不适合新生儿和新手妈妈。此时的妈妈由于身体虚弱疲惫，容易打瞌睡，而此时的宝宝没有任何移动自己身体的能力，也没有任何提醒妈妈的手段，如果妈妈睡着了，柔软的乳房一旦堵住宝宝的口鼻，就很容易窒息，导致悲剧的发生。所以给新生儿夜间哺乳，妈妈最好坐起来喂奶，避免这种危险发生。躺着喂最少要等到宝宝满两个月，此时宝宝能自己转头，感到不适的时候也能拍打妈妈或发出喊声提醒妈妈，危险可以及时解除。

此外，如果宝宝容易吐奶，妈妈夜间喂奶不管多累，喂完都要给宝宝拍背，并顺时针揉肚子，让他打嗝，然后再放下睡觉。而且最好是先让宝宝侧卧，以免吐出的奶呛入气管引起窒息。等到宝宝睡安稳，脸色等一切正常，妈妈可再为宝宝调整睡姿。

🍎 纯母乳喂养期需不需要给宝宝喂水

母乳中 80% 的成分都是水，足以满足新生儿对水分的需求了。尤其是6个月以内的宝宝，纯母乳喂养是完全没有问题的，不需要再额外喂水。如果过多喂水反而会增加肾脏的负担。而且宝宝胃容量小，妈妈如果经常给宝宝喂水，会影响宝宝的吃奶量。所以，妈妈不要主动给纯母乳喂养的宝宝喂水。

不过这并不是绝对的，有时候给宝宝喂些水也是有必要的。

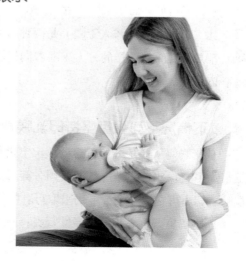

　　比如刚出生的宝宝，由于妈妈还没有下奶，宝宝吃奶费劲，出汗多，有必要给宝宝喂点儿水。此外，在纯母乳喂养期间，如果遇到宝宝高热、大汗、呕吐、腹泻等情况时，应给宝宝补充水分，以防脱水或发生电解质紊乱。

　　给宝宝喂水不追求喝多少，只要喝一点儿就行，一口两口都没关系，哪怕只是在嘴里打了个转又都吐出来了也不要紧，最好不要规定喝多少毫升，宝宝的肾脏功能较弱，喝太多的水会增加肾脏负担，不利于健康。

学会判断宝宝是否需要喝水

　　1. 如果宝宝一天的小便次数在5次以下或者大便干燥甚至便秘，那么一定要给宝宝喂些水。

　　2. 如果宝宝嘴唇干燥，且经常用小舌头舔嘴唇，也需要喂水。

　　3. 如果宝宝眼屎多，可能有些上火，最好喂些水。

　　4. 如果宝宝尿色为较深的黄色，若不是晨尿，也排除服用维生素的情况下，可考虑喂一点儿水。

如果不得已选择配方奶粉喂养

　　由于种种原因，有少数妈妈无法保证一直纯母乳喂养，只能选择配方奶粉。配方奶粉又称母乳化奶粉，它是为了满足婴儿的营养需要，在普通奶粉的基础上加以调配的奶制品。它除去牛奶中无法被婴儿吸收利用的成分，甚至可以改进母乳中铁含量过低等不足，而铁是婴儿健康成长所必需的。

　　其实，母乳喂养与人工喂养是两种营养模式，就促进新生儿生长发育来说，两种喂养方式目的是一样的，人工喂养同样能养育出身体强壮、头脑聪明的宝宝，妈妈不必太纠结。

● 以下情况不可强行坚持母乳喂养

　　有些妈妈从怀孕开始就想要给宝宝进行母乳喂养，想把世界上最好的食物送给宝宝，但有一些特殊情况妈妈必须舍弃母乳喂养，否则会给妈妈和宝宝的健康带来危险。切不可在以下情况下仍采取母乳喂养：

　　1. 妈妈患严重心脏病、慢性肾炎；

2. 妈妈患尚未稳定的糖尿病；

3. 妈妈患癫痫；

4. 妈妈患癌症；

5. 宝宝有代谢性疾病，如半乳糖血症（吃奶后出现严重呕吐、腹泻、黄疸、肝脾大等）；

6. 宝宝患严重唇腭裂而致使吮吸困难。

需要暂停哺乳的情况

　　妈妈正在服药或者接受放射性碘治疗，最好暂停哺乳，因为不少药物可通过乳汁，进入婴儿体内，而婴儿的肝、肾功能都相对较差，容易引起药物积聚，导致中毒。一旦母亲康复不再吃药，还是应该在药物经代谢彻底排出后恢复母乳喂养。吃药期间为了防止回奶，应按时挤掉母乳。

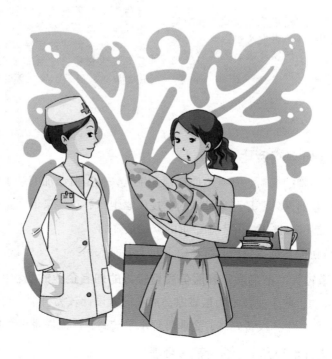

🍎 配方奶粉的分类

配方奶粉依其适用对象可分为下列四大类：

配方奶粉名称	适合选用的婴幼儿	说　明
普通婴儿配方奶粉	适用于一般的婴儿	市售婴儿配方奶粉成分大多符合宝宝需要，但仍有些成分比例不相同，并且按月龄分为不同阶段，妈妈应选择适合宝宝的配方奶粉
早产儿配方奶粉	适用于早产儿	早产儿因未足月出生，消化系统发育更差，此时仍以母乳最合适或使用专为早产儿设计的早产儿配方奶粉，待早产儿的体重发育至正常才可更换成婴儿配方奶粉
水解蛋白配方奶粉	适用于急性或长期慢性腹泻，肠道黏膜层受损，缺乏多种消化酶的宝宝	此配方奶粉又称为腹泻奶粉，其提供的营养完全符合宝宝的需求，只是其中的蛋白质已经事先水解过，更易消化吸收，所以适合肠道不适的宝宝食用
不含乳糖婴儿配方奶粉	适用于先天缺乏乳糖酶的宝宝及慢性腹泻导致肠黏膜表层乳糖酶流失的宝宝	有的宝宝先天缺乏乳糖酶，所以不能消化吸收普通婴儿配方奶粉里面的乳糖，这种乳糖不耐受的宝宝应选用不含乳糖婴儿配方奶粉，吃普通婴儿配方奶粉会引起腹泻、腹痛、胀气等肠道不适

🍎 配方奶粉选购的技巧

无论什么品牌的奶粉，其基本原料都是牛乳，只是所添加的维生素、矿物质的含量有细微的差别，只要是国家批准的正规厂家生产、正规渠道经销的奶粉，适合自己的宝宝，都可以选用，并不是最贵的就是最好的。

妈妈在给新生儿选择奶粉时可从以下几个方面入手：

选择规模较大、产品质量和服务质量较好的知名企业的奶粉

规模较大的生产企业技术力量雄厚，产品配方设计较为科学、合理，对原材料的质量控制较严，生产设备先进，企业管理水平较高，产品质量也有保证。

看营养成分是否齐全，含量是否合理

有些配方奶粉中强化了钙、铁、维生素D等营养元素，在调配配方奶粉时一定

要仔细阅读说明，不能随意冲调。新生儿虽有一定的消化能力，但配方奶粉调配过浓会增加其消化的负担，并可能引起便秘、消化不良等。

看奶粉的冲调性和口感

质量好的奶粉呈乳黄色，冲调性好，冲后无结块，液体呈乳白色，奶香味浓；而质量差的奶粉冲调性差，即所谓的冲不开，奶香味不足，甚至无奶的味道，或有香精调香的香味。另外，淀粉含量较高的奶粉冲后呈糨糊状。所谓"速溶"奶粉，都是掺有辅助剂的，真正速溶纯奶粉是没有的。

选择适合宝宝月龄的奶粉

妈妈在给宝宝买奶粉时要看清产品包装上的说明，了解其适用于何种生长阶段的婴幼儿。一般情况下，0～6个月的婴儿可选用1段婴儿配方奶粉，6～12个月的婴儿可选用2段婴儿配方奶粉，12～36个月的幼儿可选用3段婴幼儿配方奶粉、助长奶粉等产品。

🍎 判断奶粉是否适合宝宝的方法

最好的奶粉，不一定是最昂贵的，但在营养成分和口味上一定是最接近母乳的。如果宝宝吃后体重和身高正常增长，食欲正常，睡眠正常，无便秘、无腹泻，无皮疹等异常情况，这种奶粉就是适合宝宝的。

妈妈给宝宝选定一个品牌的奶粉后，应观察宝宝的适应情况，如是否出皮疹，是否便秘或腹泻。如果宝宝吃了一种配方奶粉，能每天大便1次，大便色金黄，呈硬膏状，这就可以确定奶粉是适合的，不需要更换。如果宝宝便秘了，喂再多水都不能缓解，或者有腹泻现象，这种奶粉可能不太适合宝宝，需要更换。

此外，如果宝宝吃了一段时间奶粉后，一切正常，其体重、身高增加达标，说明这种奶粉非常适合宝宝，根本没必要更换。

🍎 奶粉最好现配现用

配方奶粉尽量现配现用。调好的奶应于2个小时内用完。超过2个小时就不要给宝宝喝了，配方奶粉营养丰富，储存不当，容易滋生细菌，所以妈妈要细心观察宝宝的食量，掌握宝宝每次的奶量，这样即使剩余一点儿，大人也可以喝掉，就不用担心宝宝喝了冲调时间过久的奶而拉肚子了。

如果妈妈有特殊情况，需要一次配数瓶奶，那就一定要将冲调好的奶粉加上盖子立即放入冰箱内贮存。冲调好的奶应于24个小时内用完。加热就用温奶器加热即

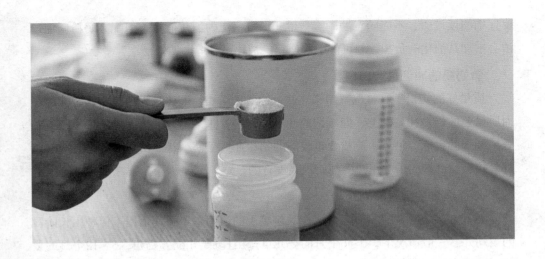

可，不要用微波炉热奶，以免局部过热的奶烫伤宝宝口腔。

🍎 确定宝宝喝配方奶的量

　　人工喂养的宝宝每次喂奶的量可根据宝宝的体重来调配，一般来说，宝宝体重与每日食量的关系为：每453克对应75毫升。

　　宝宝出生的10天里，每天的吃奶量是不尽相同的。出生7～15天的新生儿一般每3小时吃一次奶，每次吃奶60～90毫升，并在10～20分钟内吃完较为合适。2～3个月的宝宝一般每3小时吃一次奶，每次120～150毫升，每日吃6次。到6个月时，每24小时吃4～5次奶，每次180～240毫升。

　　当然，和成人的食量有大有小一样，不同的宝宝每次吃奶的量也有所差异，以上内容只是提供参考，新手妈妈要根据宝宝的具体情况进行调整。一般而言，只要宝宝睡眠正常，大便正常，体重增加稳定，就说明宝宝目前吃奶量适宜，爸爸妈妈就不必担心。

🍎 冲调配方奶粉要注意几个问题

　　一般奶粉罐上都标有冲调量和冲调方法，家长要严格照着做，不要自作主张更改量和先后顺序等，具体需注意以下几个问题：

应先放水再加奶粉

　　有的妈妈在冲调奶粉的时候先在奶瓶里放好一定量的奶粉，然后再加入定量的水，其实这样的操作方法正好与正确的冲调方法相反。

正确的方法是在给宝宝冲奶粉时一定要先配好水，在水温、水量合适的时候加入奶粉，这样配方奶粉可以充分地溶解。

用温水冲，不能用开水冲

开水会破坏配方奶粉的营养成分。最好是看奶粉包装上的说明进行操作，不同品牌的配方奶粉对水温有不同的要求，有的要求70℃，低于该温度，营养物质不能充分溶解，高于该温度，营养物质会被破坏，因此，要严格按照产品说明操作。

掌握好量，不能太稀或太浓

奶粉包装说明中的1勺奶粉指的是其中附带的奶粉勺自然挖1平勺的量，不是尖尖的1勺，也不是紧紧实实的1勺，否则冲调出的奶粉就过于浓稠了，会增加宝宝的消化压力，造成便秘、肥胖等。

此外，有的妈妈看宝宝吃奶量较少，担心宝宝长得慢，于是会少放些水，多放些奶粉，这种方法是不可取的。妈妈给宝宝冲调奶粉时一定要按说明进行，多少毫升水配几勺奶粉必须严格执行。奶过于稀薄会导致宝宝营养不良、发育滞后；奶过于浓稠会导致宝宝消化不良。

左右摇，不要上下摇

冲调奶粉要尽量摇匀，使奶粉充分溶解，注意不要上下摇，要左右摇，否则会摇不匀，奶中伴有奶块，同时不要摇得太用力，避免有气泡出来。

● 按时进行人工喂养

配方奶粉的成分和母乳基本相同，不过，有的配方奶粉含有数倍于母乳的蛋白质、脂肪和矿物质，新生儿发育不成熟的消化系统无法完全承受。因此，人工喂养就需要为宝宝制订一个固定的喂养时间表，以防喂得过饱，导致消化不良等问题。频繁或过量的喂养，容易给宝宝稚嫩的身体增添负担。

新生儿喂奶的时间间隔和次数应根据宝宝的饥饿情况来定。配方奶粉不如母乳那么好消化，同时也比母乳更具饱腹感。一般来说，吃配方奶粉的新生儿的胃大概每3个小时就会排空一次，因此一般每隔3～4个小时喂一次奶即可。在晚上可以4个小时喂一次。

但有的宝宝胃容量较小，或者消化较快，每隔约2个小时，胃就会排空，这时妈妈最好满足宝宝的需求，不一定要等到3个小时才喂。如果宝宝胎龄偏小，还需要缩短喂奶的间隔时间，每顿少喂一点儿。

有的宝宝胃容量较大，或消化速度较慢，两次喂奶间隔时间较长，但不宜超过4个小时。

满月后，宝宝的喝奶量增多了，以前睡3个小时就饿得直哭的宝宝，现在可以睡上4个小时，有时甚至睡5个小时也不醒。这说明宝宝喝进去的奶还没有完全消化吸收，也说明宝宝已经具备了储存能量的能力。因此，妈妈没有必要每3个小时就给宝宝喂一次奶。一到喂奶时间就叫醒熟睡的宝宝吃奶，这种做法是不妥当的。如果叫醒了本来不饿的宝宝，宝宝会马马虎虎地吃上几口，甚至烦躁地大哭，反而降低他的食欲。

🍎 注意奶瓶喂奶的姿势

和母乳喂养一样，人工喂养也需注意姿势。姿势不对容易造成宝宝呛奶、吐奶。

在喂奶前，妈妈应将奶瓶中的奶向手腕内侧的皮肤滴几滴，检查一下奶的温度。奶不宜过热，也不宜过冷。然后应该提前检查好奶的流速。把奶瓶的盖子略微松开，让空气能够进入瓶内，如果不这样做，在瓶内便会形成负压，使瓶子变扁，宝宝吮吸会非常费力。这时宝宝可能会发脾气或者不想接着吃剩下的奶。出现这种情况时，可以轻轻地

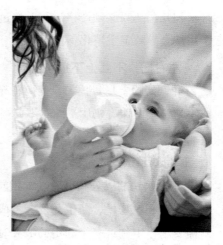

把奶嘴从宝宝的嘴里拉出，让空气进入瓶内，然后接着喂奶。让奶瓶跟宝宝的脸成直角，奶嘴被奶充满，这样宝宝在吮吸的时候就不会吸入太多空气到胃里而引发呛奶和吐奶。

妈妈不要让宝宝自己躺在床上喝奶，即使宝宝已经长到可以自己抱着奶瓶喝奶的程度，只要宝宝愿意，妈妈还是将宝宝抱着喂比较好，这样有利于宝宝吞咽，也有助于建立亲子感情。

吃过奶后，妈妈要轻轻而果断地移去奶瓶，以防宝宝吸入空气，这时宝宝也会放开奶瓶。如果宝宝不放开，妈妈可以轻轻地把自己的小手指塞到宝宝的嘴角，使宝宝放开奶瓶。

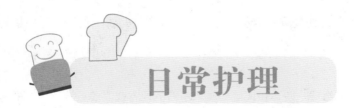

给宝宝一个好睡眠

　　正常情况下，新生儿一天有18～22个小时是在睡眠中度过的。掌握一些关于新生儿睡眠的知识，为宝宝创造良好的睡眠环境，对每对父母来说都是很重要的。

为宝宝创造良好的睡眠环境

　　宝宝房间内的温度应保持在24～26℃，冬季应注意保暖，夏季则应注意通风和降温。使用空调降温时，应将空调的制冷温度调整为26℃左右，并且注意不要开启太长时间。室内的湿度应保持在55%～65%，如有必要可使用加湿器。

　　宝宝的房间应当保证阳光充足，但夏秋季应避免让宝宝遭受强烈的太阳光照射。门窗宜加纱门、纱窗和窗帘，避免蚊蝇侵扰。

　　如果有条件，应为宝宝准备单独的婴儿床。如果和父母一起睡，应为宝宝准备单独的被窝。

　　当宝宝夜间入睡时，不要通宵开灯，以便于宝宝建立正常的昼夜节律，形成白天清醒、夜间睡眠的生活习惯。

什么样的睡姿适合宝宝

　　宝宝在睡觉时仍保持着胎内的姿势，为了帮助他排出分娩过程中从产道咽进的水和黏液，出生后24小时内应采取侧卧位，并定时给宝宝翻身，从原来的侧卧位改为另一侧卧位。喂完奶将宝宝放回床上时，宜选择右侧卧位，以减少呕吐。当宝宝侧卧睡眠时，父母应注意不要将宝宝的耳郭压向前方，避免耳郭变形。

　　新生儿的头大、脊柱直，平躺时背和后脑勺处在同一平面上，不会造成落枕等意外，所以不必枕枕头。如果担心孩子吐奶，可以适当把孩子的上半身垫高一些。

🍎 新生儿的寝具

　　床、被褥等寝具直接影响着新生儿的睡眠质量，新手爸妈一定要精心选择，不可马虎对待。

床

　　宝宝的床应当矮一些，在离墙50厘米左右的地方或靠墙放置。床下的地板上应铺上软垫，防止宝宝跌落摔伤。床板木条必须完好无损，木条与木条之间的缝隙不要大于1厘米。床边应该有护栏，栏杆与栏杆之间的距离不可超过6厘米。

　　在布置婴儿床时，新手爸妈可用棉被或厚实的棉布包裹住床四周的栏杆，这样既可防止宝宝撞到栏杆受伤，又可防止宝宝的手脚被栏杆夹住。

床垫

　　传统的棉被褥是宝宝绝佳的床垫。棕垫也可以，但需在上面再铺一层棉质被褥。大小必须适合床的尺码，床与床垫之间不要有缝隙。过软的弹簧床垫会导致宝宝脊柱变形，最好不要使用。

被褥

　　宝宝的褥子最好用白色或其他浅色棉布做罩，并用棉花填充。为了防止大小便弄脏床褥，新手爸妈可购置多条隔尿垫，以便及时更换。

　　宝宝的被子也应使用浅色的全棉软布或全棉绒布制作，内衬新棉花。被子的大小要随身长而变化，不要做得太长、太大。一般情况下，被子比宝宝的身长长20～30厘米，每条被子絮0.5千克左右的棉花就可以了。

枕头

　　新生儿的头几乎与肩宽相等，脊柱尚未形成生理弯曲，平躺时背和后脑勺处在同一个平面上，侧卧时也基本能保持平稳，不需要枕头。而且新生儿的颈部较短，如使用枕头垫高头部，会影响新生儿的呼吸和吞咽。因此新生儿不宜使用枕头。

🍎 新生儿的衣着

　　新生儿皮肤娇嫩、四肢柔软，身体各系统尚未发育成熟，穿的衣服不但材质、式样要细心选择，而且穿衣时的动作也要十分小心，以免给宝宝造成伤害。

如何给新生儿选择衣服

　　新生儿的皮肤娇嫩，衣服材质应选纯棉的。衣服款式应选简单、宽松、容易穿脱的。衣服颜色应以素色为主，防止化学染料刺激宝宝的皮肤。上衣可选无领、斜襟、系带的和尚服，后襟应比前襟短1/3，避免尿便污染和浸湿。下衣可选择用松紧搭扣与上衣相连的连腿裤，既方便为宝宝更换尿布，又可避免换尿布时宝宝下肢受凉。

要注意宝宝的衣服不能用樟脑球防蛀，这是因为樟脑球中含有的化学成分可以透过皮肤进入宝宝的体内，从而诱发溶血症。

怎样给宝宝穿衣服

穿上衣

1. 将上衣前襟打开，平铺在床上。

2. 让宝宝平躺在衣服上，一只手将宝宝的手送入衣袖，另一只手从袖口伸进去将宝宝的手拉出，注意动作轻柔，不要扯痛宝宝。用同样的方法穿对侧衣袖。

3. 将衣服拉平，系上系带或扣上纽扣。

穿裤子

1. 让宝宝平躺，将连腿裤的裤腰卷至大腿根部，托住宝宝的一只脚送入裤腿，再用同样的方法穿对侧裤腿。

2. 将裤子向上拉起，用搭扣与上衣连接，以保证宝宝的肚子不受凉。

怎样给宝宝脱衣服

脱上衣

将衣服系带解开，用一只手撑开袖口，便于宝宝的手通过，另一只手将宝宝的手臂从衣袖中抽出。用同样的方法脱对侧衣袖。

脱裤子

解开连腿裤与上衣连接的搭扣，将裤腰慢慢卷起至宝宝的大腿根部，用一只手撑开裤筒，另一只手扯住裤脚，将宝宝的腿抽出，注意动作轻柔、迅速，不要拉伤宝宝的膝关节。用同样的方法脱对侧裤腿。

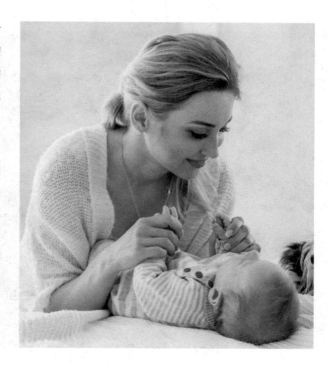

新生儿尿布的选择和使用

新生儿的大小便次数较多，皮肤又特别娇嫩，尿布的选择和使用就很重要。

选尿布还是纸尿裤

传统的棉布尿布透气性强，不刺激皮肤，并且便于清洗，经济实用，缺点是容易侧漏，容易移位，容易被大小便浸湿，更换较为频繁，容易打扰宝宝的睡眠。

纸尿裤的优点是使用时间较长，有防侧漏设计，容易固定，而且用完即扔，不必清洗，能为新手爸妈节省不少力气。但如果穿戴时间过长，大小便刺激到宝宝的皮肤，会使宝宝出现"红屁股"。

新手爸妈可以交替使用棉布尿布和纸尿裤，白天使用棉布尿布，一旦弄脏及时更换，晚上使用纸尿裤，让宝宝和妈妈都睡个好觉。

使用棉布尿布时，宜选择柔软、舒适、透气和吸湿性强的纯白、浅黄、浅粉等浅色调的新棉布，方便观察宝宝尿便的性状。尿布的尺寸以36厘米×36厘米的正方形为宜，也可以做成36厘米×12厘米的长方形，但需要多垫几层。

为宝宝选择纸尿裤时，应选择正规厂家生产、透气性好的纸尿裤，还应根据宝宝的身材、月龄进行选择，确保大小合适。如果还不能掌握宝宝大小便的规律，可以选择有尿湿显示功能的纸尿裤。

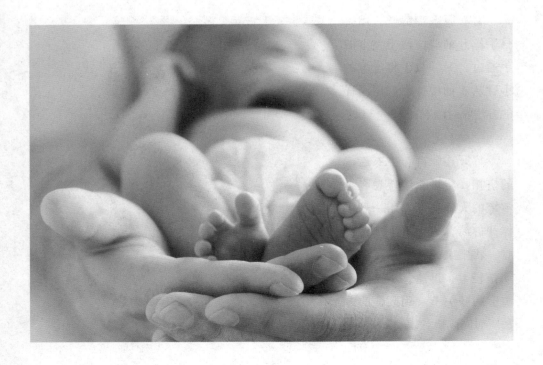

怎样给新生儿换尿布

在换尿布之前，先在宝宝的身下铺一块隔尿垫，防止宝宝突然大小便，把床单弄脏。

如果使用棉布尿布，需先用一只手将宝宝的屁股轻轻托起，另一只手扯出脏的尿布，然后为宝宝擦洗臀部、阴部和两腿褶皱处，再将干净尿布放在宝宝身下，使尿布底边与宝宝腰部齐平，将尿布下面的一个角从宝宝两腿之间向上兜至脐部，再将其余两个角从身体的两侧兜过来，最后固定。如果是男宝宝，应将尿布多叠几层放在阴茎前面；如果是女宝宝则应在屁股下面多叠几层，以增加特殊部位的吸湿性。

如果给宝宝使用纸尿裤，在更换完毕后，应将宝宝两腿之间的松紧带整理好，将最外侧的松紧带拉出来，以防侧漏。

在更换尿布（纸尿裤）时，脱下脏的尿布（纸尿裤）后不要马上为宝宝更换新的尿布（纸尿裤），而应让宝宝的臀部皮肤透透气，过一会儿再穿，以保持皮肤干爽，减少"红屁股"的发生。

当宝宝的脐带还未脱落时，不论是使用棉布尿布还是纸尿裤，都要注意避免摩擦到脐带，以免使脐部出现发炎、皮肤破损等情况。

新生儿睡觉"黑白颠倒"怎么办

新生儿睡觉出现"黑白颠倒"是正常现象，这是因为他从母体中出生不久，还没有形成正确的昼夜节律，以至于昼夜不分、黑白颠倒。如果生物钟长时间紊乱，会影响宝宝的生长发育。想要纠正这一现象，可以尝试从以下方面入手。

白天尽量让宝宝保持清醒

早上8点左右，宝宝吃完奶后会有一段较长时间的睡眠。这时父母应该多和宝宝说说话，或把宝宝抱起来看看四周，尽量延迟他的睡眠时间。

当宝宝睡午觉醒来时，父母可以逗宝宝多玩一会儿，尽量多让宝宝保持清醒。

培养宝宝晚上入睡的习惯

到了晚上，应给宝宝固定的睡眠暗示，例如关掉房间的灯；尽量不跟宝宝说话；轻轻地抚摸宝宝，帮助宝宝入睡；等等。

白天房间内不要太安静

父母在白天时应该把房间的光线调得明亮一些，还可以放些轻柔的音乐，不必使房间太安静，这样有助于宝宝保持清醒。

身体洗护

对新手妈妈来说，给宝宝洗澡可是一件大事。调节水温、准备洗澡用品、洗澡的顺序与方法，以及洗完后如何让宝宝进入舒服的睡眠……样样都是"大学问"哟！

宝宝出生后多久可以洗澡

一般情况下，宝宝在出生后第二天就可以洗澡了。对于宝宝来说，洗澡不但能清洁皮肤，还可以加速血液循环，促进宝宝的生长发育。洗澡前，妈妈需要做好充分的准备：

1. 清洁双手。修剪指甲，以免伤到宝宝。使用肥皂清洁双手，尤其是指甲缝，避免污物残留。

2. 准备洗澡用品。如浴盆、浴巾、毛巾（洗澡和洗头用）、纱布、棉棒、尿布、换洗的衣服、婴儿沐浴露、爽身粉等，在新生儿的脐痂还没脱落前，还要准备好医用棉签和浓度为75%的医用酒精。

3. 调整室温。房间温度应保持在26～30℃。

4. 调好洗澡水的温度。水温控制在38～40℃，以肘部觉得温热，或滴在大人手背上觉得稍热而不烫手为宜。

5. 提前1～2小时喂奶。

如果宝宝处于生病期间不能洗澡，妈妈可用温度接近宝宝体温的柔软湿毛巾给宝宝擦身。

怎样给宝宝洗澡

准备工作做好之后，就要开始正式给宝宝洗澡了，洗澡主要分为洗头、洗脸和洗身体，下面我们来看看应该如何为宝宝洗澡吧！

洗脸洗头

脱掉宝宝的衣物后用浴巾包裹宝宝，使其仰卧在妈妈的一侧大腿上，由爸爸（或其他辅助者）为宝宝洗脸、洗头。先用湿毛巾轻轻擦拭宝宝的脸部、耳郭、耳背，再为宝宝洗头部。洗头时，应用左手托住宝宝的头部和颈部，左手拇指和中指从后面按住宝宝的耳郭，防止水进入耳道，再用右手（或其他辅助者）为宝宝洗头。洗完后，一定要用清水冲洗干净，再用毛巾轻轻将宝宝的头发擦干。

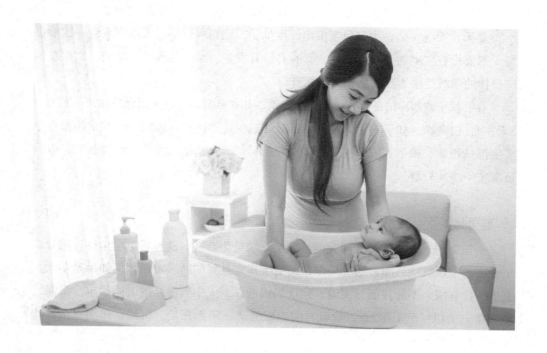

洗身体

用浴巾包裹住宝宝的下半身，为宝宝依次清洗颈部、腋下、前胸、后背、双臂和双手。宝宝的皮肤褶皱处应仔细清洗，并防止洗澡水流入宝宝脐部。洗完后，为宝宝擦干上半身，用干净的浴巾包裹好。

清洗下半身时，让宝宝仰卧在妈妈的左臂上，头靠在妈妈胸前，妈妈一只手托住宝宝的大腿和腹部，从前向后清洗阴部，再清洗宝宝的腹股沟、臀部、双腿和双脚。如果是男宝宝，清洗私处时应将包皮翻起来，用水冲净其中的积垢；如果是女宝宝，应将大阴唇轻轻分开，将其中的污垢轻轻擦洗干净。

给宝宝洗澡时，要注意宝宝身体接触水的时间不宜过长，洗完后使用吸水性好的柔软的棉质浴巾轻轻擦干宝宝的身体，再为宝宝穿上干净的衣物。

为宝宝洗澡不可用淋浴，因为淋浴时的水温不好控制，容易烫伤宝宝。

🍎 宝宝多久洗一次澡最好

有时由于条件有限，室内温度无法维持在宝宝所能承受的范围，稍有疏忽，宝宝就生病了，特别是在寒冷的冬天。所以，给宝宝洗澡的间隔时间应根据气候来定。

夏天，天气炎热，为避免宝宝出汗生痱子，妈妈可以1～2天给宝宝洗一次澡。每天都要检查宝宝的皮肤褶皱处，看看有没有发炎、糜烂的现象，洗完澡之后在宝宝身体的褶皱处涂上润肤油和少量爽身粉。

春、秋季或寒冷的冬天，由于温度较低，如家庭有条件使室温保持在26～30℃，3天左右洗1次澡，如果不能保证室温，最好减少洗澡次数。但妈妈要经常用温水帮宝宝擦拭颈部、腋下、腹股沟等皮肤褶皱处，每天坚持给宝宝洗脸、洗屁股，以保证宝宝干净、舒适。

🍎 睡前给宝宝洗澡

一般来说，妈妈选择在睡觉前给宝宝洗澡最为合适，洗澡后，宝宝往往感觉非常舒适，很快就能入睡，这也可以帮助宝宝建立良好的睡眠习惯。但如果是冬天，家里条件有限，不能控制好室温，建议妈妈选择一天中气温高的时间给宝宝洗澡，最好在中午12点至下午2点，这段时间温暖舒适、阳光充足，可以在房间里洗，让宝宝充分放松下来。

最好不要在宝宝吃奶前或者刚吃完奶后洗澡，吃奶前宝宝处于饥饿状态，容易烦躁，而且洗澡体力消耗较大，会让宝宝感觉不适；吃奶后洗澡则很容易导致宝宝吐奶。正常情况下，都要等到宝宝吃完奶一个小时后再洗澡，也就是把洗澡时间安排在两次吃奶时间之间。

此外，妈妈最好在固定的时间给宝宝洗澡。固定时间给宝宝洗澡，宝宝能够建立起条件反射，更容易适应，所以洗澡时间不要经常变化。

🍎 囟门的护理

婴儿出生时有前囟、后囟两个囟门。前囟是额骨和顶骨之间的菱形缝隙，初生时对边中点连线长度为1～2厘米，前几个月会随头围的增长而扩大，6个月左右逐渐骨化而缩小，最迟2岁闭合。后囟是顶骨和枕骨之间的缝隙，缝隙比较小，一般在出生后3个月内闭合。

囟门的清洁

新生儿的囟门应定期清洗，否则容易引起头皮感染，继而使致病菌穿过囟门进入大脑，引发相关疾病。

囟门的清洗可在洗澡时进行。清洗时可涂一些婴儿专用洗发液，用手指指腹平放在囟门处轻轻揉洗，不能大力按压或强力搔抓，更不能用硬物在囟门处刮划。如果积垢难除，可将蒸熟的麻油或其他婴儿可用的精制油涂在囟门上，积垢变软后用医用棉签顺着头发生长的方向擦掉，并用清水冲净。

🍎 宝宝私处的护理

宝宝的生殖器尚未发育完全，抵抗能力较弱，并且由于位置特殊，容易被尿液和粪便污染，必须细心呵护，严防感染。

如果是男宝宝

1. 每次大小便后将宝宝的臀部清洗干净。

2. 清洗生殖器时，应翻开包皮，将其中的积垢清理干净。

3. 给宝宝换尿布时应把阴茎向下压，使之伏贴在阴囊上。

4. 不要用力挤压或捏宝宝的外生殖器。

5. 不要在宝宝的生殖器及周围喷花露水或撒痱子粉。

如果是女宝宝

1. 每次大小便后应从前向后轻轻擦洗宝宝的会阴，避免尿液和粪便污染。

2. 清洗生殖器时，应将大阴唇分开，用医用棉签蘸清水，由上至下轻轻擦洗。

3. 不要过度清洁外阴部位的分泌物。

4. 切忌使用含药物成分的液体和皂类为宝宝清洗私处，以免引起外伤和过敏。

🍎 宝宝眼部的清洁护理

先用流动水洗干净双手，取医用棉签蘸温开水，由眼睛内侧向外侧轻轻擦拭。如果眼部分泌物较多，可先用医用棉签覆于眼部湿敷一下，过一会儿再擦。医用棉签使用后应立即扔掉，不宜反复使用。

宝宝宜使用专用的脸盆、毛巾，定期洗、晒、消毒。宝宝的房间不宜使用太亮的灯泡，白天晒太阳时也应注意不要接触强烈的太阳光线，避免受到强光刺激。父母也应注意给宝宝勤洗手，以防宝宝揉眼时污染眼睛。

别把胎脂当眼屎

有的新生儿眼部有一层白色的东西，这在医学上称为"胎脂"，有保护皮肤和防止散热的作用，在宝宝成长的过程中可以自行被皮肤吸收，因此不必特意擦除。如果为了清理胎脂而反复擦拭，反而会损伤宝宝的皮肤。

● 护理好宝宝的脐带

宝宝的脐带特别容易感染，而脐带感染很可能会导致败血症、破伤风等，所以一定要护理好宝宝的脐带，有异常及时发现，并尽量保持脐带干净、干燥。

妈妈遵循脐带护理的三大原则，就可以轻松照顾宝宝了。

第一，在宝宝脐带脱落前应保持干燥，尤其洗澡时不慎将脐带根部弄湿，应先使用医用棉签擦拭干净，再进行脐带护理。

第二，脐带及其周围皮肤要保持干燥清洁，特别是尿布不要盖到脐部，避免尿液或粪便污染脐部创面。纸尿裤大小要适当，千万不要使纸尿裤的腰际刚好在脐带根部，这样在宝宝活动时易摩擦到脐带根部，导致破皮、发红甚至出血。

第三，每天给宝宝的脐部消毒。妈妈可在家备一瓶浓度为75%的医用酒精，一包医用棉签，每次洗澡后就用浓度为75%的医用酒精清洁宝宝脐部。绝对不能用粉类、紫药水及油类涂抹脐带根部，以免脐带不易干燥甚至导致感染。如果脐周出现红肿或脓性分泌物，说明出现了炎症，应该立刻到医院就诊，以免感染扩散。

> ### 新生儿脐带脱落的时间
>
> 一般情况下，新生儿的脐带1～2周脱落。如果新生儿的脐带2周后仍未脱落，要仔细观察脐带的情况，只要没有出现感染迹象，如没有红肿或化脓，没有大量液体从脐窝中渗出，就不用担心。如果有感染迹象，应尽早带新生儿去医院就诊。

● 新生儿能不能吹电风扇和空调

一般来说，如果不是太热，是不建议用空调或电风扇给新生儿降温的，而应多通风，更新室内空气。但如果天气很热而且宝宝很怕热、爱出汗，甚至已经出现了热痱子，还是有必要使用电风扇或空调来降温，否则会影响宝宝的食欲和睡眠，严重的可能导致中暑。

其实，不管是电风扇还是空调，不直接对着宝宝吹，一般不会使宝宝着凉。给宝宝使用电风扇时，可把电风扇安置在离他远一些的地方，并定时变换一下电风扇吹的方向，这样既可使室内空气流通、室温降低，又不会使宝宝受凉。而使用空调时，空调的温度调到大人不感觉很热为宜。如果宝宝出汗了，在开空调前先给宝宝擦干身上的汗，最好洗个温水澡并擦干。

> 开空调时最好使用加湿器

如果宝宝是夏天出生，家里开了空调，会使室内空气变得干燥，这时妈妈应使用加湿器来提高空气湿度，否则对宝宝的健康不利。

🍎 新生儿也要剪指甲

新生儿一出生就会有指甲，之后迅速增长，当小婴儿双手乱舞时，一旦碰上硬物，容易导致指甲劈裂，有时在自己的脸上、身上留下伤痕，所以建议1周给宝宝剪1~2次指甲。

剪指甲时要注意以下几点：

1. 如果妈妈用不惯婴儿专用的指甲剪，可买个小剪刀，当宝宝指甲长长时，适当地修剪一下便可。

2. 在宝宝睡着时剪。宝宝熟睡时剪指甲可以避免因为宝宝乱动带来的意外伤害。

3. 不要剪得太深。给宝宝剪指甲一定不要剪得太深，防止宝宝不舒服或剪伤宝宝。

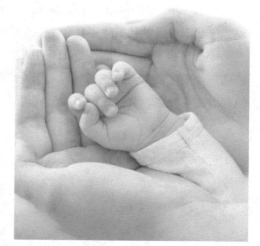

4. 剪指甲不要留角。宝宝喜欢用手抓挠脸部和身体其他部位，往往会抓破皮肤，所以剪指甲时不要留角，要剪成圆弧形。

🍎 新生儿口腔不需要特别清洁

有的妈妈会定期给宝宝清洁口腔，如用纱布擦拭宝宝口腔。其实宝宝口腔一般不需要特别清洁，首先，宝宝口腔黏膜很薄、很脆弱，如果用纱布擦拭，即使再怎么小心、动作轻微，都有可能擦破口腔黏膜；另外，如果妈妈的手或者纱布不够干净，清洁口腔的行为反而容易造成口腔黏膜感染，给宝宝带来额外的痛苦。

如果妈妈想要给宝宝清洁口腔，只需在宝宝每次喝完奶后适当喂些水，水可以冲刷口腔内的奶液，减少口腔中的奶液残留，降低细菌滋生的概率。

● 清理鼻腔的简单方法

新生儿的鼻腔黏膜很薄、很脆弱，清理鼻腔时不要太粗鲁，最好不要用比较硬的棉签等清理，一不小心就会伤到宝宝。

平常情况下，可将消毒纱布一角按顺时针方向捻成布捻，轻轻伸到鼻腔里，再按逆时针方向边转边向外牵拉，将鼻内分泌物带出来。

新生儿鼻腔黏膜干燥，鼻内分泌物容易干结。如果已经干结了，可以在鼻子里滴一滴温盐水，让鼻内分泌物软化，再轻轻挤压鼻翼，使鼻内分泌物松脱，然后再用纸巾带出来就可以了。最好不要强行清除，以免弄伤鼻腔黏膜，导致鼻出血。

● 新生儿不宜久抱

不要长时间将新生儿抱在怀里，不管醒着还是睡着。适当抱新生儿是建立亲子感情的第一步，但是如果久抱，就有悖于新生儿的生长发育规律，尤其是睡觉的时候，比起抱着睡，躺着睡更有利于宝宝的睡眠质量和生长发育。

不能久抱新生儿，也不能把新生儿扔在一边完全不抱，刚从子宫出来的新生儿来到一个陌生的世界，爸爸妈妈充满爱意的拥抱会让他感觉温暖和安全。新生儿被抱起时视线开阔，会接受更多的环境刺激，有利于大脑发育。

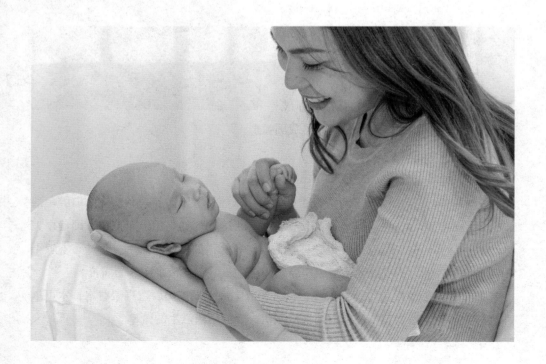

🍎 给宝宝做抚触的好处

抚触是妈妈向宝宝表达爱意的好方式，也是在宝宝不安的时候让宝宝安静下来的有效方法。宝宝离开母体后，来到了一个陌生的地方，会感到不适应，或许还少了些安全感，啼哭成为他们的一种本能反应。抚触可以为宝宝提供一个继续与母体接触的机会，帮助宝宝获得安全感，建立对妈妈的信任感。

此外，国内外专家多年的研究和临床实践证明，给宝宝进行系统的抚触，有利于宝宝的生长发育，增强宝宝的免疫力，促进其食物的消化和吸收，减少宝宝哭闹，增强其睡眠质量。另有研究表明，抚触可以帮助婴儿得到平和安静的感觉。

> ### 早产儿更需要抚触

抚触可促进早产儿体格发育，其机制可能是抚触时"治疗信息"会通过人体体表的触觉感受器，沿着神经传达到大脑，由大脑发出指令，增加迷走神经活性，使胃泌素及胰岛素的分泌增加，从而增加宝宝的消化和吸收功能。抚触对宝宝来说，实际上是间接增加了运动量，所以宝宝的食欲增强，摄入奶量增多，体重增长加快。

🍎 做抚触前的准备和注意事项

妈妈宜选择一个适当的时间给宝宝做抚触。宝宝不宜太饱或太饿，抚触最好在宝宝沐浴后进行。然后将室内温度调至28℃左右，采取舒适的体位，选择安静、清洁的房间，放一些柔和的音乐作背景。在抚触前准备好毛巾、尿布、替换的衣物，先倒一些婴儿润肤油于掌心，并相互揉搓，使双手温暖。

此外，给宝宝做抚触要注意以下事项：

1. 抚触时要根据宝宝的需要，一旦感觉宝宝满足了即停止。

2. 开始抚触时力度要轻，然后逐渐增加压力，让宝宝慢慢适应起来。

3. 不要强迫宝宝保持固定姿势，如果宝宝哭了，先设法让他安静，然后才可继续。一旦宝宝哭得很厉害就应停止。

4. 宝宝有湿疹，特别是渗出型湿疹，面积比较大时，那千万不要给宝宝进行抚触，以减少对皮肤的刺激，必要时请医生处理。如果只是脸上有几粒湿疹，抚触身体时也要特别注意，因为容易生湿疹的孩子，其皮肤往往比较敏感，容易产生过敏现象。

5. 宝宝脐带干燥了就可以开始进行抚触。抚触可以持续到1岁。1岁以后的宝宝基本会走路、讲话了，妈妈可以尝试用别的方式和宝宝交流。

🍎 抚触的主要部位与功效

条件允许时可以给宝宝做全套的抚触，或者只做其中的几个部位也行。

手部抚触——增加灵活反应

将宝宝双手下垂，用一只手捏住其胳膊，从上臂到手腕轻轻挤捏，然后用手指按摩其手腕。用同样的方法按摩另一只手。双手夹住宝宝的小手臂，上下轻轻搓滚，并轻捏宝宝的手腕和小手。在确保宝宝手部不受伤的前提下，用拇指从宝宝的手掌心按摩至手指。

腿部、脚部抚触——增加运动协调能力

按摩宝宝的大腿、膝部、小腿，从大腿至踝部轻轻挤捏，然后按摩脚踝及足部。接下来双手夹住宝宝的小腿，上下轻轻搓滚，并轻捏宝宝的脚踝和脚掌。在确保宝宝脚踝不受伤害的前提下，用拇指从宝宝的脚后跟按摩至脚趾。

腹部抚触——有助于肠胃活动

按顺时针方向画圆圈来按摩宝宝腹部，但是在脐痂未脱落前不要按摩该区域。

脸部抚触——舒缓脸部紧绷肌肤

取适量婴儿润肤乳液，从前额中心处用双手拇指轻轻往外推压。在眉头、眼窝、人中、下巴处，同样用双手拇指轻轻往外推压。

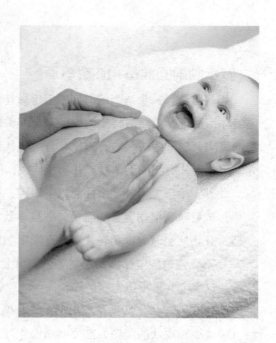

背部抚触——舒缓背部肌肉

宝宝取俯卧位，妈妈双手平放在宝宝背部，从颈部向下按，用指尖轻按宝宝脊柱两边的肌肉，再从颈部向下重复按。

大小便管理

吃、喝、拉、撒、睡是宝宝的主要成长任务，每样都极其重要。而对于"拉"这个问题，也是家长照护宝宝的重中之重。大多数新手爸妈看到宝宝的大便，都会觉得很吃惊！因为宝宝大便的形状和质地多种多样，即便是有经验的父母，也未必都见过。还不会言语的宝宝，他的健康状况其实都表现在大小便里，只要用心观察，我们就能对宝宝的健康状况一清二楚。大小便是否正常，是判断宝宝是否健康的晴雨表。

🍎 新生儿48小时内排小便

新生儿出生时膀胱中仅有少量的尿液，大多数会在出生后24小时内排尿，少数会延迟到出生后48小时。如果过了48小时，新生儿依然没有排尿，要报告医生，进行检查。

新生儿因为头几天吃得少，所以小便次数也较少，每天排4~5次。随着食量增大，小便次数和小便量都迅速增加。

有的新生儿初期的尿液颜色较深，这是正常的，还要过一段时间，尿液才能变得清亮。

🍎 新生儿24小时内排胎便

新生儿在出生24小时内首次排出胎便，颜色呈暗绿色或黑褐色，质地黏稠。胎便2~3天排完，此后会逐渐过渡到正常的大便，如果宝宝在24小时内没有排出，要报告医生进行检查。

在胎便排干净之后，新生儿开始正常的排便，大便次数不定，一般为一天排2~5次，母乳喂养的宝宝大便次数偏多，人工喂养的宝宝大便次数偏少。

母乳喂养的新生儿大便呈金黄色糊状，人工喂养的新生儿大便呈土黄色或淡黄色，糊状。如果母乳喂养的新生儿大便呈绿色，表示母乳不足，需要增加母乳喂养量。如果大便中有奶瓣，但大便颜色正常，质地均匀，水分不多而且不含黏液，就不用担心，这是正常的。人工喂养的新生儿如果大便呈灰色，质硬且较臭，说明这款奶粉不适合宝宝，需要换奶粉。

🍎 注意观察新生儿的小便情况

要经常观察新生儿的小便，有几种看上去异常的情况，要区别对待：

1. 新生儿尿量明显减少，如果伴有尿色发黄，可能是饮水不足引起的，只要适当喂水就可以了。如果有腹泻、呕吐等现象，尿量减少可能预示着脱水和电解质紊乱的情况，要及时看医生。

2. 排尿过频，要观察尿量是否同时增加，如果有所增加，说明是正常情况，如果没有增加就可能是疾病所致，需要检查、治疗。

3. 新生儿尿液发红，尿布上有粉红色结晶物，这是由尿酸盐结晶所致，是正常现象，3天左右就可消失。如果3天后仍没有消失，可能是疾病引起的，需要及时检查治疗。

🍎 注意观察新生儿的大便情况

喂母乳的新生儿大便呈金黄色，偶尔会微带绿色且比较稀，或呈软膏样，均匀一致，带有酸味且没有泡沫。通常在新生儿期大便次数较多，一般为一天排便3～5次，但有的新生儿会一天排便6～7次，也属正常，只要宝宝精神饱满，吃奶情况良好，身高、体重增长正常，妈妈就没有必要担忧。如果新生儿吃的是配方奶粉，那么大便通常呈淡黄色或土黄色，比较干燥、粗糙，如硬膏样，常带有难闻的粪臭味。

一般来说，新生儿的大便稍微有些改变，颜色或深或浅，质地或稠或稀，都没有很大问题，不需要忧虑，但当新生儿的大便出现了较大的性状或次数上的改变就一定要警惕了，这可能是某些疾病的警示信号。

1. 如果大便颜色灰白，同时宝宝小便呈现出黄色，有可能是先天性胆道梗阻的征兆。

2. 如果大便呈现柏油样的黑色，可能是消化道出血。

3. 如果大便带有红血丝，可能是肛周有破裂。

4. 如果宝宝大便次数增多，并带有黏液、血液，可能是出血性小肠炎或痢疾。

新生儿大便异常时，一定要及时就医。

🍎 每次大便后要清洗小屁屁

宝宝的皮肤十分娇嫩，被大小便刺激后，容易引起"红屁股"，如果大便污染尿道口，还会发生尿路感染。因此，宝宝每次大便后一定要清洗小屁屁，千万不要

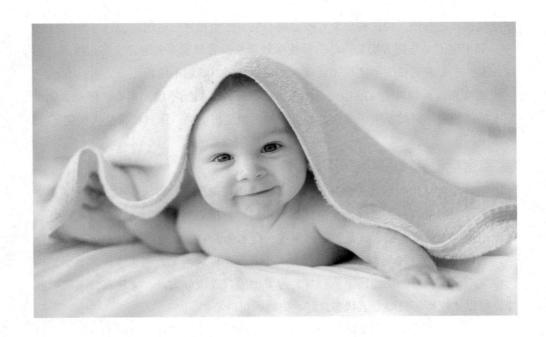

以为用湿纸巾擦后就万事大吉了，肛门褶皱的地方是擦不干净的。

妈妈给宝宝洗小屁屁时要注意以下几点：

1. 水温要适宜，一般在38~40℃，大人先用手试一试，不能有烫手的感觉。

2. 要采用质地柔软的小毛巾或纱布洗屁屁，每次洗后要搓洗干净，并放在阳光下晾晒。

3. 洗时要从上向下洗，就是先洗尿道处，再洗肛门周围，以防止肛门部位的细菌污染尿道口。这对女宝宝尤为重要，因为女性的尿道口离肛门近，更容易感染。

🍎 宝宝一吃就拉是为什么

如果宝宝精神很好，食欲也很好，那么宝宝一吃就拉就是正常的。这在医学上叫肠胃反射，吃东西的时候，由于食物对胃肠道的刺激，结肠、直肠的运动增强，造成排便。宝宝的肠胃反射非常敏感，因而会造成宝宝一吃就拉。

母乳喂养的新生儿出现吃完就拉的情况尤为常见。事实上，如果在头几周，宝宝差不多每次都是吃完就拉便便，还是个好现象，因为这说明他吃饱了，妈妈的乳汁很充足。

等到宝宝3~6周大，他的排便次数就会降下来，不过，有些宝宝还是会继续这种吃完就拉的习惯，但这种现象一般会随着宝宝的生长慢慢地消失。

如果宝宝是吃配方奶粉，他的排便次数常常没有母乳喂养的宝宝那么频繁，不过，有些吃配方奶粉的宝宝吃完就拉也是正常现象，妈妈不用担心。

通常而言，如果宝宝的排便习惯一直都算良好，妈妈不需要担心，但是，如果宝宝的排便习惯突然发生了变化，并且他的大便变得更稀，那就要带他去医院了。

🍎 宝宝吃母乳腹泻能够母乳喂养吗

有些宝宝从出生后几天就开始每天多次排出稀薄大便，每天少则2~3次，多则6~7次，大便呈黄色或黄绿色，这让妈妈很是着急担心。但是宝宝一直食欲很好，体重增长也很正常，那么这是怎么回事呢？会不会影响宝宝健康呢？

上面提到的这种现象在医学上称为"小儿生理性腹泻"，属正常现象，那是因为宝宝刚出生，胃肠功能还不是很好，母乳中的营养成分太高，无法都被宝宝吸收掉，所以才拉稀。只要宝宝状态良好，妈妈大可放心。

不过，也有宝宝拉稀是因为妈妈吃了不适合的食物，如过于寒凉的食物、太过油腻的食物、不洁的食物。如果妈妈有类似的情况，要及时调整自己的饮食。

对于生理性腹泻的宝宝，不需要任何治疗，不必断奶，一般在6个月左右的时候，也就是宝宝能吃辅食时，这种现象会缓解或消失。

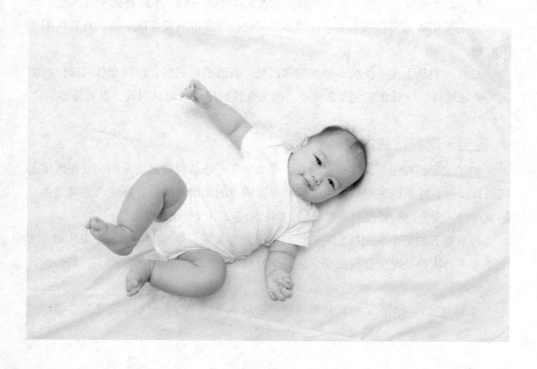

　　如果妈妈怀疑宝宝患有肠炎，可留宝宝大便，1小时内送医院做大便常规检查，有异常再遵医嘱服用药物。不要自行给宝宝服药，以免破坏肠道环境，尤其不能乱用抗生素。

剖宫产及早产儿的护理

● 剖宫产宝宝的护理

　　通过剖宫产方式降生的宝宝由于没有经过产道的正常挤压，不但平衡能力和适应能力可能比自然分娩的宝宝差，还容易患呼吸系统疾病。由于先天触觉学习不良，剖宫产宝宝往往比较爱哭、爱动，睡眠容易惊醒，胆子一般较小。

剖宫产宝宝的护理要点

　　1. 多摇晃。宝宝出生后前3个月，父母应经常抱着宝宝轻轻摇晃，让他的平衡能力得到初步的锻炼。注意一定不要用力摇晃，以免宝宝的大脑受到损伤。

　　2. 进行抚触。抚触从宝宝出生就可以进行。操作时，父母可以将宝宝包在干净柔软的大毛巾里，轻轻抚摸宝宝，或让宝宝躺在床上，用柔软的枕头轻轻挤压宝宝全身。如果有时间，父母还可以在医生指导下对宝宝进行头、颈、背、胸腹、四肢等部位的抚触。

　　3. 多运动。宝宝初生时，父母可以多帮宝宝翻身，或利用宝宝固有的反射训练宝宝抓握；长大一些后，父母可以帮宝宝打滚、爬行。

　　4. 刺激皮肤。天气好的时候父母应多抱宝宝到户外活动，使宝宝的皮肤接受微风和阳光的刺激。

● 早产儿的护理

　　早产儿由于器官、各项系统发育不成熟，对外界的适应能力较差，容易因为体温调节功能不佳，出现体温过低或过高；或由于呼吸能力弱，出现间歇性呼吸暂停甚至窒息；或由于吮吸和吞咽能力比较弱，容易出现吞咽困难、溢奶；或由于免疫力低下，即使轻微感染也容易引起一些炎症。

早产儿的护理要点

1. 注意保暖。根据早产儿的体重、发育成熟度及环境温湿度，采取不同的措施进行适度保暖，提倡"袋鼠式护理"方法。

2. 严防感染。早产儿所居的房间应定时通风，并尽量减少和外人的接触。母亲照顾宝宝时应洗净双手和乳头，戴好口罩，并尽量不亲吻宝宝。宝宝洗澡时应注意保持脐部干燥，以免引起感染。此外，父母还应多检查宝宝的皮肤，如果发现脓疱、发红等现象，要尽早带宝宝到医院诊治。

3. 细心喂养。早产儿一般要留院观察，由于脱离母亲的时间较长，出院后基本采取人工喂养或混合喂养。这就需要父母注意奶粉的冲调和喂哺方式：奶水的温度、浓度要适中，切忌太冷或太热、太稠或太稀；喂奶速度要慢，以免宝宝吃得太急而导致呛奶。

4. 定期复查。与足月儿比起来，早产儿的视网膜发育一般欠佳。宝宝回家后，父母应重视宝宝的视网膜检查，遵医嘱定期复查。

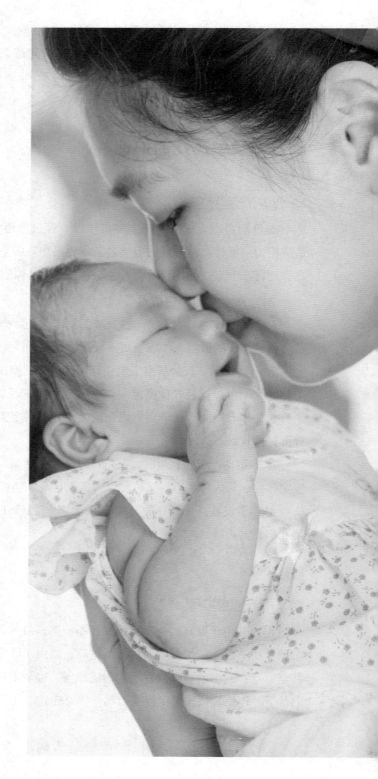

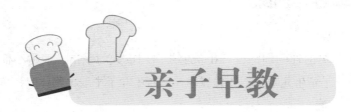

新生儿身体与行为能力特点

刚出生几天的宝宝体重会下降，从第2周起，宝宝的体重开始回升，到第2周末即可恢复到出生时的体重。

出生后2周左右，宝宝出现第一次微笑，能够用哭声来寻求帮助，有时被人抱着或看到人脸时会安静下来。能开始注视人脸，甚至模仿人的表情。即使在不喂奶时，宝宝也会寻找母亲的乳房。

第3周的宝宝已经可以和大人对视，但持续的时间还不长。大部分宝宝在此时会伸出手臂、双腿玩耍，有的宝宝还会在俯卧时短暂地抬头。这时的宝宝已经表现出不同的性格特征：有的爱哭好动，不易照料；有的则文静乖巧，哭闹较少。这个阶段，父母不可轻易地改变宝宝的性格特质。

出生后第4周的宝宝已经初步形成自己的睡眠、吃奶和排便习惯，有的宝宝夜里已经能睡4~6个小时的长觉。在感知觉和心智发展方面，第4周的宝宝已经可以辨别母亲的声音和气味，还能记住几秒钟内重复出现的东西。到第4周末的时候，宝宝可以听到50厘米以内的声音，看清近距离的人或物，目光也会随着眼前的物体进行水平移动。

新生儿四项行为训练

精细动作训练

主要是手的灵活性的训练，可让新生儿多握成人的手指，或将小棉条、小玩具等不定时地放于新生儿手中，让其抓握。从新生儿手中取出物体时，可轻触其手背，新生儿会自动放手。

言语训练

新生儿具备了笑和发音的能力，可在新生儿安静清醒时，与其面对面，用轻柔、舒缓、清晰的声音对新生儿说话，具体内容可以是儿歌、诗词或安抚性的交流等。持续一会儿，可见新生儿肢体活动增加，出现微笑等愉快反应。

社会适应行为训练

新生儿对脸谱型的图形及人脸有与生俱来的敏感和喜爱，可多给其看脸谱型挂饰或与其面对面交流，使其形成对自身以外的人的认知。

感知觉训练

视觉：在婴儿床正上方20厘米处挂一些鲜艳的、色彩分明的、大一些的图片或玩具，以促进新生儿视觉能力发展。

听觉：可为新生儿播放一些轻柔、舒缓的音乐，也可以播放儿歌、诗词朗诵等。

触觉：同新生儿抚触及精细动作训练。

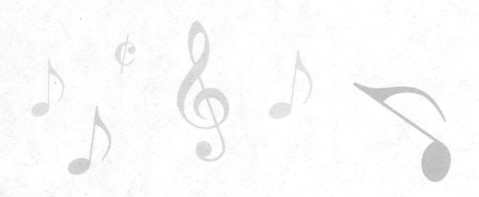

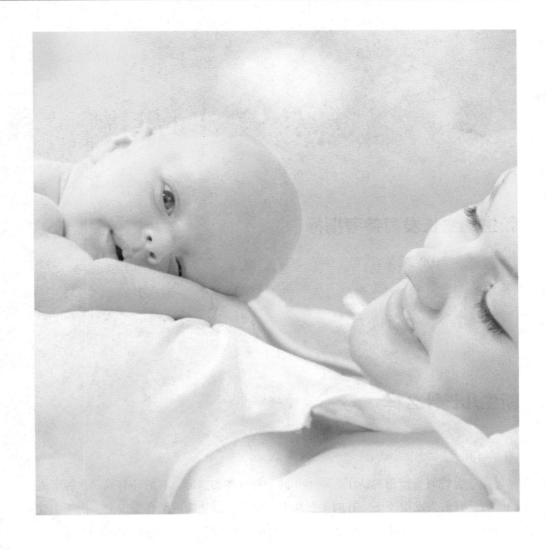

"俯卧"让新生儿感受到安全

新生儿刚刚脱离宫内环境，对于外界还不是十分熟悉，可以用"俯卧"的方式让宝宝回忆在子宫内的感觉，增强妈妈与宝宝的情感联系，让宝宝感到安全。

操作方法：妈妈平躺在床上，让宝宝俯卧在自己的腹部，头部贴近自己的胸部。这时宝宝可以听到妈妈的心跳声，这是他在子宫内非常熟悉的声音。听着熟悉的声音，与妈妈贴身接触，宝宝会感到非常安全和舒适。

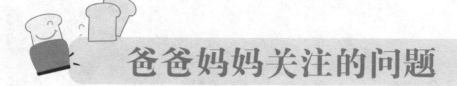

爸爸妈妈关注的问题

新生儿生长发育参考指标

年龄	体重（千克）		身高（厘米）		平均头围（厘米）	
	男	女	男	女	男	女
新生儿	2.26～4.66	2.26～4.65	45.2～55.8	44.7～55.0	30.9～37.9	33.4～37.5

新生儿长什么样

🍎 头部

　　由于分娩时受产道的挤压，新生儿的头部可能会变形，有的还有局部水肿形成的产瘤。有的头发很茂盛，有的头发却十分稀疏，湿漉漉地贴在头皮上。由于头骨尚未完全封闭，父母可以在新生儿的头部明显看出前后囟门处皮下血管搏动。

🍎 脸部

　　由于受产道挤压的缘故，新生儿的脸部、眼睛看上去都会有些肿，两颊可能不对称，鼻梁也比较扁，鼻尖上还会出现黄白色的粟粒疹。新生儿的眼睛运动并不协调，常有小度数的外斜视，一般在4～6个月时才会逐渐消失。

🍎 皮肤

　　新生儿的皮肤非常薄，颜色发红，褶皱很多，有的皮肤上还沾着白色的胎脂或覆盖着一层软软的绒毛。有的腰腹部还会出现青紫色的"蒙古斑"。

🍎 体态

　　由于子宫内的空间限制，绝大多数宝宝都是双臂弯曲在胸前，双腿弯曲紧贴腹部、四肢的屈肌张力比伸肌张力强。出生后，头、颈、躯干虽然会逐渐伸展开，四肢仍会在一段时间内保持蜷曲，小手也会保持一段时间的握拳姿势。

宝宝出生后的生理现象

　　出生后第1周，宝宝会出现排胎便、体重减轻等生理现象，然后才会进入平稳生长期，开始正常的生长发育进程。

　　生理性黄疸： 足月儿一般在出生后第2~3天开始出现黄疸，这是由于新生儿各项器官功能发育尚未成熟，对胆红素的转运代谢功能不足，过多的胆红素积聚，不能及时排出体外而引起的。正常的黄疸一般在5~7天自行消退，最迟不超过2周，父母不必过分忧虑。如果新生儿在出生后24小时内就出现黄疸，或黄疸发展过快，持续时间过长，甚至有体温不正常、不好好吃奶、呕吐、大小便颜色异常等症状，就属于病理性的黄疸，应及时就医治疗。

　　脐带脱落： 出生后1~2周，大部分新生儿的脐带会自动脱落。

　　排胎便： 出生3天内，新生儿排出的大便呈暗绿色或者黑褐色，这就是通常说的"胎便"。2~3天，大便会慢慢变成黄色，说明胎便已经排尽，新生儿的肠道已经畅通了。

　　体重减轻： 出生后1周内，由于新手妈妈的泌乳能力和新生儿的吮吸能力都不足，新生儿不能获得足够的水分和营养，会出现体重减轻的现象。1周以后，新生儿能正常进食了，体重就不再减轻了。

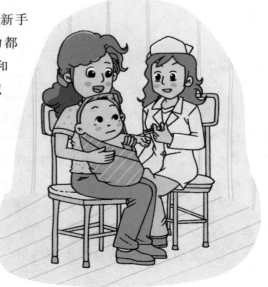

　　呼吸不规则： 新生儿的呼吸频率快，每分钟40~44次，而且呼吸一般都不稳定，经常会出现一阵快速的呼吸，继而又变得缓慢，有时还有短暂的呼吸暂停，父母对此不必过分担心。如果新生儿的呼吸频率每

分钟超过60次，呼吸急促，建议及时到医院就诊。

乳房肿大： 受母亲体内激素的影响，新生儿（不分男女）出生1周可能会出现乳房肿大现象，有时还会泌乳，这也是一种正常的生理现象，不需治疗，更不要挤压和按揉新生儿的乳房。

"假月经"： 由于受母亲体内雌性激素的影响，新生女婴会在出生1周左右出现阴道出血的现象，这被称为"假月经"，是新生儿期的一种正常生理现象。这种现象一般会自然消失，无须特殊处理，只需在大小便后清洗女婴的外阴和臀部即可。

新生儿的特殊生理现象

🍎 四肢屈曲

从出生到满月，新生儿的四肢总是呈现屈曲蜷缩的状态，这是健康新生儿肌张力正常的表现。随着月龄的增加，宝宝蜷曲的四肢会逐渐伸展，父母不要强行捆绑、拉直宝宝的四肢，否则就会影响骨骼的生长。

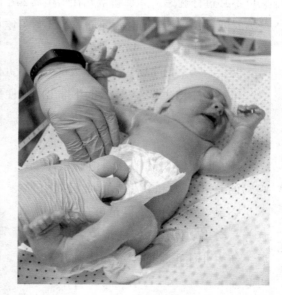

🍎 脱皮

大多数新生儿都会出现脱皮现象，生理性脱皮是由新生儿基膜不发达，表皮层和真皮层的联结不够紧密造成的。这种脱皮是一种正常的生理现象，随着新生儿的发育会逐渐好转，无须特别保护。

🍎 "马牙"和"螳螂嘴"

新生儿的牙床上通常会长出米粒大小、白色的小突起，看起来像刚刚萌出的小牙，这就是俗称的"马牙"。有的新生儿口腔内颊部两侧各有一隆起的脂肪垫，有利于吸吮乳汁，这种生理现象俗称"螳螂嘴"。"马牙"和"螳螂嘴"是新生儿都有的生理现象，不需要特别处理。

病理性黄疸

大部分新生儿出生后第3天开始出现黄疸，大约持续1周后消失。如果新生儿在出生后24小时内出现黄疸，并且黄疸的程度重、发展快、消退晚，或消退后又重复出现，就可能是病理性黄疸，需要及时到医院治疗。

🍎 病理性黄疸的原因

新生儿溶血症、新生儿感染、胆道畸形等疾病是导致病理性黄疸的常见的原因。不管是哪种原因引起的，病理性黄疸严重时很可能对新生儿的神经系统产生损害，一定要加强预防和治疗。

🍎 哪些措施可以预防

尽早开奶，促进胎便的排出。

注意保持新生儿皮肤、脐部及臀部清洁，防止破损感染。

不要让新生儿用的衣服、物品等接触樟脑丸或其他含有萘的物品。

给新生儿接种乙肝疫苗。

不给新生儿使用容易诱发溶血性贫血的药物。

🍎 照顾黄疸宝宝应注意些什么

注意给新生儿补充水分；婴儿房的光线不要太暗，以便观察新生儿皮肤颜色的变化，并注意观察新生儿的精神状态。如果除黄疸外还伴有少哭、少动、少吃或体温不稳定等现象，要及时就医治疗。

鹅口疮

鹅口疮又称"雪口病"，是口腔黏膜受白念珠菌感染引起的疾病，主要症状为口腔黏膜表面长出白色乳凝块样的斑膜，开始时为小点或小片状，逐渐融合成大片，严重时蔓延到宝宝的咽喉、食管、气管、肺等部位。

鹅口疮初期不会疼痛，也不影响宝宝进食，但不能任其发展，否则会造成宝宝吞咽困难、拒食、低热、呼吸困难，甚至可能危及生命。

🍎 疾病原因

鹅口疮的致病因素主要有两个：一是产妇产道感染了白念珠菌，分娩时胎儿被产道内的白念珠菌感染；二是妈妈没有做好清洁卫生工作，喂奶时白念珠菌通过乳头、奶瓶、奶嘴或手指传染给了宝宝，使其受到感染。

🍎 如何预防

妈妈应注意个人卫生，在喂奶前、接触宝宝前充分洗净双手，杜绝致病菌的传播。

保持乳房及乳头的清洁。

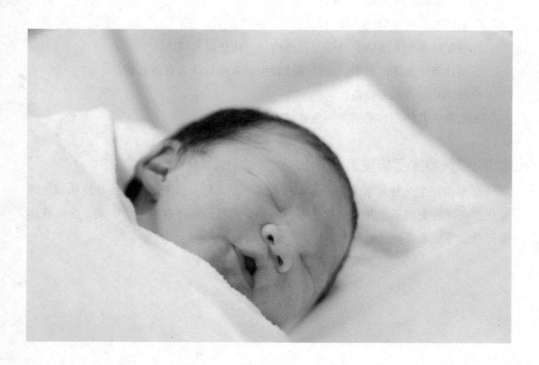

喂奶后给宝宝喂几口温开水，冲去留在口腔内的奶汁，防止致病菌滋生、繁殖。

奶瓶、奶嘴应充分清洗，并定期消毒。

宝宝用的毛巾等物品要与成人分开，并及时煮沸或暴晒消毒。

🍎 如何发现鹅口疮

患鹅口疮的新生儿一般没有什么症状，所以平时不太容易发现。妈妈可以在宝宝张开嘴笑或者啼哭时查看他的口腔，如果发现口腔黏膜上附着有白色的、像棉絮或奶块样的东西，并且不易擦掉，那么宝宝就很有可能患了鹅口疮。

🍎 如何护理患了鹅口疮的宝宝

宝宝患了鹅口疮，爸爸妈妈不用太着急，因为鹅口疮是比较容易治疗的。治疗鹅口疮不要急着用抗生素，可先用医用棉签蘸些制霉菌素溶液涂患处，或用2%碳酸氢钠（也就是小苏打）溶液为宝宝清洗口腔。涂药的同时要注意补充维生素B_2和维生素C。

这里需要注意的是：鹅口疮容易复发，治疗见效后（一般3天左右即可见效）应再坚持用药3～7天方可治愈。

新生儿肺炎

新生儿肺炎是新生儿期最常见的呼吸道感染病，很容易引起呼吸衰竭、心力衰竭、败血症乃至死亡，一定不能掉以轻心。

🍎 新生儿肺炎的症状

新生儿肺炎的早期症状主要为：口吐泡沫、呼吸不规则、鼻翼扇动、食欲下降、容易呛奶、精神不好等。重度肺炎的主要症状为：呼吸困难、吸气时胸廓有三凹征、呼气时呻吟、口唇发绀、暂停呼吸等。

🍎 判断新生儿肺炎的简易方法

数呼吸：在新生儿安静状态下数呼吸次数，一呼一吸算1次，每次数1分钟。如果新生儿每分钟的呼吸次数大于或等于60次，就说明可能得了肺炎。

观察胸凹陷：肺炎患儿吸气时可以看到胸廓明显向内凹陷，医学上称之为胸凹陷。这是由于宝宝需要比平时更用力吸气才能完成气体交换所致。如果宝宝既出现呼吸增快又有明显的胸凹陷现象，就说明已经患了重度肺炎，必须住院治疗。

怎样预防新生儿肺炎

父母及其他亲属在护理新生儿时应先洗净双手。

新生儿的房间应当保持洁净，还应定时通风，保持室内空气的流通、新鲜。

新生儿的衣被、尿布应柔软、干净，哺乳用具应勤消毒。

家中如果有人患感冒，要尽量避免接触新生儿。新手妈妈如果患了感冒，照顾宝宝和喂奶时应戴口罩。

怎样护理患肺炎的新生儿

协助医生密切观察新生儿的体温变化、精神状态、呼吸情况，出现有病情加重的迹象要及时告诉医生。

注意通风换气，保持病房内空气新鲜，但不要使新生儿处在有对流风的地方。

保持适宜的温度和湿度。

为新生儿准备的衣被要轻柔，衣服要宽松，以免影响呼吸。

及时清除鼻痂及鼻腔分泌物，让新生儿保持呼吸道通畅。

经常给新生儿翻身、改变睡眠姿势或轻拍其背部（合并心力衰竭者除外），以利于排痰。

注意补充水分和热量。

不要用奶瓶喂奶，改用小勺喂。

婴儿期

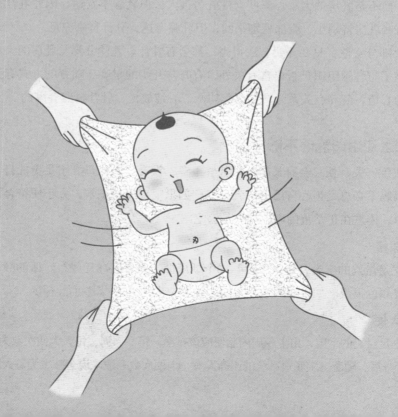

从母乳到辅食的转变

🍎 乳汁多少与乳房大小有关吗

在人们眼中，似乎乳房大的女性才奶水充足，更适合喂养孩子，而平胸或者乳房小的女性乳汁则非常少。事实上并非如此。

乳房的大小取决于乳房内脂肪的多少，而乳汁的多少，却取决于乳腺组织的多少，而不是乳房的大小。有些女性乳房很大，但乳腺不发达，因此乳汁很少。相反，有些乳房特别小、胸部特别平的，但乳腺发达，乳汁特别充足。

大部分女性，只要开奶方法得当，都会有乳汁。乳汁分泌与乳房的大小没有关系，除了与乳腺组织是否丰富有关外，有时与开奶的早晚、哺育的方式有关，也与产妇的心情、营养有关系。产妇营养均衡、心情放松，乳汁自然会多的。

🍎 怎么知道母乳够不够宝宝吃

宝宝一哭，便总会有长辈问母乳够不够？没有什么比母乳不足更能打击妈妈的了。妈妈不必总是担心自己的母乳不够，如果宝宝尿量正常，大小便符合下面所说的规律，体重在正常范围内，那就是够吃的。

尿量

吃足量奶的宝宝，每天尿湿4~6个纸尿裤，或者6~8片尿布。尿的颜色是清亮的，或颜色很浅。如果尿的颜色很深，说明宝宝摄入的母乳可能不够。

大便

吃足量奶的宝宝，出生一周内胎便应该排净。第2~4周，每天大便次数为2~5次。2~3个月后，随着宝宝肠道系统的逐渐发育，大便次数一般来说会减少为每天2~3次。

尿量和大便的情况能告诉你宝宝是否吃到了足够量的母乳。如果只有几周大的宝宝大便太少，你要注意他的衔乳姿势是否正确。

喂养

妈妈的乳房喂奶后比喂奶前软些。喂奶前后乳房柔软程度的差别随着宝宝的长大会逐渐减小。喂奶时，宝宝的吮吸会刺激妈妈奶阵（奶阵时伴有轻微胀痛），如果妈妈对奶阵没有感觉，可以观察宝宝，如果宝宝大口吞咽，一般就是奶阵来了。

体重

如果宝宝体重增长稳定，也能判断宝宝吃到了足够的奶，妈妈就不用担心自己的泌乳量了，勤喂就好。确保宝宝正确衔乳，好好吮吸。有时候宝宝会频繁吃奶，或者刚吃完一顿就又要吃，不一定是因为饿，他会因为饥饿之外的很多原因要求吃奶，比如寻求吃奶时和妈妈的那种亲近，或者需要靠吮吸动作来辅助自己入睡。

关于猛长期

猛长期的宝宝就像鸟窝里的小鸟，一整天都张着嘴找吃的。很多宝宝在此期间都不停地吃奶，这并不能说明妈妈的奶水不足，而是婴儿成长发育所需要的养分比较多，他会通过频繁吮吸来刺激妈妈分泌更多的乳汁。在这种时候，坚持勤喂几天，一旦乳汁分泌量达到宝宝的要求，他的吮吸频率自然会降低。所以这时不要给宝宝加奶粉，继续让宝宝吃妈妈的奶，虽然妈妈辛苦一些，但是只有这样才能保证之后的奶够宝宝吃。

● 每次喂奶都要将一侧乳房吸空

妈妈给宝宝喂奶时一定要宝宝将一侧乳房吸空后再换另一侧乳房，待下次哺乳时将两侧乳房的先后顺序调换。如，让宝宝先吮吸左边的乳房，直到左边乳房吸空后再换右边。下次哺乳就从右边开始喂，让宝宝将右边的乳房吸空后再换左边。如此轮流哺乳，可以使左、右乳房轮流被吸空，这样可刺激妈妈分泌更多的奶水。

另外，乳汁的成分会因出乳先后而有所不同，最先分泌的乳汁脂肪含量低而蛋白质含量高；随后，脂肪含量逐渐增多而蛋白质含量逐渐减少。因此，让两侧乳房轮流被吸空，可保证宝宝摄入均衡的营养。

● 不要攒奶，多了就挤掉

有时候，宝宝没有把乳房里的乳汁全吃完，在这种情况下，剩下的乳汁是挤出来好还是留着好？这个没有标准的答案，妈妈需要根据自身情况来处理。

当挤奶可以促进乳汁分泌时，应挤出来。如果把剩下的乳汁挤出来之后，下次乳汁分泌得很充足，就可以在宝宝每次吃奶之后把剩余的乳汁挤出来。

当挤奶无济于乳汁分泌时，可不挤。如果吃剩的乳汁不论挤还是不挤，都不会影响后续乳汁的分泌，就没有挤出的必要了。

对乳汁充足甚至过剩的妈妈而言，如果不挤出来的话，乳房可能会胀痛，也容易形成急性乳腺炎，这时应该挤出，而不应该攒着。

一般来说，经过一段时间的配合，妈妈的泌乳量和宝宝的食量会达到供需平衡。妈妈哺乳间隔时间不要过长，不要等到宝宝很饿而自己乳房又很胀的情况下再去喂。

攒奶易致急性乳腺炎

攒奶会造成乳汁淤积，很容易诱发急性乳腺炎。乳汁是细菌的良好培养基，当妈妈的乳汁没有及时排空时，一旦细菌通过各种途径乘虚而入，在乳房这个温室生长繁殖，这就会使乳房发生疼痛，甚至出现脓肿，这就是急性乳腺炎。

● 别让宝宝含着乳头睡觉

很多情况下，宝宝会吃着奶睡着，这时嘴里还含着乳头。妈妈怕打扰宝宝睡觉，可能就不会将乳头从宝宝嘴里拿出来，这样做很容易让宝宝产生依赖，造成日后断奶困难，而且长期含着乳头睡觉，会影响宝宝上下颌骨的发育，使嘴变形。特别是夜间，如果宝宝含着乳头睡，有可能在妈妈睡熟后，乳房压住宝宝的鼻孔，造成窒息死亡。所以，如果宝宝吃奶睡着了，妈妈可先用手轻轻捻宝宝的耳垂，让他醒来再吸一些（宝宝可能没吃饱，只是累了就睡了），如果宝宝实在不愿再多吃，就要及时把乳头抽出。

抽出乳头的方法

　　妈妈可用手指轻轻压一下宝宝的下巴或下嘴唇，这样宝宝就会松开乳头，这时再抽出乳头就比较容易了。

🍎 妈妈感冒时喂母乳会不会传染给宝宝

　　有的妈妈感冒了，担心哺乳会将感冒传染给宝宝，就干脆停了母乳而改喂奶粉，这样做并不科学。

　　首先，乳汁中并没有活性的感冒病毒，单纯哺乳一般不会传染。

　　其次，妈妈感冒后，乳汁内就会含有对抗感冒病毒的抗体，宝宝吃奶后就可以拥有这些抗体。

　　因此，妈妈患轻微的感冒完全不用停喂母乳，只需戴口罩、勤洗手和定时给房间通风，切断感冒的传播途径即可。但如果妈妈感冒同时伴有发热症状，应暂时停止哺乳。

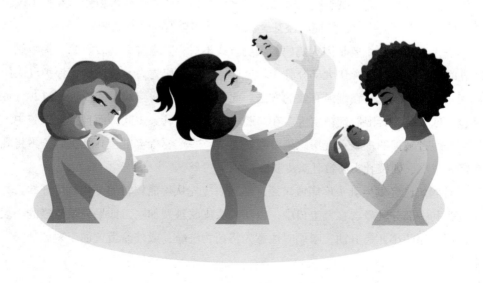

如果妈妈感冒较重，需要服用药物时，能不能继续哺乳以及如何哺乳要听从医生嘱咐。

妈妈患急性乳腺炎时要不要继续哺乳

妈妈患急性乳腺炎后应请医生诊治，继续哺乳。

患急性乳腺炎的主要原因是乳汁淤积和细菌侵袭。这期间让宝宝继续吃奶对妈妈有好处，因为宝宝的吮吸可以起到疏通乳腺导管的作用。

如果妈妈不想喂宝宝发炎的一侧乳房，也一定要将该侧乳汁挤出来，才能改善症状。如果炎症很厉害，甚至发生脓肿时，可暂停哺乳，同时将乳汁挤出或用吸奶器吸出。

急性乳腺炎的症状

急性乳腺炎通常发生得很突然，症状为乳房会有局部的红肿、胀痛，体温升高，时常让妈妈感觉像得了流行性感冒一样，全身疲惫或畏寒。

为什么有的妈妈喂奶很痛苦呢

喂奶对于妈妈来说应该是一件挺幸福的事情，如果妈妈喂奶时很痛苦，多半是发生了乳头皲裂。乳头皲裂是指哺乳几天之后，妈妈的乳头变得粗糙，并且出现细微裂纹，严重时会出血，任何触碰甚至凉风吹过都会引起钻心的刺痛。

发生乳头皲裂主要是因为妈妈的喂奶方式不对，如宝宝只含着妈妈乳头吸奶。哺乳时应尽量让宝宝含住大部分乳晕。这样，宝宝吃奶省力，也达到了保护乳头的作用，这是预防乳头皲裂最有效的方法。此外，每侧乳房喂奶时间以不超过20分钟为宜，如果乳头无限制地被宝宝含在口腔中，易损伤乳头皮肤，而且宝宝口腔中的细菌可通过破损的皮肤致乳房感染。喂奶完毕，一定要待宝宝松开乳头后，再将乳头轻轻拉出，硬拉乳头易致乳头皮肤破损。

若妈妈已经发生乳头疼痛或皲裂，哺乳时应先从疼痛较轻的一侧乳房开始，并让乳头和一部分乳晕含在宝宝口中，以防乳头皮肤皲裂加剧。如果只是较轻的小裂口，可以涂些小儿鱼肝油，喂奶时注意先将药物洗净；或外涂蛋黄油于裂口处，效果很好。

　　如果乳头疼痛剧烈或乳房肿胀，宝宝不能很好地吮吸乳头，可暂时停止哺乳，但应将乳汁挤出。

● 暂停哺乳时要挤出母乳

　　宝宝出生后，很多情况下妈妈暂时不能喂母乳，需要暂停一段时间。比如妈妈用某些药物时不能喂母乳，需要停药，等药效过去后再喂宝宝，等等。暂停哺乳期间妈妈要注意千万别回奶，应该定时将母乳挤出，待能喂宝宝母乳时，再继续母乳喂养。

　　预防回奶最主要的方法就是把母乳挤出来，在固定的时间，最好是和宝宝吸奶一致的时间，每次都将乳房排空，这样脑垂体可持续得到刺激，然后刺激乳房泌乳，就不会回奶了。

● 月经来潮不影响哺乳

　　有人认为月经来潮后，母乳会含有毒素或者没有营养，便想暂停母乳喂养，待月经结束再恢复母乳喂养。实际上，月经来潮的确会对乳汁有一定的影响，但这不会对宝宝的身体造成不利。所以，即使妈妈在母乳喂养期间来月经了，也应照常进行母乳喂养。

母乳喂养就不来月经吗？

　　很多人认为喂母乳的妈妈月经恢复得晚，甚至只要宝宝在吃奶就不会恢复，这样的说法没有科学依据。

　　母乳喂养可能会推迟月经复潮，但由于妈妈的身体状况各不相同，有的妈妈在宝宝满月时即可恢复月经，有的妈妈则会一直等到停止母乳喂养才恢复月经；人工喂养情况下，有的妈妈可能会等到产后10个月左右才恢复。

● 宝宝偏好一侧乳房怎么办

　　有的宝宝在吃奶时只吮吸他偏好的那侧乳房，让他吃另一侧，他就大哭，拒绝吮吸，造成妈妈单侧乳房涨奶，痛苦不已。妈妈要找到原因，将宝宝的不良习惯调整过来。

宝宝偏好一侧乳房的原因如下：

1.妈妈乳房不对称。有的妈妈常常出现一侧乳房奶水充足，而另一侧奶水较少的情况。因而，有的宝宝就喜欢吃奶水充足的那侧，因为吃起来省力，而有的宝宝却偏好奶水流得较慢的那一侧，因为不容易呛到。

2.宝宝吃奶时遇惊吓。如果宝宝在吃某一侧奶时受到了惊吓，如宝宝吃得正认真的时候，妈妈突然因为宝宝咬疼了大叫，宝宝便容易把不愉快的体验与当时吃的那侧乳房联系起来，以后会尽量避免吃那侧乳房。

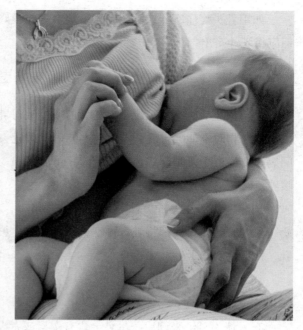

3.妈妈乳房有病变。这是一种很少见的情况。当有肿瘤在一侧乳房开始生长时，宝宝会拒绝吃这一侧的奶。即使他以前两侧的奶都吃得很好。

4.宝宝生病了。宝宝耳朵有感染或者鼻塞，躺在患侧吃奶会有疼痛和不适感，所以只吃另一侧奶。

5.其他原因。比如疝气、胃的问题、神经方面的问题，都可能是引起宝宝只吃一侧乳房的原因。

妈妈应该避免宝宝只吸一侧乳房，因为长期使用某一侧乳房哺乳，将导致一侧乳房大于另一侧，不喂奶的一侧乳房泌乳量将明显减少，甚至停止泌乳。

如果宝宝只吃一侧奶，妈妈应该尽量鼓励宝宝吃他不太喜欢的那一侧乳房。每次感觉宝宝快饿了都要让他先吃那一侧乳房，如果宝宝特别饿时就不要坚持，这可能会让他生气或烦躁。喂奶前先抱一会儿宝宝，让他的头贴着他不喜欢的一侧。妈妈跟他说话、玩耍，在他心情舒畅的情况下，悄悄塞入乳头。

🍎 宝宝吃奶时哭是怎么回事

吃奶对宝宝来说是一件快乐和幸福的事情，如果没有任何不适，宝宝一般是不会哭的。宝宝吃着吃着突然哭起来，可能是因为以下原因。

呛奶：宝宝吃奶时被奶呛到就会哭。这种现象一般发生在奶比较多的妈妈身上。如果妈妈奶比较多，宝宝总是呛奶，妈妈可以用食指和中指分开呈剪刀状夹住乳房前半部分，降低乳汁的流速，宝宝就不会被呛到了。

口腔疼痛：有鹅口疮的宝宝吃奶时会刺激口腔，引起疼痛性哭泣。对于患了鹅口疮的宝宝，需要积极治疗。鹅口疮痊愈后，宝宝吃奶也就顺利了。

🍎 怎么减少宝宝吐奶次数

宝宝胃容量小，胃入口处贲门括约肌松弛，而出口处幽门括约肌却相对紧张，进入胃内的奶汁，不易通过幽门进入肠道，却容易通过贲门返回食管，溢入口中，并从口中流出来。另外，宝宝神经肌肉协调功能尚未发育完善，这也是造成奶汁反流的原因。宝宝吐奶一般是生理性的，不需要治疗，只要注意护理，一般随着月龄的增加，这种现象会慢慢减轻直至消失。

妈妈注意喂奶方法，一般可减少宝宝吐奶。

1. 喂奶前，先给宝宝更换尿不湿，喂奶后就不要再换了，以免宝宝活动引起吐奶。

2. 喂奶姿势要正确。让宝宝的身体保持一定的倾斜度，可以减少吐奶的频率。使用奶瓶时，要让奶汁充满奶嘴，以免宝宝吸入空气。

3. 如宝宝吃奶急，要适当控制一下，如奶水流速快，妈妈要用手指轻轻夹住乳晕后部，保证奶水缓缓流出。

4. 喂奶后竖着抱宝宝，轻轻给宝宝拍背，直到打嗝，再缓缓放下。

5. 放宝宝躺下时，垫高上半身，再让他仰卧。

6. 喂奶后发现宝宝尿了拉大便了，也不要马上换尿布，待宝宝休息片刻后再更换。

宝宝吐奶的处理办法

1. 若宝宝平躺时发生吐奶，应迅速将宝宝的脸侧向一边，以免吐出物流入咽喉及气管。

2. 如果发现宝宝憋气不呼吸或脸色变暗时，表示吐出物可能已经进入气管了，应马上使宝宝俯卧在妈妈膝上或硬床上，用力拍打宝宝的背部，使其能将奶咳出，随后应尽快将宝宝送往医院，让医生再做进一步检查或处理。

● 帮宝宝止嗝的小窍门

宝宝打嗝看着挺难受的，妈妈可试试下面的方法，帮助宝宝止嗝。

拍背并喂点儿温水

如果宝宝是受凉引起的打嗝，妈妈先抱起宝宝，轻轻地拍拍他的小后背，然后再喂一点儿温水，给胸脯或小肚子盖上保暖衣物。

刺激宝宝的小脚底

如果宝宝是因吃奶过急、过多或奶水凉而引起的打嗝，妈妈可刺激宝宝的小脚底。这样，可以缓解宝宝膈肌的紧张、痉挛，从而止嗝。

轻轻地挠宝宝耳朵

宝宝不停地打嗝时，妈妈在宝宝耳朵边轻轻地挠痒，并和宝宝说说话，这样也有助于止嗝。

转移宝宝的注意力

妈妈也可试试给宝宝听音乐的方法，或在宝宝打嗝时不住地逗他，以转移注意力，使宝宝停止打嗝。

妈妈喂奶时要注意，不要在宝宝过度饥饿或哭得很凶时喂奶，否则宝宝便容易打嗝。

● 乳头内陷如何喂养宝宝

有少数的妈妈会有乳头内陷或扁平的苦恼。其实，只要宝宝能够很好地含住妈妈的乳晕，那么扁平或内陷的乳头都不会影响母乳喂养。

宝宝需要学会如何把嘴张大，以便可以把大部分乳晕含进嘴里。乳头是否突出并不是母乳喂养成功的关键，当宝宝吃奶时，他不应只是含住了乳头，而应该尽量把乳晕都含进嘴里。妈妈可以在产前向医生咨询这一问题，以便确保宝宝生下来后得到正确的帮助。不少妈妈都会发现，怀孕时扁平的乳头在哺乳期间由于宝宝的吮吸而突出了。

如果宝宝实在不会吮吸，妈妈可以使用负压吸奶器帮忙拉出乳头，也可以用吸奶器吸奶，用奶瓶喂给宝宝吃。

🍎 宝宝突然不肯吃奶是怎么回事

有的宝宝会在特定时期（以3～8个月多见）发生厌奶情况，即宝宝突然就不喜欢吃奶了，吃奶量急剧下降或者干脆不吃。宝宝不觉得饿，也不会主动要吃的，每当妈妈要给宝宝喂奶，宝宝就转头避开，如果妈妈硬喂给宝宝，宝宝可能会哭闹。但是在厌奶期，宝宝精神、身体都很正常，玩得也很开心。

宝宝发生厌奶的原因很多，有可能是前段时间吃得太多，有些积食了，导致肠胃负担过重，需要休息一段时间。不管是什么原因引起的，妈妈在宝宝不想吃奶时都不能强行喂宝宝，也不要总是设法让宝宝吃，甚至在他睡得迷糊时，往嘴里塞，这会让宝宝更反感，厌奶情绪更严重。妈妈可以多尝试一些方法，预防宝宝厌奶。

1. 换一下喂奶方式，如果宝宝是因为喂奶方式太单一而厌奶，这个方法就很有效。

2. 增加宝宝的运动量，帮助宝宝消化，消除积食，过不了几天，宝宝的食欲就会恢复正常。

3. 适当减少喂奶的次数，间隔时间长了，宝宝感到饥饿，就会吃一些。喂的时候，不要逼迫宝宝，以免增加宝宝对奶水的厌恶感。

宝宝厌奶期不会影响生长发育

宝宝厌奶有的几天就会恢复正常，有的则可能持续1～2个月。妈妈在这段时间，多调整喂养方法，就可以让宝宝顺利度过这段厌奶期。

此外，宝宝厌奶时，生长发育一般不会受到影响。如果在厌奶的同时宝宝出现了消瘦、体重减轻或者精神萎靡的情形，要警惕可能是某些疾病导致的，应该到医院查明原因，及时调理。

🍎 母乳不够时不急于采取混合喂养

宝宝满月后，即使母乳仍然较少，也不要急着加配方奶粉，妈妈可以继续采用适当的方法催奶，实现母乳喂养。

有的妈妈乳汁分泌得晚，有的甚至到宝宝满2个月之后才突然多起来。因此，妈妈千万不要气馁，坚持让宝宝多吮吸，刺激乳房，并且适当调整饮食，合理休息，想办法让乳汁多起来。如果急着添加奶粉，宝宝吮吸母乳的机会自然减少，乳房少了刺激，乳汁很可能就真的不够宝宝吃了。但如果出现以下情况时，就说明母乳不够吃。

1.每次吃奶，宝宝总是吃不够的样子，吃到最后吮吸不出就会哭。

2.宝宝睡眠时间较短，每次醒后都要吃，哺乳次数较多。

3.观察宝宝的尿、便，如果大便呈绿色，小便次数减少，就有可能是饥饿导致的。

4.监测宝宝的体重，宝宝持续一段时间以来体重增加缓慢。

此时，就要及时采用母乳喂养与人工喂养的混合哺育方式，以免影响宝宝发育。

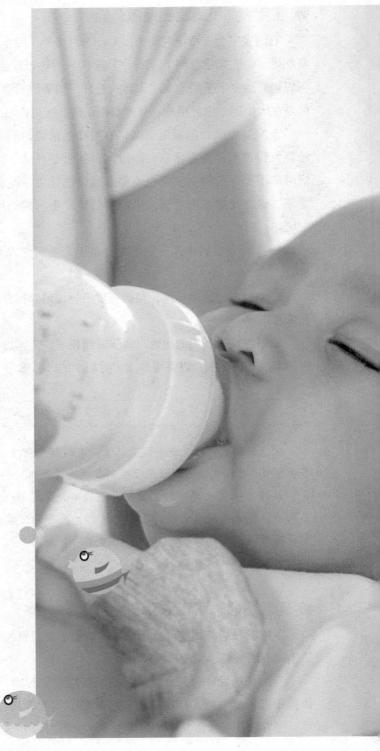

哺乳期妈妈需保持全面均衡的营养

因分泌乳汁及哺育宝宝的需要，哺乳期妈妈需要的能量及营养多于一般女性，甚至多于孕妇。为了妈妈的健康和宝宝的生长发育，妈妈需保持全面均衡的营养。

营养与泌乳的关系

妈妈摄入的营养与乳汁分泌有关联，在一定程度上会影响到乳汁分泌的质和量。

若妈妈营养摄入不足，则会动用体内的营养储备，以维持乳汁营养成分的稳定。长此以往，会影响母体健康。

如果妈妈长期营养不良，则乳汁分泌量减少，质量下降，不能满足宝宝生长发育的需要，会导致宝宝营养缺乏。

妈妈需要补充的营养素

产后妈妈的乳汁分泌，需要随着宝宝月龄的增大逐渐增多，也就是说哺乳期妈妈需要比孕前多吃些食物，需要补充的营养素要能为恢复或维持母体健康提供物质基础。

蛋白质

母体内膳食蛋白质摄入量会影响乳汁蛋白质含量，因此，妈妈每日应多摄入蛋白质含量高的食物。

矿物质

钙：为了保证母体钙平衡，应增加钙的摄入量。多吃富含钙的食品，例如牛奶及豆制品等。

铁：一般情况下，哺乳期妈妈仍需摄入含铁量较高的膳食来补充铁，目的是预防缺铁性贫血。

维生素

维生素A：哺乳期妈妈维生素A的摄入量可以影响乳汁中维生素A的含量，而乳汁中维生素A的多少，会影响到宝宝的生长发育和健康状况。因此，哺乳期妈妈要多吃富含维生素A的食物，如动物肝脏、鱼肝油、蛋黄等。

维生素D：乳汁中维生素D的含量很低。建议妈妈和宝宝多进行户外活动，必要时可遵医嘱补充维生素D。

● 增加鱼、禽、蛋、瘦肉的摄入量

动物性食物如鱼、禽、蛋、瘦肉等可提供丰富的优质蛋白质，哺乳期妈妈每天应多吃鱼、禽、蛋、瘦肉等食物。如果妈妈是素食者，可多食大豆类食品以补充优质蛋白质。

此外，为预防或纠正缺铁性贫血，哺乳期妈妈也应多摄入一些动物肝脏、动物血、瘦肉等含铁丰富的食物。

● 哺乳期妈妈应坚持每天喝牛奶

哺乳期妈妈坚持每天喝牛奶主要是为了获得更多的钙。钙是一种比较特殊的元素，人体容易缺乏。钙的消化吸收很容易受其他因素的影响，如草酸等。因此，虽然有些蔬菜中钙含量并不低，但草酸会影响人体对钙的吸收。而牛奶中的钙则完全不同，它所含有的多种营养素，对钙的吸收都有促进作用，因此人体对牛奶中钙的吸收率比一般食物要高许多。

一般情况下，哺乳期妈妈钙的消耗量要比平时高很多，再加上消化吸收以及在人体转运过程中的损耗，妈妈每天都需要吃含钙量丰富的膳食。

所以，哺乳期妈妈喝牛奶，就是为了能吸收充足的钙。可以说，牛奶及各种奶制品是天然食物中钙的极佳来源。

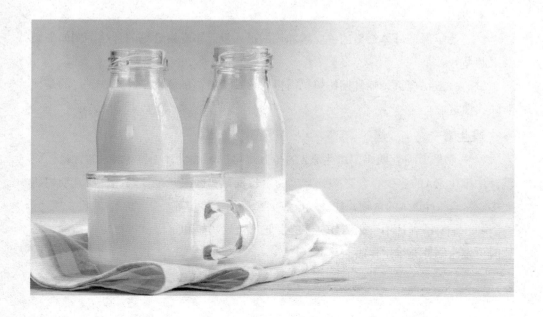

🍎 哺乳期妈妈喝汤水要适量

猪蹄汤、瘦肉汤、鲜鱼汤、鸡汤等含有丰富的营养，不仅利于体力恢复，而且对新手妈妈来说是较好的营养品。

肉汤中含有较多的脂肪，妈妈摄入越多，乳汁中的脂肪含量也就越多。含有高脂肪的乳汁不易被宝宝吸收，往往会引起宝宝消化不良。因此，在熬制肉汤时，油不要过多，或者在熬制好后去除过多的油脂。

常规的去油方法有两种。一是烧开了，在沸腾的中心取汤；二是放凉了，油凝固了，再把油捞出来。不过你也可以在喝汤时直接用吸管，减少油脂的摄入就可以了。

🍎 食物多样，不过量

哺乳期妈妈的饮食应注重荤素搭配，进食的品种越丰富，营养越均衡，对妈妈的身体恢复和乳汁分泌都有好处。除了明确对身体无益和吃后可能会引起过敏的食物外，荤素菜的品种应尽量丰富。

不过，哺乳期妈妈不能暴饮暴食，产后过量的饮食不仅会让妈妈在孕期体重增加，引起肥胖，还对妈妈的产后恢复没有半点儿好处。

🍎 哺乳期妈妈是否需要忌口

母乳喂养期间，可能有很多人告诉你，不能吃凉性水果，不能吃油腻食物，甚至做菜不能放酱油。有些说法有道理，有些则过于小心了。

其实，从营养学角度来说，妈妈不需限制饮食种类，肉类、水果、蔬菜都可以放心大胆地吃。不过，有些食物是不适合哺乳期妈妈食用的。

哺乳期妈妈饮食上需要注意的地方主要有以下几点：

1. 不能吃未完全煮熟的半生食品。

2. 特别注意要远离烟酒。

3. 妈妈进食某些食物后，宝宝出现不适表现——湿疹、腹泻、便秘、肠胀气等，应停止食用此食物。

另外，哺乳期妈妈的饮食既要营养丰富，又不能过于油腻。哺乳期妈妈应该多吃些水果，如果是冬季，水果从室外拿进来时太凉，可以在温暖的室内多放一段时间再吃，以免刺激肠胃。哺乳期妈妈夏季吃冷饮也应有所控制。

🍎 适合哺乳期妈妈的食谱

◆ 当归红枣鸡

材料：当归10克，红枣6枚，鸡腿肉60克

调料：盐适量

做法：

1. 先将鸡腿肉洗净，切块，放入开水中汆烫一下。

2. 把当归、红枣、鸡腿肉放入炖锅中。

3. 炖锅中加水适量，炖煮1个小时，加盐调味即可。

◆ 山药红枣炖排骨

材料：山药250克，红枣6枚，排骨250克，生姜2片

调料：盐适量

做法：

1. 山药去皮、切小块；排骨洗净，汆烫，去血水备用。

2. 锅中加清水煮沸后，加入排骨、山药煮数分钟。

3. 待其快煮好时，放入红枣、姜片及适量盐，再稍微煮一下即可。

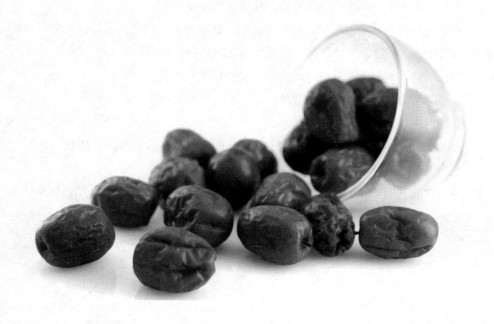

◆ 花生红枣莲藕汤

材料：猪骨200克，莲藕150克，花生50克，红枣10枚，生姜1块

调料：盐适量，料酒少许

做法：

1. 将花生洗净，猪骨砍成块，莲藕去皮切成片，红枣洗净，生姜切丝。

2. 锅内烧水，待水开后，投入猪骨，用中火煮净血水，捞起用凉水冲洗干净。

3. 取炖盅一个，加入猪骨、莲藕、花生、红枣、姜丝、适量清水，加盖，炖约2.5小时，调入盐、料酒，即可食用。

◆ 鲫鱼汤

材料：鲫鱼1条，葱2根，生姜少许

调料：白糖1小匙，胡椒粉少许，盐适量

做法：

1. 鲫鱼去鳞、鳃洗净，用剪刀将鱼腹剖开，取净肠杂，冲去血污备用。

2. 将生姜切成片状，葱切成葱花。

3. 姜片置于布袋中。

4. 将布袋与鲫鱼一起放入砂锅内，加5碗水，煲2小时。

5. 加入盐、胡椒粉、白糖调味，撒上葱花即可。

◆ 莴苣猪肉粥

材料：莴苣30克，猪肉150克，粳米50克

调料：盐、酱油、香油各适量

做法：

1. 莴苣去皮，用清水洗净，切成细丝，粳米淘洗干净。

2. 猪肉洗净，切成末，放入碗内，加少许酱油、盐腌10～15分钟，待用。

3. 锅置火上，加适量清水，放入粳米煮沸，加入猪肉末，改小火煮至米烂汁黏时加入莴苣丝，放入盐、香油，搅匀，稍煮片刻即可食用。

◆ 乌鸡炖香菇

材料：乌鸡1只（约500克），干香菇50克，大葱、生姜片各适量

调料：料酒、食盐各适量

做法：

1. 乌鸡宰杀后，去毛，去内脏及爪，余水洗净；干香菇泡发洗净。

2. 砂锅内添入清水，加生姜片煮沸，放入乌鸡，加料酒、大葱、香菇，用小火炖煮至软烂。

3. 加盐调味后煮沸3分钟即可起锅。

◆ 猪肝豆腐汤

材料：猪肝100克，豆腐250克，葱花1小匙，姜2片

调料：盐少许

做法：

1. 猪肝用清水漂洗多遍后浸泡，切成薄片；将豆腐切厚片。

2. 将豆腐放入锅内，加适量水及盐、葱、姜，以小火煮沸。

3. 放入猪肝，用大火煮沸即成。

◆ 洋葱番茄炖肉

材料：洋葱1个，番茄1个，五花肉200克

调料：番茄酱2大匙，盐1小匙

做法：

1. 将洋葱切半，剥去外膜，洗净后切成块状。

2. 五花肉、番茄洗净后切成块状。

3. 将洋葱、番茄、五花肉及调料放入锅内，加2碗水，大火煮开后，转小火煮约25分钟即可。

配方奶粉喂养的注意事项

🍎 喂完奶后马上将奶瓶、奶嘴洗净

　　妈妈每次给宝宝喂完奶后都要立即将奶瓶清洗干净。奶是细菌的培养基，如果让吃剩的奶长时间地留在奶瓶里，就容易繁殖细菌。

　　清洗奶瓶要彻底，除了奶瓶内部，瓶颈和螺旋处也要仔细清洗。清洗奶嘴时要先把奶嘴翻过来，用奶嘴刷仔细刷干净。如果奶嘴上有凝固的奶渍，则可以先用热水泡一会儿，待奶渍变软后再用奶嘴刷刷掉。靠近奶嘴孔的地方比较薄，清洗时动作要轻，注意不要让其裂开。

　　奶瓶清洗干净后，不要放在桌子上晾干，也不可以用纸巾或者抹布擦拭，应该放在干净的纱布上晾干。

🍎 奶嘴和奶瓶没必要每次都消毒

　　奶瓶消毒往往是新手妈妈最重视的，但往往适得其反。有的妈妈特别细心，宝宝使用的食具、玩具等都会一遍又一遍地消毒，生怕宝宝接触细菌。殊不知"无菌宝宝"难以建立起完备的免疫系统，反而容易生病。比如奶瓶过度消毒容易引发鹅口疮。鹅口疮在1岁内的宝宝中比较常见，引起鹅口疮的白念珠菌通常情况下不致病，但是否发病取决于宝宝口腔内的菌群状况。由于奶瓶清洁过度，有时候可能会影响到口腔菌群原先的平衡，让白念珠菌的繁殖占上风，进而引发鹅口疮。

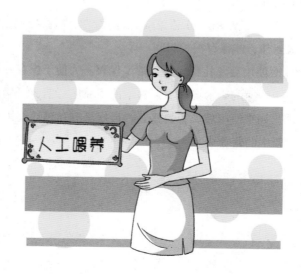

奶粉开封后要尽快喝完

奶粉不开封能储存较长时间，一旦开封就容易变质，因为配方奶粉营养丰富，储存不当，容易有虫害和滋生细菌。所以，奶粉开封后要尽快喝完。通常奶粉罐上都标注有生产日期，奶粉开启后28天内用完，如果超过28天就不建议给宝宝食用了。实际上，奶粉打开后受气候、温差，还有环境的影响，其受潮程度是不同的。受潮严重的奶粉容易滋生细菌，因此，不建议将受潮严重的奶粉给宝宝食用。

结团变质的奶粉不能食用

正常的奶粉应是松散、柔软、无结团的。奶粉的存放环境若是较为潮湿，则容易出现结团现象。奶粉若受潮结团，但尚未变色变味，手一捏就碎，要尽快吃掉；如果有比较硬实的结团，且颜色已变深，还伴有异味时，说明奶粉已经变质了，不能再给宝宝食用了。

已开封的奶粉怎样保存

已开封的奶粉保存方法如下：

1. 当奶粉罐被打开，请储存在阴凉、干燥的地方。不要把奶粉放入冰箱保存，冰箱里的湿度太高，奶粉容易吸收大量水分而结团；也不能放在阳台、橱柜或者灶台边，这些地方温度较高，容易使奶粉中的部分营养成分发生变化，引起变质。奶粉最好放在阴凉干燥通风处。

2. 罐装奶粉每次开罐使用后务必盖紧塑料盖。如果每次取完把铁罐盖好，倒置，奶粉会把盖口封住，能保存很长时间。

3. 袋装奶粉每次使用后要扎紧袋口，常温保存。为便于保存和取用，袋装奶粉开封后，最好存放于洁净的奶粉罐内，奶粉罐使用前用清洁、干燥的棉巾擦拭，勿用水洗，以免生锈。如果使用玻璃容器盛装，最好是有色玻璃。因为奶粉要避光保存，光线会破坏奶粉中的营养成分。

◉ 不要频繁更换奶粉

奶粉之间看上去大同小异，但实际配方还是有较大区别的，只要更换，对宝宝来说就是新食物。宝宝的消化系统还没有发育好，适应新奶粉需要较长的时间，而且有些能适应，有些不能适应，即使都能适应也是需要一个过程的。因此妈妈不要频繁给宝宝更换奶粉。

不要听说别人家的宝宝用什么奶粉好，吃了后生长快，或者在购买奶粉时听推销员推销，就急切地想给宝宝换奶粉。宝宝之间存在个体差异，适合别人家的宝宝不一定适合自己家宝宝，而那些添加的营养素也未必就是宝宝所需要的，所以无须太过热衷于别人的说法。

宝宝在吃了一种奶粉之后，父母可以观察他的反应，只要没有腹泻、便秘，口气清新，眼屎少，无皮疹，而且睡眠、食欲都正常，体重在平稳增加，就说明奶粉适合宝宝，无须更换。

宝宝在使用一种新奶粉后，如果有不适现象出现，不用马上更换，再观察几天，如果一个星期后仍不能适应，就要更换。

◉ 能用矿泉水冲奶粉吗

最适合用来冲泡奶粉的水就是烧开后的自来水，将水放凉至奶粉罐上标示的适宜冲泡奶粉的温度，或者用已经放凉的开水兑刚烧开的水至合适温度。不建议长期使用矿泉水冲奶粉。因为矿泉水中矿物质含量多，如果长期用来冲奶粉给宝宝喝，可能会增加宝宝肾脏负担。

当然，偶尔用矿泉水给宝宝冲泡奶粉没有问题，但不宜长时间用矿泉水冲奶粉。

与不能长期使用矿泉水冲奶粉一样，也不能长期使用纯净水冲泡奶粉，纯净水经过净化后，矿物质太少了，对宝宝身体也不是很好，容易让宝宝缺乏矿物质。

◉ 纯配方奶粉喂养的宝宝能不能喂水

6个月以后的宝宝可以喂些水，至于每天给宝宝喂多少水合适，需根据宝宝的月龄、气候等情况而定。气候较炎热，宝宝出汗较多或冬季较干燥时，或在宝宝发热、尿黄、呕吐及腹泻的情况下，需增加喝水的次数。

此外，还应注意在以下时候给宝宝喝水：

1. 长时间玩耍以后。宝宝在经过长时间的玩耍以后，通常都会觉得口渴，这个时候妈妈应该给宝宝喂一些水。特别是月龄大的宝宝，运动量比较大，流失的水分也就更多。

2. 外出时。尤其在干燥炎热的季节，外出很容易流汗，所以妈妈应该随身准备一些水，在宝宝口渴的时候及时喂水。

3. 大哭以后。哭泣可是一项全身运动，宝宝经历了长时间的激烈哭泣，不仅会流很多眼泪，还会出汗，所以需补水。

4. 洗完澡以后。洗澡对宝宝来说也是一种运动，会出汗。所以洗完澡以后应该给宝宝喂一些水。

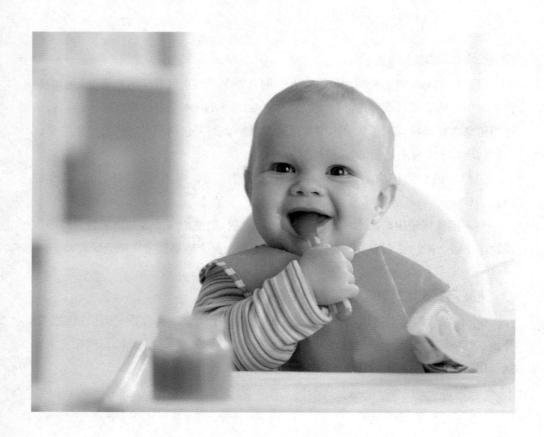

职场妈妈上班后可以继续母乳喂养

许多妈妈在宝宝4个月或6个月以后，产假期满就得回单位上班了。这时妈妈就不便按时给宝宝喂母乳了。但实际上妈妈上班后想要继续母乳喂养并不难，只要将母乳挤出，收集起来，并好好保存，按时喂给宝宝即可，而且可以一直坚持到断奶。

🍎 职场妈妈实现母乳喂养的必备用品

母乳挤出、收集、保存都需要工具，妈妈可以在市面上购买到吸奶器、收集乳汁的瓶子或奶袋等。

吸奶器

吸奶器有电动和手动两种，如何选择要看上班后挤奶的场所是否有插电的地方。如果不能用电，就买一个手动的。当然也可以不借助吸奶器，手法熟练后，自己用手挤奶也很方便，只是时间耗费多一些。

瓶子或奶袋

瓶子或奶袋的密封性都很好，购买时需要考虑的是公司是否有冰箱，如果没有冰箱，最好购买能保温的奶袋，这样能有效避免乳汁变质。如果有冰箱，乳汁直接装在瓶子里，放入冰箱保存即可。瓶子最好选择适宜冷冻的、密封良好的塑料制品，最好不用金属制品。瓶子不需要太大，一般一个瓶子里放一顿的量比较好。因为奶水在取出加热后不能再重新冷藏，瓶子小可以避免浪费。

便利贴

挤出的乳汁装在容器里之后，要贴一个标签，在上面标明挤出的时间，这样在保存、食用时可以明确判断有没有过期，有助于实现先挤出的先喂食的原则。

🍎 让宝宝提前适应妈妈上班后的生活

妈妈在上班前的半个月，就应该开始让宝宝提前适应妈妈上班后的生活，除了让他适应、熟悉将要照顾他的人，更主要的是让他适应妈妈上班以后的饮食模式。

首先，按照上班以后的方式喂奶。在妈妈正常上班前和下班后的时间里哺乳，其他时间是妈妈将来正常的上班时间，不要喂奶，妈妈到时间就把乳汁挤出来，放在奶瓶里喂食。

其次，乳汁挤到奶瓶里后，妈妈可以把奶瓶交给将要照顾他的人喂食，让宝宝和照顾他的人互相适应、了解。

早些让宝宝适应奶瓶

妈妈如果去上班，宝宝就必须使用奶瓶来喝奶，所以妈妈应早些让宝宝适应奶瓶，否则妈妈上班后，宝宝可能会挨饿。

让宝宝完全用瓶子喝奶之前，应该给他创造一个充足的适应变化的过程。可以在每次喂奶之前或喂奶快结束的时候，让他吮吸一下人工的奶嘴，体会一下有什么不同，因为这完全是两种不同的喝奶方式。但是太早使用奶瓶，宝宝很可能会不适应。要在宝宝出生2个月左右开始让他练习使用奶瓶，否则之后他可能会很难接受用奶瓶吃奶。

此外，刚开始使用奶瓶的时候，宝宝可能很不喜欢，这时妈妈不要心软，又给宝宝吃乳头。妈妈可以选择一个比较接近人类乳头的仿真奶嘴。仿真奶嘴用硅胶制成，无味，口感也更柔软。另外，如果奶嘴较硬，使用之前可以用温水泡一下。

多练习如何使用吸奶器

妈妈需在返回工作岗位前3～4周时开始使用吸奶器，以便有充分的时间熟悉这种工具。

吸奶器使用方法：

1. 在吸奶前，用熏蒸过的毛巾温暖乳房，并对乳晕进行按摩，使乳腺充分扩张。

2. 按照符合自身情况的吸力，进行吸奶。

3. 吸奶的整个过程控制在20～30分钟。

4. 在乳房和乳头有疼痛感的时候，停止吸奶。

每天彻底清洗和消毒一次吸奶器

如果妈妈要将吸出的乳汁储存起来，那么一定要将所有吸奶器的配件清洗干净并消毒，否则乳汁易变质且不易储存。

清洗的方法是：

1. 卸下所有零件，包括喇叭主体、喇叭盖、奶嘴盖、螺旋盖、密封盖、储奶瓶、奶瓶底座、鸭嘴阀、花瓣按摩垫、奶嘴、手柄。

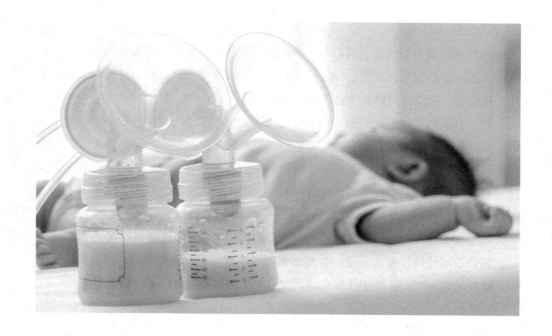

2. 用清水冲刷一次。

3. 用适量清洁剂清洗一次，内外都用不同刷子仔细清洗。

4. 清洁后建议使用蒸汽消毒的方式进行全面的消毒，这种消毒方式最为安全有效。

注意，无须每次使用后都进行消毒。过度消毒易造成配件过早老化，缩减吸奶器的使用寿命。建议每天彻底清洗一次乳渍及蒸汽消毒一次即可。但妈妈要注意一定按说明书上的要求进行操作，因为吸奶器的部分零件是不可以用高温消毒的。

🍎 多长时间挤一次奶合适

如果妈妈希望宝宝完全吃母乳，或宝宝对奶粉过敏，可上班时携带奶瓶，收集母乳。利用工作休息时间及午餐时间在隐秘场所挤奶。

挤奶可以用手挤也可以用吸奶器吸，妈妈可视情况选择。最初挤几下可能奶不下来，多重复几次奶就会下来。另外，每次挤奶的时间以20～30分钟为宜，双侧乳房轮流进行。如果奶水不是太多，挤奶时间应适当延长一些。妈妈挤奶的时间尽量固定，建议每3个小时挤奶一次，每天可在同一时间挤奶，这样到了特定的时间就会下奶。

学会手工挤奶

虽然现在很多妈妈为了省时省力会选择使用吸奶器吸奶，但吸奶器较机械，在乳房充盈时容易使用，反之，在乳房较软时，则较难使用，而且不易消毒，比不上用手挤奶好。所以，妈妈要学会手工挤奶。

手工挤奶的方法：挤奶前，妈妈首先要用肥皂把双手洗干净，取坐位或立位均可。拇指放在乳晕上方，距乳头后方2.5～4厘米处，食指平贴在乳晕的下方，与拇指相对，其他手指托住乳房。挤时让拇指和食指向胸部方向轻轻压，注意挤压时保持节奏并放松，然后手指围着乳晕方向转动，但不可在皮肤上滑动。注意，手指不要触及乳头，更不能挤乳头。

此外，还有一个省力的挤奶方法：在乳房胀满的时候用吸奶器吸两下然后停住，奶就会不停地往外流，等一会儿感觉吸得差不多了，再用手挤，还能再挤出很多。这样既省力气，又能把乳房中的奶水挤干净，并且乳房也不会感觉很痛。

母乳怎样收集

挤好的奶如果不及时喂给宝宝，应放入冰箱保存。如果在公司挤奶，可先将挤好的奶放在储奶袋中保存，里面用保鲜袋放上冰块，或放在公司的冰箱中。下班后携带储奶袋仍要保持低温，到家后立即放入冰箱。收集母乳要注意以下几点：

1. 挤出的母乳要用干净的容器收集。如消毒过的奶瓶、储奶袋。

2. 储存母乳时，每次另用一个容器。冷藏奶尽量不与冷冻室的奶水加在一起。

3. 给装母乳的容器留点儿空隙。不要装得太满或把盖子盖得很紧，以防母乳冷冻结冰而胀破容器。用储奶袋时最好套两层以免破裂，做法是挤出空气，并留有一定的空隙（不要装满），然后弄紧、直立放在圆筒形的容器内，冷冻结冰时成形（如欲长期存放母乳，最好不要用储奶袋装）。

4. 妈妈最好按每次给宝宝喂奶的量，把母乳分成若干小份来存放（一般的容量为60～120毫升），并分别贴上标签，记上日期，以方便给宝宝合理喂食。

母乳怎样保存

挤出的新鲜母乳在25℃的室温下可保存4小时；在0～4℃的冷藏室可以保存8天；在独立冷冻室可以保存3个月。

新鲜的母乳，如果1小时内吃不完，就应该冷藏；如果48小时内都吃不完，则应该冷冻。如果48小时内可以吃完，尽量不冷冻，冷藏即可，冷藏的奶比冷冻奶保留了更完整的营养。另外，母乳尽量往冰箱深处放，不要放在靠近冰箱门的地方，以维持母乳温度的稳定。

母乳不要保存太长时间

任何食物冷冻得越久，营养价值受到的影响就越大。虽然母乳放在冷冻室内可保持较长时间不变质，但太长时间的冷冻会降低母乳的营养价值。

🍎 母乳应采取正确方法解冻

母乳加热要引起重视，如果方法不对就会破坏里面的营养成分。

加热冷藏（冻）母乳的两种方法：

1. 隔水烫热法。如果是冷藏母乳，可以像冬天烫黄酒那样，把母乳容器放进温热的水里浸泡，使母乳吸收水里的热量而变得温热。浸泡时，要时不时地晃动容器使母乳受热均匀。如果是冷冻母乳的话，要先泡在冷水里解冻，然后再像冷藏母乳一样烫热。

2. 温奶器加热。把温奶器的温度设定在45℃，隔水加热母乳。这样更容易控制温度。不要用高温的水加热，高温同样会破坏母乳的营养。

冰箱里的母乳，每次喂食之前，妈妈都应该闻一下，看看有无变味，以此增加母乳的安全系数。

此外，从冷冻室放入冷藏室解冻的母乳，不能再次冷冻，应该尽快吃完，吃不完就倒掉。从冷藏室取出并且已经加热的母乳，如果吃不完也不能再次放入冷藏室，需要丢弃。

冷冻母乳的颜色变化

母乳从冰箱里拿出来的时候，看上去上层比较黄，下层比较清，这是发生了油脂分离，是正常现象，只要轻轻摇匀即可。

添加辅食需要提前了解的常识

母乳含有丰富的营养，是宝宝的最佳食品，但随着宝宝日渐长大，需要的营养越来越多，光靠吃母乳是不够的。一方面，因为宝宝胃容量增大，可能难以一次摄入满足生长发育的母乳；另一方面，即使妈妈母乳充足，但产后6个月母乳的成分发生变化，如蛋白质的比例降低，这就需要宝宝从其他食物中摄入能满足身体发育的营养，所以妈妈应该在必要的时候给宝宝添加辅食。

人工喂养的宝宝同样需要在适当的时候添加辅食，若不添加辅食，可致宝宝体重减轻，发生各种营养缺乏症，甚至影响宝宝的智力发育。

🍎 宝宝添加辅食的时间因人而异

过去认为宝宝4~6个月时可开始添加辅食，现在新的观点偏向于在宝宝6个月以后再加辅食。世界卫生组织等权威组织建议在宝宝满6个月时开始添加辅食。

但每个宝宝都是不一样的个体，需根据宝宝的生长发育阶段、神经系统以及吞咽能力等的发育综合考虑，建议妈妈无须追究到底何时给宝宝添加辅食好，若宝宝出现可以吃辅食的信号，就可以尝试让宝宝吃点儿辅食。

🍎 根据宝宝给出的信号来确定是否添加辅食

当宝宝可以接受辅食时，往往会通过身体给出一些明确的信号，妈妈可以根据这些信号来确定是否应该给宝宝添加辅食。

身高、体重未达标

是否给宝宝添加辅食要考虑到宝宝的体重和身高。爸爸妈妈带宝宝去医院做每个月的例行体检时，可询问医生，医生会告诉你宝宝的身高、体重是否达标。如果宝宝在6个月之后身高、体重未达标，那么就需要考虑给宝宝添加辅食了。

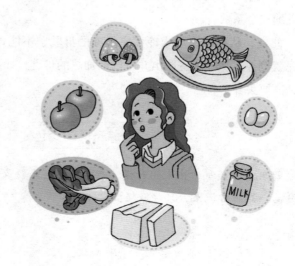

宝宝对吃的东西感兴趣

如别人在宝宝旁边吃饭时，宝宝会抓勺子，抢筷子。如果宝宝将手或玩具往嘴里塞，也可能说明他对吃饭有了兴趣。这时妈妈就可以开始学习如何给宝宝做辅食了。

宝宝能够控制头部和上半身

当宝宝能控制头部和上半身，能够扶着或靠着坐，胸能挺起来，头能竖起来，可以通过转头、前倾、后仰等动作来表示想吃或不想吃，这样就可以考虑为宝宝添加辅食了。

宝宝容易饿

比如说宝宝原来能一夜睡到天亮，现在却经常半夜哭闹，或者睡眠时间越来越短。每天喂养次数和量增加，但宝宝仍处于饥饿状态，一会儿就哭，一会儿就想吃。

宝宝不再将食物吐出来

很多父母都发现刚给宝宝喂辅食时，他常常把刚喂进嘴里的东西吐出来，认为是宝宝不爱吃。其实宝宝这种伸舌头的表现是一种本能的自我保护，称为"挺舌反射"，说明喂辅食还不到时候。

🍎 4个月前不要给宝宝添加辅食

有的家长比较性急，宝宝还不到4个月就会给宝宝吃奶以外的其他食物，可能是果汁，可能是糊糊，认为宝宝吞得下去就行。其实，这是不可取的。过早给宝宝添加辅食，可能给宝宝的身体健康带来不利的影响，由于月龄较小的宝宝消化系统发育还不成熟，适应力也较差，过早地添加辅食可能会伤害到宝宝的消化系统，造成宝宝过敏，危害宝宝的身体健康。另外，宝宝的胃容量很小，过早添加辅食，辅食的量上不去，奶量摄入却不足了，特别容易导致营养不良。

所以，建议在4个月之前，不要给宝宝添加辅食，最好坚定地纯母乳喂养。

🍎 不要晚于6个月添加辅食

宝宝6个月时消化功能的发育逐渐完善，能消化更多种类的食物，辅食引起过敏的可能性大大降低，这就是说宝宝的消化系统已经做好准备，可以接受辅食了。

有的妈妈在宝宝6个月的时候还不想加辅食，可能是因为母乳还很充沛，宝宝能吃饱，也有可能是认为配方奶粉更有营养，要让宝宝多吃点儿。但是，太晚加辅食也不好，原因有以下几点：

1. 宝宝一天天长大，他所需的营养成分也越来越多，如果长期只靠母乳或配方奶粉喂养，可能会造成宝宝营养不良。

2. 加辅食不仅能满足宝宝更多样化的营养需求，同时还可以锻炼宝宝咀嚼和吞咽能力。宝宝吃奶时，动作较单一，主要靠吮吸，而成人吃饭的主要动作是咀嚼，需要上下颌互相配合磨碎食物。这些磨碎的食物比奶要粗糙很多，吞咽难度要比吃奶的难度大得多，加辅食也是为宝宝向成人化的饮食模式过渡做好准备。如果此时不加辅食，到了必须吃饭的时候，宝宝咀嚼和吞咽可能就会遇到困难，需要从头训练。

3. 6个月大的宝宝对大人的饮食很感兴趣，此时对宝宝来说是个敏感期，加辅食很容易被宝宝接受。如果错过这个敏感期，宝宝可能对辅食就没那么感兴趣了，再加辅食可能就没那么容易了。

🍎 添加辅食应该从一样到多样

给宝宝添加辅食时，有的妈妈似乎比较心急，什么都想给宝宝尝一尝，各种糊糊，各种蔬菜水果，鱼啊肉啊虾啊，不但买了很多罐装泥，还专门买了电动的辅食机。后来宝宝突然就开始长湿疹，突然就腹泻，这些症状其实和不科学地添加辅食有关系。

妈妈在给宝宝添加辅食时要考虑两个问题：

第一，过敏的问题。这点可以先了解一下家族史，看看家里有没有过敏体质的人，如果有就需要格外当心，如果没有也要当心。

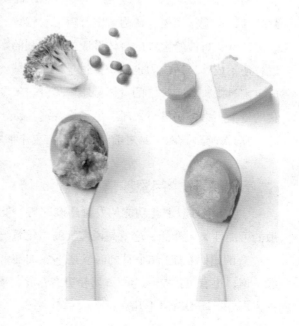

第二，辅食是否耐受的问题。所谓耐受就是宝宝能够完全消化这种食物，不耐受就是某种辅食添加过早，宝宝吃了这种食物出现不适的现象，需要停止或过一段时间再添加。

添加新的辅食种类时必须一种一种逐个添加，每次只加一种。加了一种新的辅食之后观察3天，看看宝宝的情况，如观察大便的变化，等大便完全没有变化的时候再添加另一种。一旦发现宝宝有过敏或者不耐受现象就马上停止，这样能够很好地区分宝宝可以吃和不可以吃的食物。对于过敏体质的宝宝需要有一张食谱，妈妈应该时刻记录宝宝每天吃的东西，一旦出现过敏就可以很容易地追溯到宝宝是因为吃了哪种食物过敏。一旦宝宝对这种食物过敏，就要等到宝宝10个月的时候再尝试，如果那时还是过敏，就要等到宝宝1岁之后再尝试。

🍎 添加辅食要从少到多

　　婴儿的胃肠功能比较弱，妈妈给宝宝添加辅食时一定要从少量开始。开始时只喂宝宝少量的新食物，等确定宝宝的肠胃能适应后，再逐渐加量。如鸡蛋黄，开始时喂1/4个，如果宝宝消化吸收好，没有腹泻、便秘、出疹等不良反应，便可慢慢增加，如一周后添加半个蛋黄，两周后添加一整个蛋黄。如果宝宝吸收较差，有轻微不良反应，妈妈需再放慢添加的进度。

　　有时候宝宝可能特别喜欢吃某一种辅食，如有的宝宝初次吃香蕉便很喜欢，妈妈千万不能看着宝宝爱吃就多喂，一定要控制好量。否则一时疏忽，可能让宝宝的肠胃受罪。

🍎 添加辅食要从稀到稠、由细到粗

　　婴儿的消化能力、吞咽能力较弱，妈妈给宝宝添加辅食时一定要从稀到稠、由细到粗。不要一开始就给宝宝吃米粥、水果丁或肉末，无论是宝宝的喉咙还是肠胃，都不能耐受这些颗粒粗大的食物，严重的还会发生食物卡喉，引发意外。

　　因此，妈妈给宝宝添加辅食时应按照以下顺序进行：汤汁—稀泥—稠泥—糜状—碎末—稍大的软颗粒—稍硬的颗粒—块状。比如从添了奶或汤汁的土豆泥，到纯土豆泥，再到碎烂的小土豆块的过渡。

　　宝宝最开始添加的辅食可以是婴儿米粉，妈妈可用母乳、配方奶粉、米汤或水将婴儿米粉调成稀糊来喂宝宝，确认宝宝能够顺利吞咽、不呛不噎、不吐不呕后，再由含水分多的流质或半流质食物渐渐过渡到泥糊状食物。

🍎 宝宝消化不好时不要急于添加新的辅食

　　婴儿阶段，宝宝消化器官尚未发育完善，消化能力较差，喂养不当容易引起消化不良。添加辅食后很容易出现消化不良的症状，特别是一次添加多种辅食易引起宝宝消化器官不能适应，从而造成消化不良，出现大便异常。宝宝消化不良时只要调节好饮食即可。因此，当妈妈给宝宝添加辅食后发现宝宝出现消化不良的症状时，应放慢辅食添加的速度，不要急于添加新的食物，等宝宝慢慢适应已经添加的食物后，再添加新的食物。

宝宝添加辅食后大便有变化

给宝宝添加辅食后，其大便会根据摄入的食物而出现一些变化。比如：吃番茄，大便可能会发红；吃绿叶蔬菜，大便可能会发绿；吃动物肝脏，大便可能会呈墨绿色或者深褐色。大便的性状也与食物有关，吃较多肉类或高钙食物时大便可能会很干，吃凉寒食物时可能会拉稀便。总之，宝宝大便不再像纯母乳期那样恒定。妈妈要考虑到这一点，不要因为大便的改变而盲目带宝宝去医院。有的宝宝还会出现便秘，这个可能是因为饮食结构发生变化造成的，妈妈可以通过更改饮食结构来帮助宝宝建立良好的排便习惯。

🍎 挑选应季的、新鲜的食材

宝宝从母乳过渡到固体食物的过程是非常关键的。在宝宝开始吃辅食后，妈妈要合理地选择辅食食材，稍有不慎，就会对宝宝脆弱的肠胃造成严重的影响。

应该选择应季的、新鲜的蔬果

1. 不要给宝宝吃反季节蔬果。反季节蔬果可能使用了很多催熟剂，对宝宝的健康不利。

2. 宝宝辅食所需量少，最好当天买当天吃。腐烂变质的蔬果坚决不能给宝宝吃，即使是将腐烂的部分去掉，也不可以。

3. 蔬菜类应选择农药污染少的，如菠菜、大白菜、空心菜、豌豆等。需要注意的是，有些人吃豌豆容易过敏，给宝宝这类食物时应考虑到家族过敏史，且最好等宝宝大些再添加这类食物。

4. 水果类应选择比较容易处理的，如苹果、木瓜、香蕉等。

5. 刚加辅食时最好不选择葱、姜、大蒜、香菜、洋葱等味道过于刺激的蔬菜，即使作为配料也不可以，它们对宝宝胃肠道的刺激较大，严重的话会致胃肠道黏膜的损伤。

鱼虾最好是鲜活的

鱼虾尽可能买鲜活的。如果条件有限，只能买冷冻的食材，那么每次只取适量的食材进行解冻、烹饪，避免将已经解冻的食材再次放入冰箱冷冻室。

野菜最好不要选

不要以为野菜就是营养天然、无公害的。从野外采摘的野菜、蘑菇等都是危险的食物，其中很可能含有农药、污染物、毒素等，给宝宝做辅食很不安全。

🍎 辅食添加初期避免添加的食材

有些食材在宝宝添加辅食初期，最好避免选用，如：

1. 宝宝1岁之前不要食用蜂蜜，因为蜂蜜在酿造、运输过程中，都有可能受到肉毒杆菌污染，容易引起食物中毒。

2. 豆腐营养丰富，口感柔软，很多妈妈认为这是做辅食的最佳食物，其实不是。豆类中大都含有容易引起过敏反应的物质，最早也要在宝宝7个月才能食用。如果是有过敏症的宝宝，最好在1岁后开始尝试食用。

3. 海鲜类含有丰富的蛋白质，而且所含的营养物质非常适合宝宝身体发育。但海鲜类容易引发宝宝过敏，因此建议宝宝在1岁以后再少量进食海产品。

4. 水果中含有宝宝正常生长发育所需要的维生素，是非常适合作为宝宝辅食的。不过，一些容易引起过敏的水果，最好都不要给宝宝吃，比如杧果、菠萝、水蜜桃、猕猴桃等。

5. 由于宝宝的消化道黏膜屏障发育尚不完全，而蛋清中的蛋白质分子较小，有时能通过肠壁黏膜直接进入宝宝血液中，引起宝宝的过敏反应，导致湿疹、荨麻疹等。建议在宝宝1岁后再添加蛋清。

🍎 辅食制作过程中的注意事项

为了保证宝宝能吃到安全卫生的辅食，妈妈在给宝宝制作辅食时应注意以下几个要点：

制作辅食前，妈妈要清洗手部

制作辅食前要用香皂或洗手液把手洗干净；妈妈不能留长指甲，以防细菌藏在指甲缝内污染食材；患传染病或手部发炎时，可以让家里其他人帮忙做，也可以使用罐装辅食。

食材要清洗干净

叶类蔬菜应先用水把表面的污泥洗掉，再用清水浸泡10～20分钟；十字花科蔬菜、草莓等不易清洗的蔬果可在清水中放些盐；根茎类蔬菜及带皮的瓜果尽量削皮吃。此外，为了保存食物中的营养成分，食材应该先洗后切。

避免交叉感染，生熟一定要分开

做辅食用的器具，如盆、盘、桶、刀、菜板等最好标上生、熟标识，严防交叉使用，切忌将烹调后的熟食盛放在原来盛生食的容器内。

厨具用前要用开水烫

用来制作和盛放食物的各种厨具要提前洗净并用开水烫。

辅食烹调和保存

控制食物温度：一定要确保食物内外都已经充分地高温加热；汤类辅食凉了后要再度加热，使其沸腾后，放置到合适温度，才能给宝宝喝。

充分煮透：面条从里到外一定要煮软；鸡蛋要煮到蛋黄、蛋白都变成固态；肉要煮到中间没有粉红色。

现做现吃：辅食最好现做现吃，这样不但味道好、口感好、营养好，还安全卫生。如果宝宝一次吃不完，不要留到下顿接着吃，因为制作好的辅食，接触过宝宝嘴巴及羹匙上的唾液后，会滋生细菌。

🍎 1岁以内的宝宝辅食不用加盐

最好是在宝宝1岁以后，再在食物里添加盐。即使宝宝满1岁了，盐的添加总量也要严格控制，一天不能超过1克，在3岁以前每天盐的摄入量要严格控制。所以宝宝的饮食应该低盐，1岁以前最好无盐。如果盐添加太早或太多，宝宝稚嫩的消化系统和肾脏的负担都会加重，对宝宝健康不利。另外，宝宝习惯了咸味，味觉可能会加重，不喜欢清淡饮食，从而导致宝宝偏食、挑食。

妈妈将辅食做熟了以后，直接加

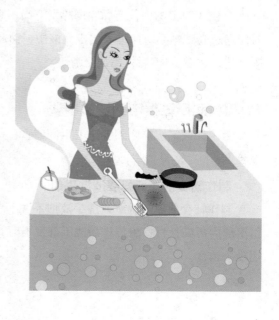

工成适合宝宝吃的泥糊、小块等就可以了。其实妈妈不用担心宝宝吃得没味道，不喜欢吃，因为宝宝的味觉很灵敏，食材的原味就足以让他感到新奇，在大人嘴里没滋没味的菜汤，宝宝也会喝得津津有味。

🍚 谷物类辅食制作方法及要点

妈妈给宝宝添加的第一种辅食可以是谷物类辅食，因为谷物致敏性较低，也更容易消化。谷物主要是白面和大米。吃大米类辅食，添加的顺序是米汤、米粉、米糊、稀粥、稠粥、软饭。用白面给宝宝做辅食，添加的顺序是水泡馒头、烂面条、面片、疙瘩汤、饼干、面包、馒头、饼。米和面比起来，要先加米后加面。

馒头、饼干、面包等泡水给宝宝吃是最简单的，开始吃的时候，泡软之后还要用勺子将所有的颗粒都碾碎，再搅成糊状。宝宝再长大一点儿，只要泡软就可以喂了。

用大米做辅食，可以购买一个粉碎机，把大米磨成米粉，加水煮糊给宝宝吃。或者直接给宝宝吃市售婴儿米粉。随着宝宝消化吸收能力越来越强，妈妈可以给宝宝做各种粥，之后宝宝还可吃各种软米饭等。

需要注意的是，根据宝宝的牙齿发育情况和月龄大小，妈妈可以适当改变食材的大小，不要一味给宝宝吃过于软烂的食物，否则宝宝咀嚼能力和吞咽能力的锻炼就会受到影响。

制作软米饭的技巧

给宝宝做软米饭有个好方法，就是在给大人做饭的时候，大米放到电饭煲里之后，中间挖个小坑，使中间的米少于周边，这里的水就多一些，等米饭煮熟之后，这个小坑里的米饭很软，最适合宝宝吃。

🍅 蔬菜类辅食制作方法及要点

宝宝吃蔬菜类辅食的添加顺序是蔬菜汁、菜汤、菜泥、炒碎菜、正常炒菜。

蔬菜汁可以用榨汁机打碎，再将渣滓过滤掉，比较适合做蔬菜汁的是各种绿叶蔬菜。选用的蔬菜应尽量新鲜，根茎类蔬菜应先洗后切。做蔬菜泥可以先把蔬菜蒸熟，然后用研磨器磨成泥，按照宝宝的咀嚼能力加适量的水搅成泥糊状就可以。适合做蔬菜泥的有土豆、番茄、南瓜等。加工番茄时，先把番茄放在滚开水里泡一会儿，这样能轻松地把整块皮剥下来，之后加工成泥就容易了。

前期处理食材的时候，妈妈可以根据宝宝嘴的大小适当地调整蔬菜块的大小，如尽量满足宝宝一口能吃下一片木耳或是一段芹菜。

🍎 水果类辅食制作方法及要点

宝宝吃水果类辅食，添加顺序是水果泥、水果片、水果块、整个水果。

给月龄较小的宝宝吃水果时，一定要把水果煮熟或碾磨成泥状再食用。水果泥有个比较好的做法，就是把水果去皮后，用勺子直接在水果面上刮，就能取得很细腻的泥状水果了。等宝宝能吃固体食物了，就可以切水果片、水果块，让宝宝拿着吃了。

另外，蔬菜和水果比起来，应该先加蔬菜，因为水果比较香甜，宝宝如果先接触水果，可能会不喜欢味道相对清淡的蔬菜。

🍎 动物性辅食制作方法及要点

宝宝吃动物性辅食，如果最早添加的是鸡蛋，宝宝只能吃蛋黄，蛋清要等宝宝1岁以后再加，其次可以吃各种肉类。鱼和虾也是容易引起过敏的食物，要在宝宝适应肉类以后加。

加蛋黄的时候，可以先把鸡蛋煮熟，取出1/4的蛋黄，再加适量水，用勺子碾成泥状，就可以喂食了。开始添加肉类时，可以煮肉汤给宝宝吃，一般宝宝加肉食之前已经吃了相当长时间的蔬菜、水果和谷物类辅食了，具备一定的咀嚼能力，所以汤中可以带些小肉粒。如果做泥糊状、半固体等辅食，建议先加工成宝宝能接受的咀嚼难度，然后再蒸熟，鱼和虾也是一样。

🍎 营养高汤制作方法及要点

很多妈妈发愁辅食不能添加鸡精、酱油等调料，总是有些淡而无味，宝宝不爱吃怎么办。其实妈妈可以自己做鲜美又不腻的高汤，存起来，制作辅食时当作汤底来使用，比如炖鱼肉、煮蔬菜、煮粥或面，也可在烹饪其他辅食时放一点儿进去调味。

妈妈在制作营养高汤时需注意以下要点：

选好原料：高汤的原料可以选择鸡肉、猪蹄、鱼类等。注意所选原料要新鲜、卫生。

注意焯水：煲高汤前要注意将肉类原料焯水，以去除血沫和浮污，保证汤色纯正。

控制水温：煲高汤时，肉类原料最好冷水下锅。肉类原料与冷水一起受热，肉中的营养物质才可以被慢慢地煮到汤里。水温适宜，汤的味道才鲜美。

用水合理：原料与水的最佳比例为1：2左右。水过多，汤的浓度降低，鲜味变淡；水过少，则不利于原料中营养物质和风味成分的浸出。注意中途不要添加冷水。

掌握火候：煲汤时间并非越久越好。煲的时间过长，容易破坏食物中的营养物质，而且嘌呤含量也会增高。鸡汤、排骨汤的最佳熬制时间在1～2小时，鱼汤在1小时左右。若汤料中蔬菜类原料较多时，要注意煲的时间不能太久，以免造成营养的破坏与流失。

注意储存：每次制作的高汤，一般不会一次全用完，剩余的高汤可以冷却、分装后，放入冰箱冷藏，随用随取。高汤不宜存放太久，一般3～4天用完最好。

不能加调料：给宝宝制作的高汤不加任何调料，原汁原味最好。

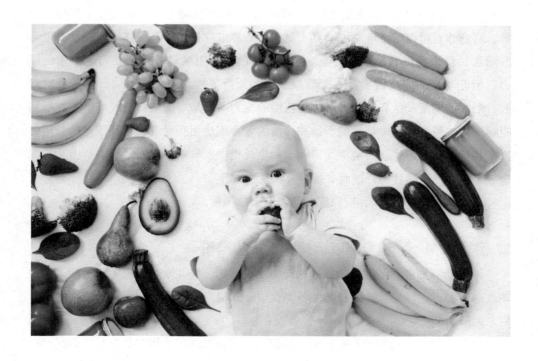

🍎 不要对市售辅食心存偏见

是选择家庭自制辅食还是选择市售辅食？很多妈妈会有这样的困扰。这里需要提醒的是，不要对市售辅食心存偏见。如果妈妈时间允许，可以每天在家给宝宝做丰富多样的辅食。如果妈妈实在忙不过来，也不能因为担心市售辅食不安全而随便给宝宝吃点饼干、面包之类的食物。超市里有很多专为宝宝制作的菜泥、果泥、肉泥等婴儿辅食，既方便又营养，妈妈可以买给宝宝食用。

有的妈妈担心市售辅食会添加防腐剂，不如自己做的天然、健康。其实，大多数成品辅食是在无菌的环境下制作的，基本上不含有人工色素和防腐剂。如果妈妈确实没有时间，也可以选择成品辅食，但要注意选择信誉好的知名品牌的产品。

当然，妈妈也不能因此就依赖市售辅食。不是所有的宝宝都喜欢这种食物，所以妈妈也要偶尔抽些时间做一些辅食，自己做的辅食有利于宝宝味觉、触觉的发育。

6个月开始，正式添加辅食

6个月左右的宝宝各方面能力逐渐增强，比如消化能力、吞咽能力、咀嚼能力等，这意味着可以给宝宝添加辅食了。因为随着宝宝长大，其身体所需的营养也不断增加，仅依靠母乳是不够的。而且，宝宝的吞咽咀嚼动作虽然是与生俱来的能力，但此动作的完成需要舌头、面颊肌肉和牙齿等彼此协调地运动，是需要对口腔、咽喉的反复刺激和不断训练才能获得的能力。逐渐增加辅食是锻炼宝宝吞咽和咀嚼能力的最好办法。辅食的添加和牙齿的发育也是相互促进、相互依存的。适时添加和转换辅食形式能为宝宝牙齿萌出和生长提供发育条件，而牙齿的萌出又能促进宝宝更好地咀嚼食物，进而更好地吸收食物营养。

所以，从6个月开始，应该正式给宝宝添加辅食。

🍎 宝宝的第一顿辅食可以选择市售婴儿米粉

刚开始添加辅食的宝宝，最好选择谷物类食物，婴儿米粉是宝宝理想的第一种辅食。谷物类食物的致敏性较其他种类食物要低很多，不会给刚刚接触辅食的宝宝带来刺激。

此外，婴儿米粉的营养配比相对均衡，非常容易调制成均匀的糊状，调制量可以任意选择，随时选用，而且味道淡。待宝宝顺利接受米粉后，再逐渐将菜泥、蛋黄泥、肉泥混入米粉内，进行混合食物喂养。

注意，市售婴儿米粉很多都是复合配方的，不适合给宝宝第一次加辅食用，第一次加辅食要选用配方单一的大米粉。

🍎 米粉的冲调方法

关于米粉的冲调方法，一般米粉包装袋上都有说明，但还是在这里强调几点：

1. 是先放米粉，而不是先放水。

2. 不论何种米粉，都应逐量添加，从每天10克（约2小匙）开始。

3. 一般是加入70℃左右的温开水或温奶。

4. 一边倒水，一边慢慢沿顺时针方向搅拌米粉（记住加水和搅拌必须是同时进行的）。

理想的米糊是：用汤匙舀起倾倒能呈炼奶状流下。如呈滴水状流下则太稀，难以流下则太稠。

🍎 初次添加米粉的注意事项

妈妈第一次给宝宝添加米粉要注意以下几点：

1. 在上午加。上午加辅食，宝宝到底能否适应，下午就可以看出来，如果过敏严重也可以及时到医院治疗。其实不仅是第一顿辅食应该上午加，以后每加一种新的辅食都应该选择上午。

2. 在宝宝情绪好的时候加。宝宝接受陌生的东西比较困难，如果选择宝宝情绪好的时候，喂辅食的难度就会相应降低很多，所以第一顿辅食最好选择他高兴的时候尝试。

3. 从少量开始，逐渐加量，由稀到稠，由淡到浓，由细到粗，由一种到多种，循序渐进。

4. 用勺子喂。加辅食不仅是添加新的食物种类，同时也是让宝宝接受新的餐具和新的进食方式。所以一定要用勺子和小碗这种更接近成人使用的进食餐具，而不是用奶瓶喂。需要注意的是，由于这一时期，有的宝宝已经开始长牙，如果选用一般的硬勺，会令宝宝感到不适而抗拒辅食。建议家长给宝宝选择专用的软硬适中的喂哺勺。

5. 从第一顿辅食开始培养宝宝的进食习惯。让宝宝知道下一步将会发生什么，他会更愿意配合，因此从第一顿辅食开始就形成一整套程序、规矩，对以后成功加辅食很重要。你想以后让宝宝怎样吃饭，第一顿辅食就可以怎样做，最好是在固定的地点、固定的时间走固定的程序。

6. 添加辅食后要注意观察宝宝的皮肤，看看有无过敏反应，如皮肤红肿、有湿疹，应停止添加这种辅食。

宝宝把辅食吐出来不代表不喜欢

宝宝从吃流质食物（奶类）过渡到吃固体食物有一个适应和学习的过程。吃流质食物主要是靠吮吸，而吃米粉等固体食物，更多的要靠吞咽。所以宝宝刚开始学会吞咽米粉时，吞咽功能的发育尚不完善，有一部分会吐出来。这并不表示宝宝不愿意吃米粉，妈妈应坚持每天喂米粉1～2次。

米粉是白天添加好还是睡前添加好

最好白天喂奶前给宝宝喂米粉，上、下午各1次，每次2勺干米粉（奶粉罐内的小勺），用温水和成糊状，喂奶前用小勺喂给宝宝。每次喂完米粉后，立即用母乳或配方奶粉喂饱宝宝。家长必须记住，每次进食都要让宝宝吃饱。在宝宝吃辅食后，再给宝宝喂奶，直到宝宝不吃为止。当然如果宝宝吃辅食后，不再吃奶，就说明宝宝已经吃饱了。宝宝耐受这个量后，可逐渐增加米粉量。

有的妈妈想在睡前给宝宝添加一顿米粉，因为妈妈觉得米粉耐饿，宝宝晚上不容易因为饥饿起来喝奶。其实问问在宝宝睡前添过米粉的妈妈们就知道，喜欢起夜喝奶的宝宝，即使妈妈在睡前将他的肚子喂得饱饱的，宝宝照样会在夜里醒来，甚至有的妈妈发现宝宝睡前吃得越饱，夜里醒来的次数越多，这是怎么回事呢？大人吃太饱晚上睡觉也会不舒服，何况是消化能力发育尚不完善的宝宝。当胃里充满相对不容易消化的食物时，反倒会影响睡眠，并且夜里醒来更容易饿或者不舒服。所以，不建议睡前喂宝宝米粉。

如果你试过了睡前喂宝宝米粉，宝宝能够耐受，能够在添加米粉后睡得更久、更踏实，可以选择在睡前一个小时左右添加。

🍎 添加辅食后要观察宝宝的耐受情况

妈妈在给宝宝添加辅食后要观察宝宝的耐受情况。在添加辅食后，宝宝出现不耐受现象都应立即暂停添加该辅食。

如果给宝宝吃了某种食物后，宝宝出现呕吐、腹泻、出疹子、拒食等不适情况，一般3~7天后再添加，再遇到同样问题应考虑宝宝对此食物不耐受，需停止添加该辅食至少3个月，以免给宝宝造成严重损伤。

观察宝宝是否能接受某种辅食至少需要3天。所以给宝宝添加辅食要一种一种地添加。这样即可获得宝宝可接受的辅食食谱。如果几种新的食物同时添加，一旦宝宝出现不耐受现象，妈妈很难一下子找出原因。

🍎 奶仍是这个阶段宝宝的主食

6个月的宝宝饮食仍以母乳（或配方奶粉）喂养为主，辅食添加为辅。即使宝宝特别喜欢辅食，妈妈仍然不要忘记宝宝1岁半之前，奶是主食。6~9个月的宝宝，每日需要添加辅食1~2次，哺乳4~5次，辅食添加与哺乳交替进行，9~12个月的宝宝，每日添加辅食次数增为2~3次，哺乳降为2~3次。

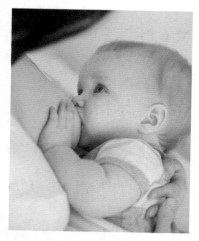

当辅食还不能作为独立的一顿饭时，要先给宝宝喂辅食，紧跟着喂奶。之所以建议辅食要在喂奶前食用，是因为要让宝宝保持饥饿的感觉。两次喂奶间给宝宝添加辅食，此时宝宝还没有饥饿感，对辅食兴趣不大，进食后也未必吃饱，下次吃奶时又没有饥饿感，会使宝宝对奶的兴趣降低。周而复始，易使宝宝失去"饥"和"饱"的感觉，进食兴趣降低，胃肠功能下降。

🍎 不要用奶瓶喂辅食

这个阶段，大多数辅食都还是泥糊状的，用奶瓶吃也可以很顺利地吸出来，但是不建议用奶瓶喂辅食。

毕竟辅食是作为一种新的食物种类出现在宝宝面前的，仍旧用吃奶的方式吃辅食，不利于宝宝建立新的饮食模式。

不要用奶瓶喂辅食的原因如下：

1. 会影响宝宝对辅食的认知，使其不能正确区分吃辅食和吃奶的差别。

2. 用奶瓶喂辅食不用咀嚼，这样宝宝的咀嚼能力迟迟得不到合适的锻炼，以后加半固体、固体辅食时就很困难了。

3. 习惯了用奶瓶吃辅食的宝宝将来有可能拒绝使用餐具。

这样，要想顺利过渡到成人化的饮食模式就有一定困难了。而且，用奶瓶吃辅食还有一个弊端，就是妈妈容易用吃奶的量衡量辅食的量，吃多少奶就吃多少辅食，很容易就过量了。所以，如果宝宝已经养成了用奶瓶吃辅食的习惯，就要及时纠正。

如果宝宝只愿意用奶瓶吃辅食，妈妈要积极让宝宝接受新餐具，培养新的进食方式，不能由着宝宝性子来。

🍎 6个月宝宝的辅食推荐

 米粉类辅食

◆ 米粉

材料：婴儿米粉2匙（约10克）

做法：

1. 将米粉放入杯子或小碗中。

2. 加入适量70℃左右的温开水。

3. 一边倒水，一边慢慢沿顺时针方向搅拌，记住加水和搅拌是必须同时进行的。

4. 静置30秒，用匙或筷子搅拌，调成糊状。

提醒：最好不要在米粉中加糖或盐，口味淡一点儿更符合宝宝的口味。

营养解析：婴儿米粉是以大米为主要原料，加入钙、磷、铁等矿物质和维生素等加工制成的补充食品，可供宝宝断奶时食用。大米是谷物类食品中最不容易引起过敏且最容易被消化吸收的食物。

◆ 米汤

材料：大米50克

做法：

1. 大米淘洗干净。

2. 锅内放水，烧开，放入大米，煮开后把火调小。

3. 熬煮到米烂汤稠，取上层的米汤，待稍凉后喂给宝宝即可。

提醒：大米在淘洗过程中很容易导致营养流失，要特别注意淘洗方法。淘米应选择凉水，水温偏高会加速营养物质的溶解，导致营养流失。另外，宝宝现在还不能吃米饭，煮烂的米粒不要喂给宝宝。

营养解析：米汤香甜，含有丰富的碳水化合物及多种人体所需的营养物质，容易消化和吸收，是宝宝吃辅食初期比较理想的食物。

 果蔬汁类辅食

◆ 青菜汁

材料：青菜一棵

做法：

1. 将一碗水倒入锅中煮开。

2. 洗净的青菜叶先在冷水中浸泡20～30分钟后取出，切碎。

3. 在沸水中煮1～2分钟。

4. 将锅离火，用汤匙挤压菜叶，使菜汁流入水中，倒出上部清液，即为菜汁。

提醒：青菜一定要先洗后切，这样可以减少营养素的流失。

营养解析：绿叶蔬菜含丰富的B族维生素、维生素C等，这些营养素在乳类中含量相对较少。

◆ 南瓜汁

材料：南瓜100克

做法：

1. 南瓜洗净去皮，切成小丁蒸熟。

2. 将蒸熟的南瓜用勺压烂成泥。

3. 在南瓜泥中加适量开水稀释调匀后，放入干净的细漏勺中过滤，取汁食用。

提醒：南瓜一定要蒸烂。南瓜汁也可加入米粉中，搅匀喂宝宝。

营养解析：南瓜营养非常丰富，很好消化，非常适合宝宝食用。

果蔬泥类辅食

◆ 土豆泥

材料：土豆1/4个

做法：

1. 土豆洗净，去皮，切成片，上锅蒸烂（约5分钟）。

2. 趁热用勺将土豆片研成泥状。

3. 加水，边煮边搅拌，至黏稠即可。

提醒：切好的土豆片不能长时间浸泡，以免造成水溶性维生素的流失。

营养解析：土豆能为宝宝提供多种维生素和生长所必需的微量元素，可以增强宝宝体质。

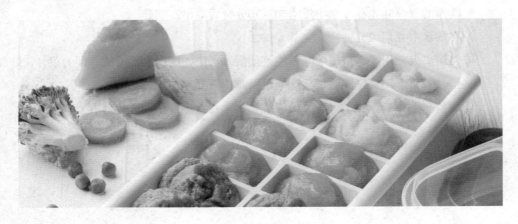

◆ 茄子泥

材料：嫩茄子1/4个

做法：

1. 茄子洗净，切成条状，上锅蒸烂（约10分钟）。

2. 将蒸烂的茄子用勺压成泥糊状，用适量温开水调匀即可。

提醒：茄子去皮后容易发黑，所以最好不要去皮。

营养解析：茄子具有较好的清热解暑作用，对口腔溃疡、易生痱子的宝宝有益，夏天吃一些茄子泥不仅爽口，对宝宝身体也大有好处。

◆ 红薯泥

材料：红薯1块

做法：

1. 将红薯洗净，去皮，蒸熟。

2. 用勺子将红薯碾成泥。

3. 将适量水倒入红薯泥中，调匀即可。

提醒：红薯含果胶和膳食纤维，能刺激消化液分泌及肠胃蠕动，从而起到通便作用。宝宝腹泻时不宜吃红薯。

营养解析：红薯含丰富的碳水化合物，很好消化，非常适合宝宝食用。

◆ 香蕉泥

材料：香蕉1根

做法：

将香蕉剥去外皮，取1/5，切成小块，用勺碾成泥，直接喂给宝宝即可，若宝宝接受情况不太顺利，可加少许温开水稀释。

提醒：香蕉与红薯都含有大量的膳食纤维，最好不要一同食用。

营养解析：香蕉口感香甜，富含碳水化合物、多种维生素、矿物质，能促进宝宝消化，调理便秘症状。

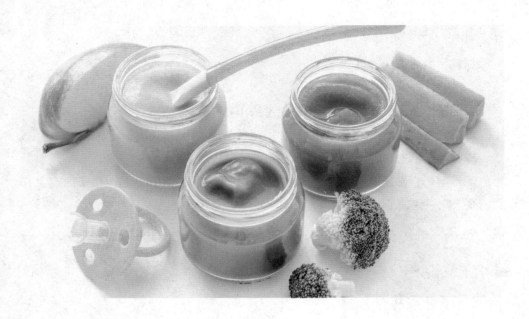

◆ 苹果泥

材料：苹果1/4个

做法：

1.将苹果洗净，去皮，切成碎丁。

2.锅中加入少许清水，蒸20～30分钟，取出，用勺子碾压成泥状。

提醒：若以勺子刮苹果泥，刮前一定要洗净勺子，并用开水消毒。

营养解析：苹果营养丰富，含有丰富的维生素、胡萝卜素、矿物质及苹果酸，可为宝宝补充钙、磷等营养素，对宝宝的缺铁性贫血也有一定的防治作用。

◆ 枣泥

材料：红枣3～6枚

做法：

1.红枣洗净，放入锅中，加水煮烂（约20分钟）。

2.将煮得烂熟的红枣捞出，置于盆中，去核，碾成枣泥。

提醒：制作时一定要把皮和核去净，宝宝食管较娇嫩，以免被硌到。枣泥吃多了容易上火，一次不要吃得太多，也不要吃得太频繁，每周不要超过两次。

营养解析：红枣具有健脾胃、养血益气等作用，可强健身体，促进生长发育。

糊类辅食

◆ 青菜米粉糊

材料：青菜10克，米粉10克

做法：

1. 将青菜洗净，取嫩叶部分煮熟或蒸熟，取出磨碎。

2. 将磨碎的青菜放入锅中，加少许水，边煮边搅，直到水沸腾为止。

3. 待煮好的青菜汤稍凉，再加入米粉搅拌成糊状即可。

提醒：宝宝初食含有青菜的辅食时，大便中常排出少量的绿色菜泥，这是宝宝更换食物后的正常现象，妈妈不应因此停止添加辅食。

营养解析：青菜可补充胡萝卜素以及维生素A、维生素C等各类维生素，促进宝宝身体发育。

◆ 鲜玉米糊

材料：新鲜嫩玉米半个

做法：

1. 新鲜嫩玉米洗净，用刀将玉米粒削下来。

2. 用榨汁机将玉米粒打成汁，放入锅中，煮成黏稠状即可。

提醒：玉米要选新鲜的，嫩玉米的各种营养成分都比老玉米高很多。

营养解析：玉米富含矿物质，玉米胚芽的营养尤其丰富，能提高人体免疫力，增强脑细胞的活力，适合宝宝食用。

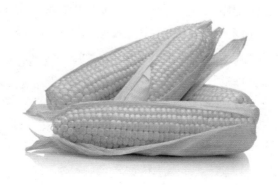

◆ 蔬菜玉米奶糊

材料：绿叶蔬菜10克，牛奶2匙，玉米粉1/5～1/4小匙

做法：

1.将绿叶蔬菜洗净，取嫩叶部分煮熟或蒸熟，取出磨碎。

2.将磨碎的蔬菜放入锅中，加少许水，边煮边搅，直到水沸腾为止。

3.将牛奶、玉米粉和适量水调匀，倒入锅中，继续边煮边搅，呈糊状即可。

提醒：刚开始给宝宝添加辅食时最好不要以玉米粉代替米粉。

营养解析：这道辅食能为宝宝补充多种维生素和矿物质。

◆ 香蕉奶糊

材料：香蕉一小段，配方奶粉适量

做法：

1.将香蕉去皮，碾压成糊，放入锅中，加适量清水。

2.上火熬煮，边煮边搅拌，5分钟后熄火。

3.配方奶粉冲调好，待香蕉糊微凉后倒入，拌匀即可。

提醒：香蕉一定要选用成熟的、皮呈金黄色的，青皮香蕉吃了会加重宝宝便秘。

营养解析：香蕉中含有丰富的钾、镁以及维生素。

◆ 蛋黄糊

材料：鸡蛋1个

做法：

1.将鸡蛋洗净，放入锅中煮熟，取出，放入凉水中，略凉后剥壳，取出蛋黄。

2.取1/4个蛋黄，加入少许温开水，用匙碾烂，调成糊状即可。

提醒：煮鸡蛋应以冷水下锅，小火煮开后2分钟停火，再泡5分钟，这样煮出来的蛋黄比较适合宝宝食用。

营养解析：蛋黄泥易被消化吸收，蛋黄中含有丰富的蛋白质、脂肪，还能提供多种维生素及矿物质，并且含有优质的油酸，是宝宝生长发育不可缺少的营养物质。

7～9个月，辅食可以成为独立一餐

刚给宝宝吃辅食时，就是给宝宝尝尝味道，熟悉熟悉，还不能算正式的一顿饭。到宝宝7个月的时候，咀嚼、吞咽、消化能力都提高了，能吃的辅食种类、数量也都增加了，这时辅食就可以作为正式、独立的一餐供宝宝享用了。

让辅食成为宝宝正式的一餐很有意义。首先，这是宝宝饮食逐渐过渡到一日三餐模式的开始；其次，这也是宝宝逐渐过渡到规律地吃辅食的基础，宝宝能规律地吃辅食了，断奶会比较顺利，断奶后宝宝也不会出现营养不良的现象。

🍎 宝宝一顿能吃多少辅食

宝宝7个月后可以把某一顿辅食作为独立的一餐，如第一餐吃奶，第二餐就可以完全吃辅食。在这一餐里，可以给宝宝搭配着吃米粉、蔬菜、肝泥等，让宝宝吃得饱饱的，不要再喝奶。到下午可以奶和辅食一起吃，晚上单纯吃奶。到宝宝9个月的时候，辅食就可以加到一天两餐了。

辅食成为单独、正式的一餐之后，妈妈会有新的担忧，就是不知道宝宝到底能吃多少辅食，吃多少就吃饱了。其实妈妈不必过于担忧，宝宝知道自己能吃多少，要吃就给，不吃了就停喂，一般不会有错。或者，妈妈可以根据以下几点来确定宝宝每次的喂养量：

1. 是否出现腹泻、便秘或消化不良；

2. 是否出现过敏症状；

3. 是否影响正常吃奶；

4. 体重增长是否正常。

在不影响宝宝吃奶的情况下，允许宝宝吃他想吃的辅食量，之后再观察宝宝是否出现消化不良或过敏等症状，如若一切正常，即可按需喂养。按需喂养一段时间后要观察宝宝体重的增长情况，若宝宝体重增长过快，妈妈要控制宝宝的食量。

🍎 仅蛋黄或鸡蛋羹不能作为一顿单独的辅食

仅蛋黄或鸡蛋羹作为一顿辅食，并不科学。鸡蛋中富含蛋白质，碳水化合物含量极低，但宝宝最易从碳水化合物中获得能量。如果一顿饮食中仅有鸡蛋，人体会将摄入的部分蛋白质转换成能量，既浪费了蛋白质该发挥的作用，又增加了体内代谢负担。若鸡蛋与米粉、粥等同服，就不会影响蛋白质在身体中正常发挥作用。

此外，仅蔬菜也不能作为一顿单独的辅食。蔬菜为人体提供的能量很少。有些家长认为宝宝进食非常多，而且胃口也好，为何不长体重？仔细询问得知，每次一碗饭里，米粉只有一点儿，蔬菜至少占一半。结果就是进食后产生的能量不足，所以出现生长缓慢的现象。

建议宝宝单独的一顿辅食最好丰富些，包括含碳水化合物的米粉、面、粥等主食，含蛋白质的蛋、肉、禽等，含矿物质和维生素丰富的蔬菜和水果。当然，在宝宝7个月时，宝宝接触过的辅食种类还是偏少，需要不断添加新种类，妈妈一定要谨记每次只加一种的原则，不要因为宝宝从没过敏就大意了。

🍎 宝宝可以吃粥和面了

随着宝宝消化、吞咽能力的增强，有的宝宝可能还萌出了一两颗牙齿，妈妈可以给宝宝准备一些面疙瘩汤、豆腐汤、熟烂的稠粥等颗粒状食物了。慢慢地，就可以过渡到肉末、菜丁、软饭、香蕉、蒸红薯等固体状食物，还可以准备一些馒头片、水果条等当零食。此时的辅食仍然以蒸煮为主要的烹调方式，食物以软烂为好。

在添加半固体状食物的初期，颗粒要小一些，看宝宝的反应，如果宝宝总是把液体咽下，而把颗粒吐出来，说明他对固体食物还比较陌生，无法接受，就需要过几天再尝试。但是不要停止尝试，过几天再尝试的时候，宝宝可能就会自如地吃下了。

半固体、固体食物不但能帮宝宝磨发痒的牙床，还能锻炼他们的肠胃，所以适时添加是必要的。

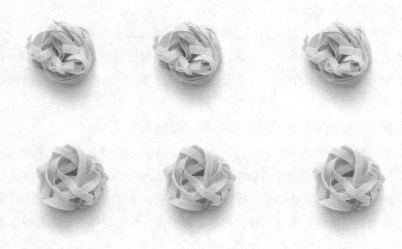

🍎 6个月后需添加动物性食物

宝宝6个月后，从母体获得的抗体逐渐被消耗殆尽，体内的免疫球蛋白浓度下降到最低点，而他自身的抗体水平虽然也在缓慢增长，但又不足以弥补消耗的数量。所以，这个时期要特别注意给宝宝添加营养，加强宝宝的抵抗力。除了给宝宝添加主食、水果、蔬菜之外，这个阶段的宝宝还可以吃些动物性食物，如肉泥、肝泥、鱼泥。

肉泥、肝泥和鱼泥的制作方法如下：

肉泥：将肉洗净剁碎，加少量水煮烂，捣成泥状，用小勺喂食，或放入煮烂的粥、面条中混合喂食。

肝泥：将猪肝剁碎，放少许水煮烂，捣成泥状，用小勺喂食，或放入煮烂的粥、面条中混合喂食。

鱼泥：将收拾干净的鱼放入开水中，煮后剥去鱼皮，除去鱼刺后把鱼肉研碎，再加入开水，直至将鱼肉煮软即成。

需要注意的是，动物性食物一定要煮熟，且必须吃新鲜的，没有煮熟、煮透或不新鲜的动物性食物，对宝宝来说很危险。

🍇 能直接吃的水果不要打成汁

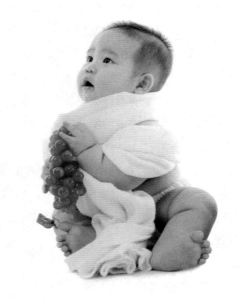

随着人们生活条件的提高和科学营养饮食概念的深入，越来越多的人对吃有了更多的讲究，比如现在的人都喜欢喝果汁而不是吃水果，尤其是有小孩子的家里几乎不可缺少的一样工具就是榨汁机，每天早上一杯果汁似乎成了健康饮食的标志。其实，果汁虽然营养丰富，但无论如何都比不上直接吃水果有营养。

首先，果汁相比水果来说，其纤维素等非常缺乏，而这些物质对身体是很有好处的；而且它们对促进肠胃蠕动，防治便秘非常有效，是宝宝很需要的。

另外，很多种容易氧化的营养物质在加工成果汁的过程中也被破坏殆尽了，无法为宝宝提供更全面的营养。

所以，除非是一些质地较硬的水果，宝宝还不能嚼食，妈妈可以采取榨成汁的方式喂给宝宝。其他质地较软的水果，最好让宝宝直接吃。

🍎 宝宝的粥里不要放酱油

不少父母发现宝宝对加了酱油、香油、菜汤、肉汤的米粥特别喜爱，于是给宝宝喂米粥时也加上一些，其实这样做非常不好。首先，大人吃的菜汤、肉汤里一般都有很高的盐分，酱油里盐分更多，宝宝摄入过量的盐会加重肾脏负担，不利于宝宝的健康。再者，若此时让宝宝吃太多"重口味"的食物，将会影响宝宝的味觉发育，使宝宝出现偏食、挑食的现象。

需要注意的是，市面上宝宝专用酱油其实也跟普通酱油成分大同小异，不建议过早给宝宝食用。

🍎 大人吃的饭菜不能给宝宝吃

宝宝开始对大人吃的食物感兴趣，在大人吃饭的时候吧唧小嘴。考虑到宝宝吞咽能力越来越强，妈妈常常会满足宝宝的口欲，给宝宝喂几粒饭，或者用筷子蘸点儿菜汤让宝宝舔一舔，这样做对宝宝是不好的。

我们只要尝尝宝宝吃的辅食，就知道宝宝吃的食物很清淡，远没有大人吃的饭那么香甜可口。如果总给宝宝尝一点大人的饭菜，宝宝就容易厌倦自己的辅食，也不喜欢吃奶，一心就想着吃大人的饭菜。但大人的饭菜是不适合宝宝吃的，虽然吃下去了，却根本嚼不碎菜里的膳食纤维，也消化不了较硬的饭粒，饭菜中的盐、糖等调料都会加重宝宝的消化压力。所以宝宝的辅食还是要单独做，大人的饭菜即使给他尝尝也不行。

如果宝宝对自己的辅食完全没兴趣，只想吃大人的饭菜，妈妈可以把宝宝的软米饭放到大人用的电饭煲里，然后给宝宝盛饭，把宝宝的菜放到大人的菜盘里，从菜盘里夹到他碗里，这样宝宝就以为自己吃的是跟大人一样的饭菜了，就会跟着吃了。

🍎 可逐渐减少喂奶量

初加辅食的时候，辅食还不能为宝宝供给足够的营养，所以主食还应该是奶类食品。有母乳的妈妈要继续喂母乳，如果母乳不足，需要给宝宝增加配方奶粉。总之要先保证宝宝每天有足够的奶量摄入，在此基础上才能添加辅食。

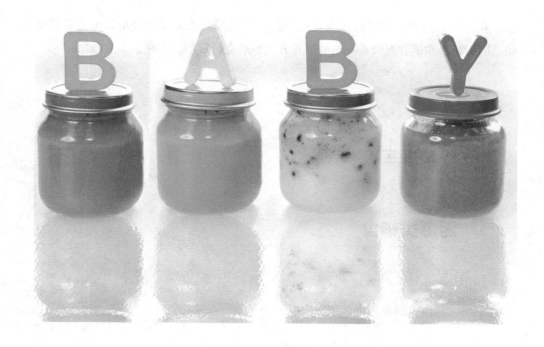

待宝宝能很好地接受辅食后，妈妈可以逐渐减少喂奶量。7~9个月的宝宝每天需要摄入的奶量应在600毫升以上，辅食的比例可以逐渐增加；第10~12个月，宝宝需摄入的奶量应为每天600毫升左右，辅食比例继续增加；到了宝宝1岁时，摄入的奶量可以略少，维持在500毫升左右即可，辅食比例继续增加。

🍎 避免只吃辅食不喂奶

有的宝宝吃了一段时间辅食就不爱喝奶了，出现这种现象，妈妈一定要尽早纠正。对此阶段的宝宝来说，奶仍然是不可替代的食物，要保证宝宝每天喝到足够的奶量。

宝宝不喜欢吃奶了，要找找具体原因，对症纠正。

1. 确定宝宝是不是更喜欢吃辅食的方式，可用喂辅食的方式喂奶，把奶水装在小碗里，用小勺子喂，对那些喜欢碗勺的宝宝，这招很有效。

2. 调换下喂奶和喂辅食的顺序，有些宝宝不吃奶是因为辅食吃得太饱，吃不下奶了。所以在既吃辅食又吃奶的那顿里，如果以前是先喂辅食后喂奶，现在就改成先喂奶后喂辅食，宝宝在饥饿的情况下就会吃奶了。

如果宝宝怎么也不肯吃奶，那就要在辅食里加些奶了，用奶水调各种糊状食物，在米粥里加奶，用奶泡馒头等。不过，在这期间还是要不停地让宝宝尝试吃奶，因为奶水和辅食混合在一起的喂养方式不适合经常用，不利于宝宝消化。

7~9个月的宝宝辅食推荐

 ## 泥糊类辅食

◆ 鱼泥

材料：鱼肉（鳕鱼、小黄鱼等均可）50克

做法：

1. 将收拾干净的鱼肉研碎。

2. 将鱼肉放入锅内，加适量清水，煮软烂即可。

提醒：要用新鲜的鱼做原料，且一定要将鱼刺除净，由于宝宝咀嚼功能的发育还不够完善，做鱼泥时要先将鱼皮去掉。

营养解析：鱼泥软烂、味鲜，富含优质蛋白质、不饱和脂肪酸及维生素等营养成分，能促进发育，增强体质。

◆ 蒸肉泥

材料：猪瘦肉50克，水淀粉适量

做法：

1. 将猪瘦肉洗干净，剁成细泥，盛入碗内。

2. 加入水淀粉，用手抓匀，放置1~2分钟。

3. 将盛放猪瘦肉的碗放入蒸锅，蒸熟即可。

提醒：不要加盐和料酒。

营养解析：猪瘦肉含有丰富的优质蛋白质，以及多种矿物质，能给宝宝补充生长发育所需要的营养，并帮宝宝预防贫血。

◆ 鸡肝糊

材料：鸡肝15克，清汤15毫升

做法：

1. 将鸡肝洗干净，放入开水中汆烫一下，除去血水，再换水煮10分钟。

2. 取出鸡肝，剥去外皮，放到碗里研碎。

3. 将清汤放到锅内，加入研碎的鸡肝，煮成糊状即可。

提醒：买回的新鲜鸡肝不要急于烹调，最好先放到自来水中冲洗10分钟，然后浸泡30分钟。制作时一定要研碎，便于宝宝进食及消化。

营养解析：鸡肝中维生素A和铁的含量特别高，可以防治缺铁性贫血，并预防维生素A缺乏症。

◆ 肝末土豆泥

材料：新鲜猪肝30克，土豆半个，高汤适量

做法：

1. 将新鲜猪肝洗净，除去筋、膜，剖成两半，用刀在肝的剖面上刮出细末。

2. 加入少量水，调成泥状，隔水蒸8分钟左右。

3. 将土豆洗净，削去皮，切成小块，煮至熟软，盛出后用小勺碾压成泥。

4. 锅内加入高汤，把猪肝和土豆泥下到锅内煮5分钟。

5. 用小勺把煮好的土豆泥和猪肝泥搅拌均匀即可。

提醒：不管是大人还是小孩，每周可少量吃些猪肝。

营养解析：猪肝含维生素A和微量元素，土豆含丰富的碳水化合物，二者搭配，能提供宝宝身体发育所需营养素与能量。

◆ 豆腐糊

材料：豆腐20克

做法：

1. 豆腐洗净，放入锅内，加适量清水。

2. 上火煮，边煮边用勺子把豆腐压碎，5分钟即可。

3. 待稍凉，滤去煮豆腐的水，即可喂给宝宝。

提醒：煮豆腐的时间不可太长，不然会把豆腐煮老，反而不易于宝宝消化。

营养解析：豆腐可以为宝宝提供大量的优质植物蛋白质以及钙，能促进宝宝身体的发育。

◆ 苹果红薯泥

材料：红薯50克，苹果50克

做法：

1. 红薯洗净，去皮，切碎，入锅煮软，捞出，压成泥状。

2. 苹果洗净，去皮，去核，切碎，入锅煮软，捞出，压成泥状。

3. 将红薯泥与苹果泥混合，搅拌均匀，即可喂给宝宝。

提醒：制作时要把红薯、苹果切得碎一些，可以煮得久一点，尽量煮烂。不要给宝宝吃太多，红薯吃多了容易胀气。

营养解析：苹果红薯泥具有清热、解暑、开胃、止泻的功效，适合消化不良、便秘和维生素比较缺乏的宝宝食用。

汤羹类辅食

◆ 胡萝卜番茄汤

材料：胡萝卜1小根，番茄半个

做法：

1. 胡萝卜洗净去皮，研磨成泥。

2. 番茄洗净，用开水烫后去皮，用搅拌器搅打成汁。

3. 锅中放水，煮沸，放入胡萝卜泥和番茄汁，煮开后改小火煮至熟透。

提醒：要注意的是，虽然汤羹类辅食宝宝很容易接受，也比较好消化吸收，但切不可长久以汤羹作为辅食的主要品种，这不仅会使宝宝无法很好地锻炼咀嚼能力，而且还会造成营养不良。

营养解析：胡萝卜和番茄营养丰富，有益于宝宝生长发育。

◆ 小白菜鱼丸汤

材料：小白菜适量，鱼丸4个，高汤50毫升

做法：

1. 小白菜洗净，切碎；鱼丸洗净，切碎。

2. 高汤入锅煮沸，放入切碎的鱼丸，再煮沸，下入切碎的小白菜，煮5分钟即可。

提醒：小白菜熬煮的时间不宜过长，以防营养流失。

营养功效：这道菜口感柔嫩，味道清香，含有丰富的维生素以及钙、磷、铁等矿物质，有助于增强机体免疫能力，强壮身体。

◆ 蒸蛋黄羹

材料：鸡蛋1个

做法：

1. 将鸡蛋打开一个小口，慢慢把蛋清倒出，再打破鸡蛋，取出蛋黄，搅打均匀。

2. 加入凉白开水，再次打匀，上锅用大火蒸5～7分钟，至凝固就差不多了。

提醒：用凉白开水蒸鸡蛋，可以使蒸出来的蛋羹更滑嫩，且蒸熟后没有气孔。

营养解析：蛋黄中含丰富的维生素A、维生素D、钙、磷、卵磷脂等，有助于预防宝宝缺钙及增强记忆力。

◆ 豆腐青菜蛋黄羹

材料：豆腐50克，青菜10克，熟蛋黄1个

做法：

1. 将豆腐洗净，用开水煮一下，取出研碎。

2. 青菜洗净，用开水烫一下，切碎，放入碎豆腐中。

3. 将豆腐和青菜放入碗中搅拌均匀，加适量凉白开水，再将蛋黄研碎，撒在上面，入蒸锅蒸10分钟即可。

提醒：豆腐、蛋黄、青菜搭配在一起，可以使辅食中的营养更全面。

营养解析：这是一道形色美观、柔软可口的辅食，可为宝宝提供丰富的蛋白质、碳水化合物和维生素及矿物质，且易于消化。

◆ 银鱼山药羹

材料：山药90克，银鱼50克，绿叶蔬菜30克

做法：

1. 山药洗净去皮，加清水，用料理机打成浆。

2. 银鱼清洗干净后剁碎或打成泥，绿叶蔬菜洗净后切碎。

3. 锅内放入少许清水，煮开，放入银鱼泥；倒入山药浆并搅拌均匀，根据山药浆的稠度适量加清水。

4. 煮2～3分钟，锅内滚开后，放入切好的绿叶蔬菜，再次滚开后关火。

提醒：银鱼可以用其他少刺的鱼类代替，如鳕鱼、三文鱼等。如果选用其他鱼类，一定要注意将鱼刺剔除干净。

营养解析：银鱼是极富钙质、高蛋白、低脂肪的鱼类，基本没有鱼刺，非常适合作为宝宝的辅食食材。山药健脾益气，能增强机体消化功能，促进食欲，也是非常好的食材。

◆ 西蓝花拌番茄

材料：西蓝花3小朵，番茄半个

做法：

1. 西蓝花洗净，入蒸锅内蒸熟软，研碎。

2. 番茄放入开水中稍烫，去皮，捣碎。

3. 西蓝花与番茄搅拌均匀即可。

提醒：西蓝花不必煮得过烂，比豆腐稍硬一些，这样能让宝宝多嚼几次，锻炼咀嚼能力，也有利于营养的吸收。

营养解析：这道辅食可以帮助宝宝补充生长发育所需的蛋白质、维生素C以及膳食纤维。

◆ 宝宝版疙瘩汤

材料：蛋黄1个，菠菜2根，番茄半个，面粉适量，菜籽油适量

做法：

1. 番茄用开水烫后去皮，切碎；菠菜用开水烫一遍，捞出切碎。

2. 倒适量面粉到碗里，然后一点点加水，搅拌成小疙瘩。

3. 热锅，倒一点儿菜籽油，然后把切好的番茄倒进去，加水。

4. 水开后倒入面疙瘩，打入蛋黄，先别急着搅拌，等蛋花成形了，再搅拌一下。小火焖2分钟，倒入菠菜，1分钟后就可以出锅了。

提醒：往面粉里加水的时候，要几滴几滴地加水，如果水一下加多了，就成面糊了。

营养解析：这道辅食含丰富的维生素、碳水化合物以及卵磷脂，除了能给宝宝补充能量，还健脑益智。

粥类辅食

◆ 烂米粥

材料：大米50克

做法：

1. 将大米淘洗干净，放入锅中，加10倍水，浸泡1小时左右。

2. 用大火烧开，换小火熬烂成糊状即成。

提醒：大米煮前用水泡一泡，煮时易烂。粥的稠度（加水多少）可根据宝宝的情况（月龄、消化能力的表现）由稀到稠。

营养解析：烂米粥含有宝宝所需的碳水化合物、蛋白质、脂类、维生素B_1、维生素B_2、钙、铁等营养成分，可以为宝宝提供营养、能量。

◆ 蛋黄粥

材料：大米50克，鸡蛋1个

做法：

1. 将大米淘洗干净，放入锅内，加适量清水，大火煮开，换小火熬至米烂汤稠。

2. 鸡蛋煮熟，取1/4个蛋黄放入碗内，研碎后加入粥锅内，煮几分钟即可。

提醒：煮蛋黄粥时要避免放入蛋清，1岁以下的宝宝吃蛋清容易过敏。

营养解析：蛋黄富含宝宝发育所必需的维生素A以及卵磷脂，有利于宝宝眼睛和大脑的发育。

◆ 红薯粥

材料：大米30克，红薯10克

做法：

1. 红薯洗净，去皮，切小薄丁。

2. 大米和红薯倒入锅内，加适量水煮沸，换小火。

3. 再煮25～30分钟，至粥烂。

提醒：红薯应配合其他谷类食物同煮，单吃会导致营养摄入不均衡，将红薯和大米一起熬成粥是比较科学的。

营养解析：红薯含有膳食纤维、胡萝卜素、多种维生素及矿物质，营养价值很高，宝宝便秘时吃几次红薯粥即可好转，尤其在干燥的时节，红薯粥对宝宝身体很有好处。

◆ 南瓜粥

材料：大米30克，南瓜20克，配方奶粉适量

做法：

1. 大米洗净；南瓜洗净，去皮，切块。

2. 南瓜蒸熟，大米放入锅中煮成烂粥。

3. 将南瓜加入粥中拌匀，加入配方奶粉调匀。

提醒：不要用纯牛奶代替配方奶粉，这个年龄段的宝宝还不适合食用纯牛奶。

营养解析：南瓜营养价值较高，较易消化吸收，适合用来制作断乳食物，除做成汤、糊外，还可煮粥、蒸食。

◆ 南瓜红枣小米粥

材料：南瓜1小块，红枣3枚，小米30克

做法：

1. 食材准备好，把南瓜切成薄片。红枣事先泡一两个小时，清洗干净后，用刀把枣肉劈开，这样枣的香甜才能和米汤更好地融合。

2. 上锅，加入适量水，水烧热后加小米、红枣、南瓜。

3. 水烧开后，调中火，继续熬煮。

4. 熬煮半个小时左右，期间要不时搅拌，粥熟即可。

提醒：小米最好用当年的新米。

营养解析：这道辅食营养丰富，非常适合宝宝食用。

◆ 肉末胡萝卜粥

材料：大米50克，小米50克，猪瘦肉50克，胡萝卜50克，少量的油

做法：

1. 大米和小米淘洗干净。

2. 胡萝卜去皮，切成小粒。

3. 将猪瘦肉剁成肉末状，肉末用少量的油腌一下备用。

4. 把胡萝卜粒和肉末一同加入放了水和米的高压锅中，煮约15分钟即可。

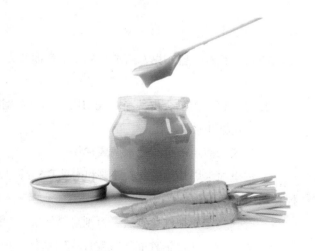

提醒：胡萝卜含有的β-胡萝卜素是脂溶性物质，用油炒一下，或跟各种肉类一起炖煮，效果会更好！

营养解析：这道辅食可以补充维生素A以及铁，帮助宝宝视力发育，同时预防缺铁性贫血。

◆ 猪血菜肉粥

材料：米粉3勺（30克左右），新鲜猪血20克，猪瘦肉20克，嫩油菜叶5克，温开水适量

做法：

1. 将猪瘦肉洗净，用刀剁成碎末；将猪血洗净，切成碎末备用；油菜叶洗干净，放入开水锅里余烫一下，捞出来剁成碎末。

2. 将米粉用温开水调成糊状，倒入肉末、猪血末、油菜末，搅拌均匀。

3. 把所有材料一起倒入锅里，再加入少量的清水，边煮边搅拌，用大火煮10分钟左右即可。

提醒：由于粥里加了猪血，宝宝吃后可能会有黑色的大便，这是很正常的现象，不必担心。

营养解析：这款粥既能帮宝宝补铁，又可以为宝宝提供丰富的蛋白质、能量和维生素。

◆ 南瓜红薯玉米粥

材料：新鲜红薯20克，南瓜30克，玉米面50克，清水适量

做法：

1. 将红薯、南瓜去皮洗净，先切成小块，再剁成碎末，或放到榨汁机里打成糊（加一点儿凉开水）。

2. 将玉米面用适量的冷水调成稀糊。

3. 锅里加水烧开，先放入红薯和南瓜煮5分钟左右，再倒入玉米糊，煮至黏稠，搅拌均匀，即可。

提醒：一定要把红薯煮透，否则容易使宝宝产生腹胀感。

营养解析：这道辅食能给宝宝提供碳水化合物，同时帮助宝宝润肠通便，特别适合有便秘症状的宝宝食用。

面类辅食

◆ 番茄鸡蛋什锦面

材料：新鲜鸡蛋1个，儿童营养面条50克，番茄半个，干黄花菜5克，花生油10毫升，清水适量

做法：

1. 将干黄花菜用温水泡软，清洗干净，切成小段；番茄洗净，用开水烫一下，剥去皮，切成碎末备用；鸡蛋取出蛋黄，打到碗里，用筷子搅散。

2. 锅内加入花生油，烧到八成热，下入黄花菜，稍微炒一下。

3. 加入番茄末煸炒几下，再加入适量的清水，煮开。

4. 下入面条煮软，淋上打散的蛋黄液，煮至蛋黄熟时熄火。

提醒：干黄花菜最好用温水多浸泡一会儿，并多淘洗几次，这样才能彻底去掉残留在干黄花菜上的有害物质。

营养解析：这道辅食含丰富的碳水化合物、卵磷脂以及维生素C。

◆ 番茄豆腐菠菜面

材料：番茄半个，菠菜叶10克，豆腐20克，龙须面15根

做法：

1. 番茄洗净，用开水烫后去皮，捣碎。

2. 豆腐用开水焯一下，切成小块，捣成泥。

3. 菠菜叶洗净，放入沸水中焯2分钟，捞出，切碎。

4. 锅内放水烧开，倒入豆腐、番茄和菠菜，煮开。

5. 下入折成几段的面条，煮至熟烂即可。

提醒：菠菜焯水时稍微多烫一下，以除去草酸。

营养解析：这道辅食口味鲜美，操作简单，含有丰富的蛋白质、维生素、矿物质，非常适合作为宝宝的辅食。

◆ 鸡肉蔬菜挂面

材料：挂面适量，鸡胸肉10克，胡萝卜5克，菠菜5克，水淀粉适量

做法：

1. 鸡胸肉洗净，剁碎，用水淀粉抓匀。

2. 胡萝卜、菠菜洗净，切碎；将鸡胸肉放入沸水锅，煮熟。

3. 加入折成小段的挂面，以及胡萝卜和青菜，煮熟即可。

营养解析：这道辅食的营养价值很高，蛋白质含量丰富，矿物质含量也较高。

◆ 肝泥面条

材料：猪肝30克，菠菜2根，番茄半个，面条适量，油适量

做法：

1. 将菠菜和番茄清洗干净，番茄热水烫后去皮切碎，菠菜过水捞出切碎。

2. 猪肝清洗干净，放清水中泡半小时，捞起用水焯一下，然后煮好研成泥。

3. 起锅，在锅中倒一点点油，然后把猪肝和番茄倒进去炒，再放菠菜，加水，水开后下面条，煮熟即可。

营养解析：肉类补铁效果好，动物肝脏、动物血都是含铁丰富的佳品。

◆ 三文鱼小白菜面

材料：三文鱼50克，小白菜2根，面条适量

做法：

1. 小白菜洗干净，切碎。

2. 三文鱼冷水下锅煮一下，水开后煮几秒钟立马出锅。然后去刺，切碎备用。

3. 面煮好后把鱼肉和菜一起放进去再煮1分钟。

营养解析：三文鱼营养丰富，含有丰富的不饱和脂肪酸，而且刺少，是做宝宝辅食的优选食材。

10~12个月，适当调整喂养模式

此阶段的宝宝，咀嚼能力增强，消化系统的发育也更完善，饮食习惯基本上可以固定，一日三餐两点心，加两顿奶。

奶可以安排在早上第一顿和晚上最后一顿，一般是早上6点、7点，和晚上8点、9点。每天奶量约600毫升，其他的时间吃辅食，动物性食物每天25~50克，蔬菜、豆腐等每次适量，谷类食物100克左右。在两餐之间还需要再给些点心，点心可以是果汁、鲜水果泥等，也可以给些饼干、馒头干、面包等。

🍎 喂养方式开始向幼儿期过渡

现阶段宝宝消化系统的发育基本完善，饮食结构要逐步向幼儿期过渡，饭菜已经不是以前的辅食了，而应该成为主食，一天三餐加两顿点心。每餐食物的量应比之前略有增加，一般本阶段宝宝的每餐逐渐增加到180毫升（约3/4碗）。以前吃4~5餐的可以适当减少餐数，增加每餐的量。配方奶粉或母乳每天2~3次，每天奶量约600毫升。

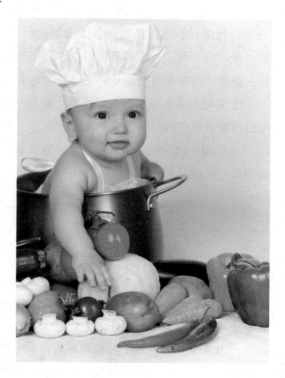

此外，现在宝宝的食物可以不像以前一样尽量制成泥或糊，有些蔬菜只要切成丝或薄片即可，肉或鱼可以撕成丝状，主食可转为软米饭、包子、饺子等固体食物。这样做的原因：一方面经过不断的咀嚼训练，宝宝已经会咬食物，反而不那么喜欢流质食物；另一方面也可以帮助宝宝适应幼儿的饮食模式。

🍎 餐次不要安排得太密集

有的父母总担心宝宝饿着，于是将餐次安排得很密集，这也是宝宝过量进食的一个因素，建议不要这样做。

首先，宝宝一般每隔3～4个小时进食一次，就不会饿着了，没有必要2个小时喂一次。这样不但会造成过量进食，引起肥胖，还可能会使宝宝厌食。除了固定的进食外，最好不要再给宝宝零食。

其次，饭后不要再给甜点等。有的父母希望宝宝多吃点，于是向宝宝许诺饭后可以吃点心、糖果等，这只会增加宝宝的进食量，不是一个好做法。在宝宝可以吃饼干、面包等零食后，也不要给太多。

其实，宝宝饿了就会要吃的，所以不要总担心宝宝会饿着。

● 添加种类丰富的辅食

这个阶段宝宝的饮食越来越接近幼儿了，可以添加更多、更美味的食物。

食物的性状也逐渐改变了，食物的种类也在增加，面包、面条、通心粉、薯类、蛋、肉、鱼、豆腐等都可以吃了，四季各色蔬菜、水果可以让宝宝多吃点，另外，紫菜、海带等海产品和坚果也可以吃了。

宝宝每天要吃包括肉、蛋、奶、蔬菜、水果等在内的辅食有10种左右，每个月吃过的辅食种类最好能达到30种。

多采用不同食材，是保持宝宝旺盛食欲的一个要点，另外，烹调时多变花样也是很有必要的，不要让宝宝吃腻辅食。

还没有长牙的宝宝也应该开始吃半固体食物

无论现阶段宝宝是否已出牙，都应该逐渐开始吃半固体食物，从稠粥、鸡蛋羹到各种肉泥、磨牙食品等都可以试一试。即使宝宝没长牙，不能嚼固体食物，但是也乐于用牙床咀嚼，能很好地将食物咽下去。

一般多数宝宝到这个时候都不那么爱吃很烂的粥或面条了，大人要留意，及时地将食物做得稍硬一点，控制好火候，以帮助宝宝顺利过渡到新的饮食模式。如果这个时候宝宝表现出想吃米饭的意思，也可以把米饭蒸得熟烂些，试着喂一点点。

● 可以给宝宝尝试五味

许多婴儿长到1岁还不识五味，这是因为在1岁前没有尝试过咸、酸、甜、辣的食物，这对宝宝没有太大的影响，而且我们提倡婴儿期的饮食以清淡为主，最好不加调味品，即使没有额外添加盐、糖、醋等调味品，食物的营养也不会因此而缺少。

不过适当地味觉刺激确实能够调动食欲，所以从1岁开始，可以适量地让宝宝尝试五味，但一定要注意适量，大人以自己感觉有点儿淡为准，现阶段的宝宝一般可以耐受。

各种调料可添加的时间及注意事项

调料	可添加时间	注意事项
盐	1岁以后每天可以加1/4小勺（1克左右）	每天1~2顿加盐即可
酱油	1岁以后每天可加1~2滴	只是让饭菜的味道更好一点儿，要注意宝宝是否过敏
糖	从1岁开始，每天加1/3小勺是上限，尽量让辅食保持原味	建议只在需要添加一点儿味道时才使用
番茄酱	1岁以后再使用，每天控制在1/3小勺，越少越好	最好是自制的
食用油	从6个月开始，慢慢尝试，每天2~3滴即可	最好是植物油，不要吃动物油
蜂蜜	不要食用	容易引起过敏
醋	不要食用	大多数婴儿不喜欢醋的味道
市售高汤	不要食用	自己动手制作的高汤更安全、更有营养
味精	不要食用，2岁以后可少量使用	会使味觉变迟钝，婴儿一般不会对味精有需求

让宝宝上餐桌

当宝宝的饮食习惯固定了，饮食模式接近成人，能够跟上大人的饮食节奏，那就可以让他上餐桌了。宝宝上餐桌，可能会给大人吃饭带来一定的麻烦，但不要因此拒绝宝宝。宝宝上餐桌可以让他熟悉就餐程序，了解就餐秩序，有助于宝宝养成良好的用餐习惯。

每到吃饭的时候，告诉宝宝要吃饭了，然后将他放到专用的餐椅上，让他坐在餐桌边等待。开饭之后，在他的小碗里放上饭菜，给他一把勺子，让他自己吃。当然，现阶段的宝宝仍然需要大人喂。

宝宝上了餐桌后，看到大人吃的饭和自己的不一样，会对大人的饭感兴趣。但现阶段的宝宝还不适合吃大人的饭，嚼不碎菜，也消化不了较硬的米饭颗粒，吃大人的饭容易消化不良，营养吸收不佳。

选购一套适合宝宝的餐具

妈妈应该给宝宝选购一套合适的餐具，不要与大人共用餐具，大人的餐具无论是大小还是重量都不适合宝宝。

妈妈给宝宝选择餐具时要注意以下几个要点：

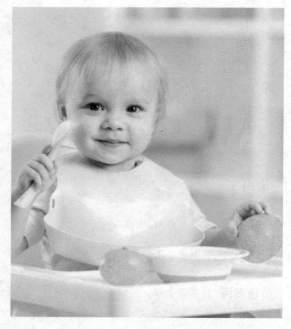

1. 注重品牌，确保材质安全无毒。市场上宝宝餐具品牌很多。选择宝宝餐具时应将安全性放在首位，知名品牌多是经受住了国家质检和消费者考验的，较为可靠。

2. 餐具的功能各异，底座带吸盘的碗，吸附在桌面上不会移动，不容易被宝宝打翻；能感温的碗和勺子，便于父母掌握温度，不至于让宝宝烫伤。大多数合格的餐具还耐高温，能进行高温消毒。

3. 在材料上，应选择不易脆化、老化，经得起磕碰、摔打的餐具。

4. 在外观上，应挑选内侧没有彩绘图案的器皿，不要选择涂漆的餐具。宝宝的餐具还是以安全实用为标准。

用面粉洗宝宝餐具

不要用清洁剂洗宝宝的餐具，因为其中含有一些化学物质，如果没有将其彻底清洗干净，对宝宝来说反而不好。建议用面粉给宝宝洗餐具。方法是：清洗宝宝的餐具时，可以在水中加入少量面粉，然后搓洗。之后将餐具放入水中正常清洗即可。面粉具有超强的吸油功效，便宜又没有污染，还没有残留物和味道。

🍎 长期给宝宝吃汤泡饭不利健康

不少妈妈认为汤泡饭容易下咽，看起来也更容易消化，还使干硬的饭变得更有营养，而且宝宝也喜欢吃，所以会每餐用汤拌着饭喂宝宝。其实这样做并不好。

如果妈妈觉得饭硬了，怕宝宝不好下咽，可以在饭上浇点汤汁，使饭松软些，但不能完全用汤泡饭。如果宝宝想喝汤，可让宝宝在饭前喝几口。但注意不要喝得太多，以免影响正餐的进食量。

🍎 经常给宝宝吃些粗粮

所谓粗粮就是除了大米、白面之外的谷类食物，如小米、玉米、高粱米等各种谷物以及黄豆、绿豆、红豆等各种豆类。粗粮的热量比较低，宝宝吃粗粮不用担心发胖，还不用担心脂肪摄入过多。粗粮含有大量的膳食纤维，有助于肠道消化，能预防宝宝便秘。为此，应该从小培养宝宝吃粗粮的习惯，但是宝宝胃肠功能尚不健全，对粗粮中"不可溶性膳食纤维"的消化能力弱，需注意粗粮细做。

妈妈不需要每天都给宝宝吃粗粮，从每周1～2次，逐渐过渡到3～4次即可，吃多了容易消化不良，还可能影响宝宝对部分营养物质的吸收。肥胖宝宝和便秘宝宝可以适当增加。此外，还要注意粗细搭配，取长补短。粗粮中的蛋白质含量低，并且利用率也不高，如果跟细粮搭配就有利于提高辅食中的蛋白质含量，可以做成八宝稀饭、玉米红薯粥、小米山药粥等，也可以是大豆配玉米面、高粱面做窝窝头，或者是小麦面粉配玉米面、红薯面蒸馒头，等等。

🍎 宝宝吃固体食物时要防呛咳

宝宝的咀嚼、吞咽功能的发育都还不是很完善，也丝毫没有保护自己的意识和能力，食物种类、食物性状、食物热度等因素都有可能伤害到他。妈妈要注意把一些不安全的因素及时解决掉，避免让辅食伤害宝宝。

首先给宝宝吃的食物一定要有所选择。黄豆、榛子、花生等坚硬的、较小的颗粒食物，一定要捣碎、磨烂成粉才行，不能整粒给他吃。给宝宝用鱼做辅食的时候要选择那些刺大、比较容易挑出或刺较少的种类。口香糖、糯米糕等容易粘在喉咙上咳不出来也咽不下去，不能给宝宝吃。

此外，还要注意两点：

1. 如果宝宝正在大哭或笑，不要强行喂食，一定要等他完全平静了再喂，否则很容易将食物吸入气管引起呛咳，严重时将导致窒息。当然，在宝宝吃辅食的时候，也不要逗弄宝宝，最忌讳在宝宝嘴里有食物的时候逗他笑。

2. 抱着宝宝乘车、走路等身体不稳时给他喂食，容易戳伤宝宝的嘴、眼等。如果遇到急刹车或磕绊，引起身体摇晃，则容易导致宝宝将食物整口吞咽，发生危险。

🍎 10～12个月的宝宝辅食推荐

汤粥类辅食

◆ 鱼泥豆腐羹

材料：鲜鱼1条，嫩豆腐1块，淀粉适量，香油少许

做法：

1. 将鱼肉洗净，上蒸锅蒸熟后去骨刺，捣成鱼泥。

2. 将水煮开，放入切成小块的嫩豆腐，煮沸后加入鱼泥。

3. 加入少量淀粉、香油，勾芡成糊状即可。

提醒：可以取鱼肚上的肉，没有细刺，大刺比较少。

营养解析：鱼肉、豆腐营养丰富，有助于增强宝宝的抵抗力，促进生长发育，是为宝宝补铁的好选择。

◆ 牛肉萝卜汤

材料：牛腩50克，白萝卜30克，番茄20克

做法：

1. 将牛腩洗净，切成小块。

2. 将白萝卜洗净，去掉皮，切成小块备用。

3. 将番茄洗净，用开水烫一下，去皮，切成小块备用。

4. 将牛腩放到开水锅里焯2～3分钟，然后放入砂锅里，加入适量的清水，先用大火烧开，再用小火炖2个小时左右，最后加入白萝卜、番茄，煮熟即可。

提醒：最开始就加足量的水，如果煲的过程中需要加水，也要加热水。

营养解析：这道辅食含丰富的营养素，开胃助消化，特别适合胃口不好的宝宝食用。

◆ 虾仁疙瘩汤

材料：面粉40克，新鲜鸡蛋1个，干虾仁20克，嫩菠菜叶10克，高汤200毫升，香油2毫升

做法：

1. 干虾仁洗净，用水泡软，切成小丁备用；将菠菜清洗干净，放入开水锅中焯2～3分钟，捞出来沥干水，切成碎末备用；将鸡蛋洗干净，打到碗里，将蛋清和蛋黄分开。

2. 面粉用小筛筛过，装到一个干净的盆里，加入少量水，和成稍硬的面团。

3. 面板上加少许干面粉，取出面团揉匀，用擀面杖擀成薄皮，切成比黄豆粒稍小的丁，搓成小球。

4. 锅内加入高汤，放入干虾仁，用大火烧开，再下入面疙瘩，煮熟。

5. 将蛋黄用筷子搅散，转着圈倒到锅里，用小火煮熟，加入菠菜末，淋上香油，即可出锅。

提醒：面疙瘩一定要搓得小一点，这样更利于宝宝消化吸收。

营养解析：这道辅食口感滑润，汤鲜味美，含有丰富的蛋白质、碳水化合物、铁质、多种维生素，能促进宝宝的生长发育，还有预防贫血的作用。

◆ 猪肝汤

材料：新鲜猪肝30克，土豆半个，嫩菠菜叶10克，高汤少许

做法：

1. 将猪肝洗干净，去掉筋、膜，放在砧板上，用刀或边缘锋利的不锈钢汤匙刮出肝泥。

2. 土豆洗净，去皮后切成小块，煮至熟软后用小勺压成泥。

3. 将菠菜放到开水锅中焯2～3分钟，捞出来沥干水分，剁成碎末。

4. 锅里加入高汤和适量清水，加入猪肝泥和土豆泥，用小火煮15分钟左右，待汤汁变稠，把菠菜叶均匀地撒在锅里，熄火，即可。

提醒：买回来的猪肝，先洗干净，再用水泡半小时。去筋、膜，切片，用盐搓洗3次，搓一次冲洗一次，直到不出现杂质，最后一遍洗的时候往水里倒点儿白醋，浸泡一会儿。

营养解析：猪肝含有丰富的铁质，是宝宝补铁的必选食物，土豆含有丰富的钾和镁。这道辅食是宝宝补充铁质和其他元素的理想选择。

◆ 小白菜蛋花粥

材料：鸡蛋1个，小白菜几棵，糯米适量，香油或菜籽油适量

做法：

1. 小白菜切碎，鸡蛋打碎，取蛋黄，打散，备用。

2. 锅里放水，下糯米，滴两滴香油或者菜籽油（熬出来会非常香），大火熬开后，用锅盖焖着，然后转小火。

3. 焖20～30分钟，把蛋黄液倒进去，搅拌，放入小白菜，再用中火煮2～3分钟即可。

提醒：如果宝宝胃肠功能比较弱，可以将糯米换成普通大米。

营养解析：鸡蛋能补充充足的蛋白质，小白菜含丰富的维生素C，两者搭配食用，营养全面。

◆ 牛肉燕麦粥

材料：牛肉50克，番茄半个，大米50克，燕麦30克左右，油菜1棵

做法：

1. 将大米淘洗干净，先用冷水泡2个小时左右。将燕麦与半杯冷水混合，泡3个小时左右。

2. 将牛肉洗干净，用刀剁成碎末，或用料理机绞成肉泥。

3. 将油菜洗干净，放入开水锅中余烫一下，捞出来沥干水，切成碎末备用；番茄洗干净，用开水烫一下，去皮，切成碎末备用。

4. 锅内加水，加入泡好的大米、燕麦和牛肉，先煮30分钟。加入油菜和番茄，边煮边搅拌，再煮5分钟左右即可。

提醒：若宝宝是过敏体质，添加新食物的时候要谨慎，注意从少量开始，并密切观察宝宝有没有过敏反应。

营养解析：燕麦含有丰富的B族维生素，牛肉含有大量的铁，番茄和油菜含有丰富的维生素，能够为宝宝补充足够的营养，促进宝宝的健康成长。

◆ 桃仁粥

材料：大米50克，熟核桃仁10克

做法：

1. 大米淘洗干净，用清水泡2个小时；熟核桃仁去皮后放到搅拌机里打成粉。

2. 大米和水入锅，大火煮开，换小火熬成稠粥。

3. 粥里放入核桃粉，用小火继续煮，边煮边搅拌5分钟即可。

提醒：熟核桃仁也可用生核桃仁炒制，方法是：把核桃仁放入热锅，中小火干炒至闻到香味即可，也可以放到微波炉里中小火转2~4分钟。

营养解析：核桃仁所含的不饱和脂肪酸对宝宝的大脑发育极为有益。

◆ 鸡肉山药粥

材料：山药30克，大米50克，鸡胸肉10克

做法：

1. 将大米淘洗干净，加水泡2个小时左右。

2. 将鸡胸肉洗净，剁成肉泥，放到锅里蒸熟。

3. 将山药去皮洗净，放入开水锅里氽烫一下，切成碎末备用。

4. 将大米和水一起倒入锅里，加入山药末，煮成稠粥。

5. 加入鸡肉泥，再煮10分钟左右，边煮边搅拌。

营养解析：山药是对肺、脾、肾都有益处的滋补佳品，具有助消化、止泻的作用，对消化不良、脾虚腹泻的宝宝尤其有好处。

面、饺子、包子类辅食

◆ 虾仁金针菇面

材料：婴儿面条适量，金针菇50克，虾仁20克，菠菜2棵，香油5～8滴，高汤适量

做法：

1. 将虾仁洗干净，煮熟，剁成碎末。

2. 将菠菜洗干净，放入开水锅中焯2～3分钟，捞出来沥干水，切成碎末备用。

3. 将金针菇洗干净，放入开水锅中氽烫一下，切成碎末备用。

4. 锅中加入高汤，放入虾仁和碎菠菜、碎金针菇，煮开，放入婴儿面条，煮至汤稠面软，滴入几滴香油调味，即可出锅。

提醒：宝宝吃这款面条前应保证宝宝对虾仁不过敏。

营养解析：这道辅食汤汁鲜香，面条软烂，可以为宝宝补充丰富的蛋白质、钙、铁、磷等营养物质，能促进宝宝的生长发育，尤其是宝宝大脑的发育。

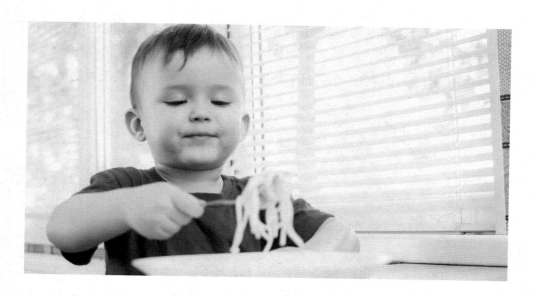

◆ 意大利面

材料：意大利面10根，胡萝卜1小段，香菇1朵

做法：

1. 胡萝卜洗净，切小丁；香菇洗净，去蒂，切小丁。

2. 将胡萝卜与香菇下入沸水锅中煮熟，捞出用匙压一压。

3. 锅中放入清水煮沸，将意大利面掰成小段放入，煮15分钟至面软，捞出备用。

4. 将胡萝卜与香菇调入意大利面中即可。

提醒：煮的时候要注意火候，不要用大火。如果宝宝饮食一直正常，可以加一点点植物油，味道会更香。

营养解析：意大利面一般是由全麦粉、鸡蛋、盐和水混合制成，颜色较深，营养也较丰富。

◆ 磨牙小馒头

材料：面粉50克，牛奶100毫升，发酵粉适量

做法：

1. 将面粉、发酵粉、牛奶和在一起揉匀，静置一段时间。

2. 将发好的面团再次揉匀，切成等量的5份，揉成小馒头的生坯。

3. 静置，待馒头发至原来的1倍大，入蒸锅大火蒸15分钟即可。

提醒：不要购买颜色特别雪白的面粉，因为可能添加了大量增白剂，不适合作为婴儿食材。

营养解析：这道辅食的主要营养物质是碳水化合物，能给宝宝提供足够的能量。

◆ 蛋黄面包

材料：面包1片，鸡蛋1个，植物油少许

做法：

1. 鸡蛋磕出一个小孔，倒出蛋清，取蛋黄，加适量清水打散至起泡。

2. 煎锅中放入少许植物油，加热后放入面包，将蛋黄液倒在面包两面，煎成金黄色。

3. 取出面包，用吸油纸吸去多余的油，切成条形，给宝宝捏着吃即可。

营养解析：鸡蛋可提供丰富的优质蛋白质，面包可提供碳水化合物以及必需氨基酸，鸡蛋与面包混合食用可为宝宝提供丰富的营养。

◆ 香菇鲜虾小包子

材料：熟蛋黄1个，香菇1朵，虾仁10克，猪瘦肉10克，自发面粉适量

做法：

1. 香菇洗净，去蒂，剁碎；虾仁、猪瘦肉洗净，剁碎；蛋黄压碎。

2. 将所有材料拌匀，调成馅。

3. 和好自发面粉，静置30分钟，做成包子皮。

4. 将馅包入包子皮，上锅大火蒸15分钟即可。

提醒：如果发现宝宝有过敏体质的特点，如经常身上痒、长疙瘩，经常揉眼睛、流鼻涕、打喷嚏，特别是有家族过敏史的宝宝，可以去掉虾仁，吃其他海鲜类食物时也要留意。

营养解析：这款包子味道鲜，口感佳，含丰富的蛋白质和多种维生素以及矿物质，对宝宝生长发育很有益。

◆ 鸡肉白菜饺

材料：饺子皮适量，鸡胸肉50克，圆白菜50克，芹菜10克，蛋黄1个，高汤适量，植物油少许

做法：

1. 鸡胸肉、圆白菜、芹菜洗净，切成碎末；鸡蛋洗净，将蛋黄倒入碗里，搅打至起泡。

2. 炒锅放植物油，烧热，倒入蛋黄液，炒熟，搅碎成末。

3. 将鸡胸肉、圆白菜、蛋黄末拌匀成馅，包成饺子，下锅煮熟。

4. 高汤放入锅内，撒入芹菜末，稍煮片刻，放入煮熟的小饺子，煮沸即可。

提醒：白菜切时宜顺丝，这样白菜容易煮熟。

营养解析：这道辅食富含维生素与微量元素，不喜欢吃米饭和粥的宝宝可常吃这道辅食，以补充能量。

◆ 鲜肉馄饨

材料：猪瘦肉50克，馄饨皮10张，香油5滴，高汤适量，紫菜少许

做法：

1. 紫菜用温水泡发，洗净，切碎备用。

2. 猪瘦肉洗净，剁成肉末，加入香油，拌匀成馅，包入馄饨皮中。

3. 锅内加入高汤，煮开，下入馄饨煮熟，撒入准备好的碎紫菜，煮1分钟左右即可。

提醒：馄饨馅除了用猪瘦肉做原料外，还有很多选择，比如鸡肉、白菜、芹菜、香菇、虾等，都非常有营养且各具特色，可以替换着做给宝宝吃。

营养解析：这道辅食汤鲜味香，口感软滑柔嫩，对促进宝宝的食欲相当有效。

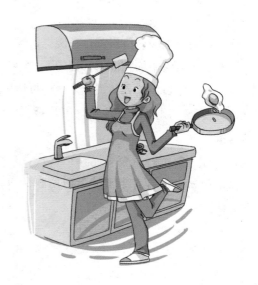

清蒸类辅食

◆ 黄瓜蒸蛋

　　材料：蛋黄1个，黄瓜半根

　　做法：

　　1. 将蛋黄搅打起泡成蛋液，加入适量水，搅拌均匀成蛋汁。

　　2. 黄瓜洗净，去皮，剖开，去瓤，洗净切丁。

　　3. 将黄瓜丁倒入蛋汁碗中，搅拌均匀。

　　4. 入蒸锅，水开后用小火蒸10分钟，取出即可。

　　提醒：蛋黄打至起泡，蒸出来口感才好。蒸的时间不要太长，大火烧开后再蒸10分钟即可。

　　营养解析：这道辅食富含维生素C、优质蛋白质、卵磷脂等，容易被宝宝吸收利用。

◆ 肉末蒸鸡蛋

　　材料：鸡蛋1个，肉末少许

　　做法：

　　1. 鸡蛋洗净，将蛋黄打在碗里，搅拌至起泡。

　　2. 蛋黄液中加入肉末，拌匀。

　　3. 将蛋黄液放入蒸锅蒸熟，即可给宝宝食用。

　　提醒：添加辅食时先只用蛋黄，防止宝宝发生过敏反应，等1岁后再用整个鸡蛋。

　　营养解析：蛋类可以补钙，富含卵磷脂，而且蒸蛋羹能使蛋白质更容易被吸收，肉末中也含有丰富的蛋白质和铁质，能为宝宝提供适量钙质，二者搭配营养更佳。

◆ 香菇蒸鳕鱼

材料：鳕鱼肉100克，香菇2朵

做法：

1. 香菇用温水泡1个小时，去除泥沙，淘洗干净，去菌柄，切成细丝。

2. 将鳕鱼肉洗净，铺上香菇丝，入锅大火蒸10分钟，取出，去掉鱼刺即可。

提醒：也可使用新鲜香菇，鲜香菇不需浸泡，洗净后去除菌柄即可。若想节省时间，蒸的过程可用微波炉来代替，高火加热4分钟即可。

营养解析：鳕鱼肉质厚实、刺少、味道鲜美，香菇清脆芳香、鲜美可口，可为宝宝提供每日所需的营养，尤其适合食欲不振的宝宝。

◆ 鸡肉拌豆腐

材料：北豆腐50克，鸡胸肉25克，鸡蛋1个，水淀粉5毫升，香油1毫升

做法：

1. 北豆腐洗净，入沸水中煮1分钟左右，捞出压成泥，装盘滴入香油拌匀。

2. 鸡蛋洗净，将蛋黄打到碗里，用筷子搅散至起泡。

3. 鸡胸肉洗净，剁成碎末，加入蛋黄液、水淀粉，调至均匀有黏性，摊在北豆腐泥上。

4. 将鸡肉豆腐泥放到蒸锅里，中火蒸12分钟，取出后搅拌均匀即可。

提醒：1岁以内的宝宝，可以适当吃豆腐，但不宜多吃，防止引起宝宝不适。

营养解析：这道辅食味道鲜美，入口松软，营养丰富，含有丰富的蛋白质，动物蛋白与植物蛋白互补，对宝宝的生长发育能起很好的促进作用。

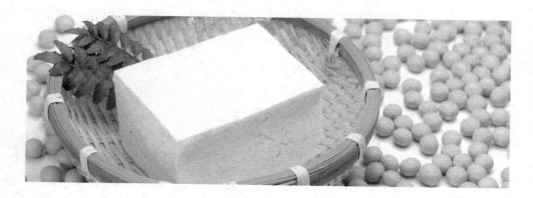

◆ 清蒸桂花鱼

材料：桂花鱼1条

做法：

1. 将整条桂花鱼处理干净，切十字花刀。

2. 然后将处理好的桂花鱼放入蒸锅中，清蒸至熟透，端出即可。

提醒：最好选择刺大、容易剔除的鱼，以防宝宝被鱼刺卡喉。

营养解析：桂花鱼肉质细嫩，极易消化，对儿童、老人及体弱、脾胃消化功能不佳的人来说，吃桂花鱼既能补虚，又不必担心消化困难。

 软饭煎饼类辅食

◆ 豆腐软饭

材料：大米200克，豆腐100克，绿叶蔬菜100克，清淡肉汤（鱼汤、鸡汤、排骨汤均可）适量

做法：

1. 将大米淘洗干净，加适量清水，上笼蒸成软饭待用。

2. 绿叶蔬菜择洗干净，切碎；豆腐用清水冲一下，入沸水煮片刻，取出切丁。

3. 米饭放入锅内，加入适量清淡的肉汤，煮软后，加豆腐丁、碎绿叶蔬菜，稍煮即成。

提醒：绿叶蔬菜可以选用当季时蔬。

营养解析：豆腐所含的大豆蛋白丰富，和鸡蛋、鱼、肉等富含动物蛋白的食物搭配则可以增加辅食的营养价值。

◆ 蔬菜虾蓉饭

材料：软米饭100克，大虾2只，番茄1个，香菇3朵，胡萝卜1小段，西芹少许

做法：

1. 大虾煮熟后去皮，取虾仁，剁碎成虾蓉；番茄放入沸水中烫一下，去皮，切成小块。

2. 香菇洗净，去蒂，切成小碎块；胡萝卜洗净，切成粒；西芹洗净，切成碎末。

3. 除米饭外，所有食材放入锅内，加少许沸水煮熟，一起捞出，淋在饭上拌匀即可。

提醒：容易过敏的宝宝，如食用后出现鼻炎、反复发作性皮炎等疾病，应避免吃这道辅食，其他含有虾类的辅食也应格外留心。

营养解析：鲜虾肉含丰富的蛋白质，搭配种类丰富的蔬菜，不但颜色更加鲜艳，而且味道鲜美，特别适合胃口不好的宝宝。

◆ 香菇鸡肉软饭

材料：新鲜香菇2朵，鸡胸肉50克，大米100克

做法：

1. 香菇洗净，去蒂，切小丁；鸡胸肉洗净，切小丁。

2. 大米洗净，放在电饭锅内，加入香菇丁、鸡肉丁，加适量清水。

3. 打开电饭锅开关，煮熟后继续焖15分钟即可。

提醒：鸡肉也可以先炒一下再放入电饭锅内。

营养解析：这道辅食味道鲜美，营养丰富，具有高蛋白、低脂肪的特点，对宝宝身体发育非常有益。

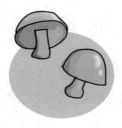
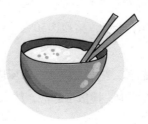

◆ 南瓜拌饭

材料：南瓜1片，大米50克，白菜叶1片

做法：

1. 南瓜去皮洗净后，切成碎粒。

2. 大米洗净，放在电饭煲内，加水煮，待水沸后，加入南瓜粒、白菜叶，煮至米、瓜糜烂，即可。

提醒：南瓜最好选择外形完整、带瓜梗、梗部坚硬的。如果表面出现黑点，可能是坏了，不宜购买。

营养解析：南瓜是一种低脂肪、低能量、低糖类食物，特别适合宝宝食用。

◆ 鸡蛋包饭

材料：软米饭50克，鸡蛋1个，胡萝卜1小段，植物油少许

做法：

1. 鸡蛋洗净，将蛋黄打入碗中，搅散至起泡；胡萝卜洗净，切碎。

2. 煎锅内放入植物油，烧热后摊入蛋黄液，煎成金黄色薄饼状，铲出。

3. 炒锅内放入植物油，烧热后放入碎胡萝卜，炒软，加入软米饭，炒匀。

4. 将炒好的米饭平摊在鸡蛋饼上，卷起来，给宝宝拿着食用即可。

提醒：卷的筒口一定不要太大，不要将米饭堆在鸡蛋上再卷，这样做出来的卷宝宝一口吃不下，而且也不一定能拿得住，鸡蛋饼摊平后朝一个方向多卷几次，这样不容易散，也方便宝宝拿着吃。

营养解析：这道辅食含有人体必需的大多数营养物质，尤其是蛋白质、胡萝卜素等，能促进宝宝生长发育。

◆ 胡萝卜丝肉饼

材料：胡萝卜半根，猪瘦肉50克，鸡蛋1个，芹菜少许，植物油少许

做法：

1. 胡萝卜洗净，去皮，切丝；猪瘦肉洗净，切碎；芹菜洗净，切丝。

2. 蛋黄打入碗中，搅散至起泡，放入胡萝卜丝、猪瘦肉末、芹菜丝，搅拌均匀。

3.将搅拌好的材料做成厚约1厘米的圆饼。

4.锅内放入植物油，烧热后摊圆饼，小火煎至两面金黄，饼熟即可。

提醒：若不好掌握火候，可以将圆饼用保鲜膜覆盖，用蒸锅蒸熟，蒸20～30分钟即可。

营养解析：胡萝卜丝肉饼不仅对宝宝的视力发育很有好处，还具有增加食欲、促进消化的作用。

◆ 香煎土豆片

材料：土豆50克，植物油适量

做法：

1.土豆洗净，去皮，切成厚约5毫米的薄片。

2.煎锅内放入植物油，加入土豆片，煎至双面焦黄起泡即可。

提醒：切好的土豆片用清水泡一下，可去掉多余的淀粉，但不要久泡，以免营养流失。

营养解析：这道辅食可以为宝宝提供均衡的营养，可以作为磨牙食物，给出牙的宝宝磨牙用。

◆ 番茄鱼蛋饼

材料：鱼肉20克，鸡蛋1个，洋葱5克，番茄1个，淀粉适量，植物油适量

做法：

1.鱼肉煮熟，放入碗内研碎，将洋葱洗净，切成碎末备用，番茄热水烫后，去皮、切碎。

2.将蛋黄打入碗中，加入鱼泥、淀粉、洋葱末，调拌均匀，碎番茄炒熟，备用。

3.将植物油放入加热的平底锅中。将拌好的馅料团成一个个小圆饼，放入锅中用小火煎。

4.煎熟后盛入盘中，浇上炒熟的番茄即可。

提醒：一定要挑干净鱼刺。

营养解析：这道辅食口味鲜香，营养丰富，可以给宝宝补充优质蛋白质、钙等多种营养，对宝宝的成长很有益处。

读懂宝宝的哭闹

0～1岁的宝宝还不会说话，哭是他表达需求的一种方式，从某种意义上说，哭也是宝宝健康的一种表现。如果父母能读懂宝宝的哭闹、姿势和平常的行为，和宝宝的关系一定会更加亲密。

🍎 宝宝总是黄昏时候哭闹是为什么

有的宝宝一两个月大的时候，生活逐渐有了规律，哭得也不像以前那么频繁了，雷打不动的是晚上7～9点会毫无缘由地嚎啕大哭。渴了？饿了？尿布湿了？以往解决宝宝哭的方法这时候统统不灵。

这种现象其实比较普遍，很多孩子在一两个月的时候，往往每天会在大致相同的时间哭闹。有一种流传较广的说法是，随着宝宝认知的发展，已经逐渐开始区分白天和黑夜，宝宝需要适应这种黑白交替的生活，所以会在黑白交接的时候发出自己的信号。随着宝宝的成长，这个阶段很快就会过去，父母要做的只是耐心等待。

虽然当宝宝开始黄昏哭闹后，无论父母如何百般哄劝都没用，宝宝不哭够绝不罢休，但父母可以试着找一些方法让宝宝舒服些。比如：把宝宝竖着抱起来，带到阳台上让他透透气。告诉宝宝，夜晚要来临了，妈妈会一直在身边。

正确判断黄昏哭闹

黄昏哭闹的典型表现是在黄昏时的固定时间哭泣，而过了这段时间，宝宝就会停止哭闹。黄昏哭闹会发生在宝宝三四个月时，随着宝宝的成长而逐渐停止。

🍎 宝宝想睡觉时哭闹不止怎么办

有的宝宝总是在犯困的时候哭闹不止，必须要大人抱着，拍拍、摇摇、晃晃才能睡着。这种情况我们称之为"闹觉"。新生儿的大脑发育还不健全，出生后几乎大部分时间都处在睡眠状态，每天有18～22个小时在睡眠中。有时候清醒后很快就会感到疲倦，这时宝宝常以"哭"表示他累了，只要环境安静、舒适，片刻后宝宝就本能地自然入睡。可是有许多父母最怕宝宝哭闹，常常是宝宝一哭就抱起来哄，慢慢地，宝宝就会习惯于被大人哄睡，而没办法自己学会入睡，渐渐养成"闹觉"的习惯。

有的宝宝一开始是抱着能哄睡，慢慢地，这种方式也不行了，就需要边抱边摇着才能哄睡。过一段时间，这一招又不灵了，需要大人站起来在室内来回走动，就算这样，宝宝可能还会不断地大声哭闹。

当宝宝犯困哭闹时，妈妈可采用以下方法哄宝宝入眠：妈妈望着宝宝，并发出单调、低弱的噢噢声；或将宝宝的单侧或双侧手臂按在他的胸前，让其保持在胎内的姿势，使宝宝产生安全感，他就会很快入眠。慢慢地，宝宝就能养成自然入睡的习惯。

宝宝"闹觉"比较严重的话，纠正起来可能会比较困难。这时妈妈要有耐心，尽量只采取一种比较简单的哄睡方法，比如轻轻拍拍宝宝，口里发出噢噢声。刚开始宝宝可能会哭闹不止，妈妈一定要坚持，绝对不要增加新的哄睡方法，要让宝宝学会自己入睡。另外，妈妈要有信心，随着宝宝月龄的增长，"闹觉"会自然好起来。

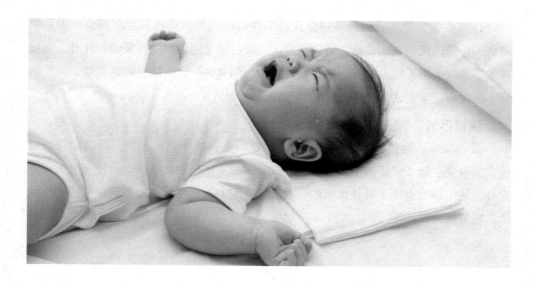

🍎 宝宝为什么晚上哭

宝宝在晚上睡觉时，出现间歇性哭闹或抽泣，这就是夜啼。经常夜啼，不仅会使宝宝睡眠不足，影响其生长发育，也十分影响父母的休息。所以，父母应了解宝宝夜啼的原因，并对症处理。如果怀疑是疾病所致，就要带宝宝到医院检查一下。以下是可能引起宝宝夜啼的原因：

缺钙

缺钙的宝宝夜间容易哭闹。缺钙会引起宝宝神经系统兴奋性增强，导致睡眠不好。当然，缺钙的宝宝除有夜啼外，还会有相应的其他表现，比如宝宝会有多汗、枕秃、方颅、囟门闭合晚、出牙延迟等。如果确定宝宝缺钙，妈妈应在医生指导下为宝宝补充维生素D和钙剂，并让宝宝多晒太阳。

惊吓

宝宝受到惊吓后，晚上常会从睡梦中惊醒并啼哭，宝宝哭的时候常常伴有恐惧的表现。在生活中，不难找到是什么原因让宝宝受了惊吓。解决的方法是安慰宝宝，告诉宝宝没什么可害怕的，并暂时不要让宝宝直接接触使他害怕的物体或人，慢慢地，宝宝会安稳入睡的。

过分疲劳

过分疲劳、睡眠不足的宝宝被惊醒后，常常哭闹不止。此外，由于小儿神经中枢发育不完善，白天、睡前嬉闹过度或受到惊吓，会造成宝宝过分兴奋、紧张，睡熟后也会啼哭。

患病

许多疾病，譬如感冒及各种急性传染性疾病的患病期间，宝宝都会在睡后哭闹。一些慢性疾病，如贫血、结核病等，也会使宝宝因为难受而哭闹。此外，宝宝鼻子不通气、患了蛲虫病等，也常常使宝宝夜间啼哭。由疾病引起的夜啼，只要治好了原发病，宝宝就会安然入睡。

衣被因素

盖得太厚，会使宝宝因热而烦躁，出现啼哭；被子盖得太少，冷的刺激也会使宝宝啼哭。褥子铺得不平，衣服过紧或衣服的系带硌到宝宝，也会使宝宝哭闹。此外，还应该检查床上有什么东西硌着或扎着宝宝，只要找到原因，宝宝感到舒服了，啼哭就会停止。

憋尿

大一些的宝宝在一定程度上已经可以控制小便了，但在夜里他还不会自己起来尿尿。有时宝宝会说尿尿，但很多时间，宝宝是用哭来表示自己想要尿尿的。此外，宝宝夜里想尿尿的时候还会翻来覆去，哼哼唧唧，父母只要掌握这个规律，帮宝宝排尿后，宝宝便会继续入睡。

● 非病理性的夜间哭闹有时可以顺其自然

有时宝宝夜间哭闹并没有什么特别的原因，父母已经基本排除了病理性引起宝宝夜啼的原因，宝宝仍然有夜晚突然惊醒哭闹的情况发生。其实，即使睡眠状况最好的成年人也可能会在睡着后突然醒来。神经系统还没发育完全的婴儿，更可能出现夜间哭闹的现象。

当你的宝宝夜里"惊醒"时，要过去看看他，但别跟他说话或试着安慰他。你的宝宝可能会拒绝被安慰，照旧哭闹。试着进行安慰只会延长和强化宝宝的夜间哭闹状况——即使只是叫他的名字，也可能会让他更不安。当然，父母更不要试着强行把他弄醒，他可能会以为你要伤害他。

相反地，处理夜间哭闹要顺其自然，父母只需要站在旁边，确保宝宝不会伤到他自己就行了。

按摩帮助睡眠

对于总是夜间哭闹的宝宝，父母为其按摩，可收到一定的效果。方法为：父母用大拇指从宝宝的拇指指尖处沿拇指外侧推向宝宝的掌根处，做50～100次；由无名指指尖沿掌面推向掌根处，做50～100次；沿前臂掌面正中，从腕关节推向肘关节，做20～30次；从腕关节沿前臂大拇指侧面向肘关节推30次，掐掐宝宝手掌面与腕的横纹中点；掐掐宝宝手指尖的十宣穴；揉宝宝头顶百会穴20～50次；自下而上为宝宝捏脊3遍。

● 宝宝突然大哭不已要重视

宝宝若突然大哭不已，妈妈要留意宝宝是否患了肠套叠。肠套叠是一种严重的肠道疾病，即一段肠管套叠入另一段肠管里。宝宝发生肠套叠的病例总体上并不常见，但是一旦发生需要尽快处理治疗。肠套叠多发生于4～10个月的宝宝，且男孩患此病的概率比女孩高。

　　宝宝发生肠套叠的典型症状是阵发性腹痛、呕吐和血便。肠套叠引起的疼痛比较剧烈，宝宝在啼哭的同时会双腿屈曲，有时还会疼得面色苍白、额头冒冷汗等。有些宝宝在疼痛的同时会有呕吐现象。在宝宝哭闹时，揉他的肚子，能够在右上腹或腹部正中摸到肿块。

　　当阵发性疼痛过去之后，宝宝又会恢复正常，停止哭闹，但不久又会因为疼痛而大声哭闹、呕吐，安静和哭闹的时间间隔会越来越短。此外，大约有一半患肠套叠的宝宝在发病后4～12个小时可出现暗红色果酱样便或深红色血水便。这时候一定要及时就医了，否则可造成肠壁缺血或坏死等。

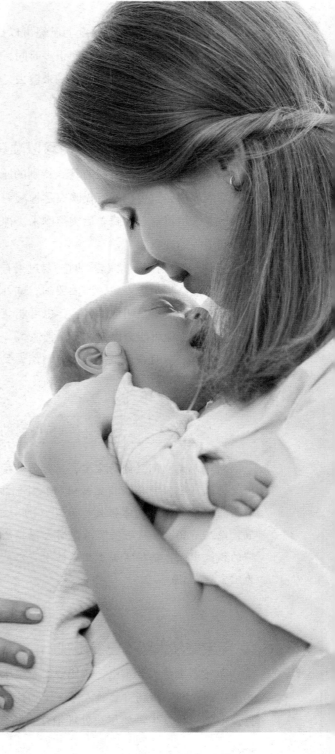

在送医的途中，不要给宝宝吃喝任何东西，以减轻肠胃的压力。另外，不要随意使用止痛药物，以免遮盖病情。

治疗肠套叠一般用灌肠的手段，但如果超过48小时，或者灌肠失败，或者肠穿孔了，则需要手术。

> **肠套叠没有很好的方法可以预防**

目前，医学界还没有发现导致宝宝发生肠套叠的具体原因，所以并没有很好的方法可以预防宝宝发生肠套叠，父母唯一可以做的是及早发现，及早就医。

🍎 哄宝宝的小窍门

宝宝哭闹的时候，不管什么原因，千万不要不理不睬。在查看可能引起宝宝不适的因素后，妈妈可以试试以下几种止哭小窍门：

紧紧包裹宝宝

大多数宝宝喜欢被毯子紧紧包裹的感觉，这会让他感觉好像又回到妈妈的子宫里，温暖而安全，很容易就能安静下来。

让宝宝听听你的心跳声

把正在啼哭的宝宝抱起来，让他的头部贴着妈妈的左胸。这是为了让宝宝听到妈妈的心跳声。据说出生1个月内的宝宝听到这种声音后，马上就不哭了。因为宝宝在母亲体内已经听惯了这个声音，对此十分熟悉。所以，当他哭闹不停时，试着让他听到妈妈的心跳声，让他回忆起自己在子宫内的状态，很容易就能安静下来。

让宝宝脸朝外侧卧

安抚宝宝时，不要让宝宝的脸对着妈妈的胸口，闻到母乳的味道会让他更容易哭闹。正确的方法是让他脸朝外，侧卧，让宝宝保持在母体时的姿势。

在宝宝耳边发出嘘声

在宝宝耳边不断地发出嘘声，宝宝哭得多大声就嘘得多大声，这同样有利于宝宝安静下来。

轻轻摇晃宝宝

宝宝在充满羊水的子宫里时，其实一直都在晃动着，无论妈妈是在走路、坐着看电视或是睡觉时翻身，每时每刻都在晃动着。所以，有节奏的晃动对宝宝非常管用，会让宝宝感觉非常舒服和放松。不过要提醒妈妈，在摇晃宝宝时强度要适当，不能过于激烈，轻轻晃动即可。

听听"噪声"

宝宝还在子宫内时，听到的声音挺杂乱的。所以有时宝宝会因为听到杂乱的声音而停止哭闹，如流水声、收音机空台的嘈杂声、吸尘器的嗡鸣声等。不妨试一下吧！

妈妈要耐心对待爱哭闹的宝宝

宝宝睡觉不踏实，很快就醒，无病无痛，但常常啼哭。这样的宝宝可能是希望别人多陪伴，不愿意自己待着，并没有什么严重问题，只是更敏感一些。妈妈要多些耐心，及时满足他的要求，当宝宝长大一些，就不会这样了。

🍎 宝宝哭闹要不要抱

宝宝哭闹时，父母本能地想去拥抱、安抚他，但老一辈却告诫说，不要常去抱宝宝，不然他被抱习惯了，以后长大太依赖大人，无法独立。到底怎样做才是正确的呢？

3个月以内——及时抱起他，满足他的需要

当胎儿从母亲子宫里分娩出来，他就变成了一个需要被呵护的婴儿，而这一点被婴儿来到世间的第一声啼哭充分地表达了出来。在子宫里的时候，胎儿通过脐带从母亲身体里获得需要的一切营养，来到这个世界以后，他通过啼哭从抚养者那里获得所需要的营养与关爱。啼哭是宝宝表达需要最有力的工具。

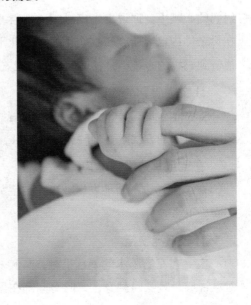

宝宝哭闹常见的原因有饥饿、排泄、冷热、身体不适以及与人沟通的需要等。对3个月以内的宝宝，细心的妈妈要分清宝宝因为什么而啼哭，满足宝宝的需要。

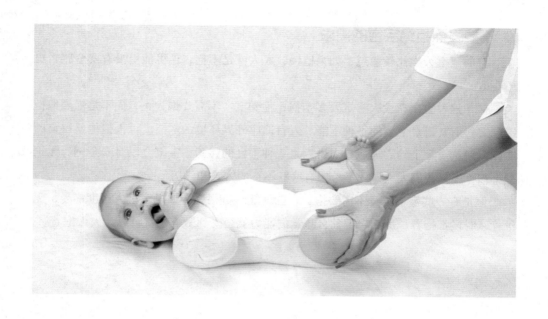

3个月以后——及时回应他，延迟抱起的时间

随着宝宝月龄的增加，他可能学会了用哭来获得父母的"陪伴"，这时父母需要做的是，及时回应宝宝的哭闹，但可延迟抱起宝宝的时间。当宝宝无故哭闹时，父母不要急着去抱他、哄他，可以先带着笑容，用温柔的语言和宝宝说说话，然后延迟抱宝宝的时间。

🍎 宝宝偶尔哭一下也是好的

妈妈照顾宝宝也不需要时时刻刻无微不至、过度紧张，偶尔偷一下懒，让宝宝小哭一下反而是好的。宝宝的哭不仅是一种语言信号，也是一种有益的全身运动。因为宝宝啼哭时头部转动，四肢像做体操一样不停地挥动，腹部起伏，肺活量增加，新鲜空气被大量吸入，废气被大量排出。同时全身血液循环加快，代谢增强，对宝宝生长发育很有好处。所以，对于不是因为疾病或其他不适原因引起的啼哭，可以适当地让宝宝多哭一会儿。当然，不宜让宝宝哭得太久。过长时间剧烈的啼哭会使宝宝声带充血，过度消耗体力。

有时候妈妈要让宝宝学习自我安抚情绪，如吮吸自己的手指，或者抚摸小毛巾、小玩具，能帮助他们从焦躁的情绪中平复下来。

● 不要强烈拒绝宝宝的需求

有的宝宝天生比较敏感，如果他哭，大人就是不抱，他可能更没有安全感，更想要抱。

对于这种宝宝，大人一定要多抱抱，抱到宝宝不需要抱为止，而不是强烈地拒绝宝宝。需要抱是宝宝的一种本能。人有适应外界环境的本能，没人抱他就得自己适应，但这对宝宝的心理成长来讲，是一种不良的体验，宝宝会没有安全感。无论是小孩，还是我们大人，都不希望有这样不良的体验和经历。

但是有一些宝宝本身不需要抱，自己就能睡得很好，如果家里人过度疼爱，无论什么时候都抱着，那么宝宝独自睡觉的能力就会受到影响，就会总让大人抱着。

身体洗护

● 给宝宝洗澡可使用浴床

宝宝的身体柔软，洗澡时完全依赖妈妈的力量，通常需要几个人来帮忙，而且宝宝哭闹起来很容易造成扭伤、呛水，因此给宝宝洗澡成了妈妈的大难题。建议经常给宝宝洗澡的妈妈，可以给宝宝准备一个优质的浴床。宝宝可斜躺在上面，减轻妈妈的负担，即使没有他人的帮助，妈妈一个人也能轻轻松松地给宝宝洗澡。

给宝宝使用浴床要注意以下几点：

1. 宝宝洗澡前需要提前准备好洗澡用品，以防手忙脚乱。
2. 宝宝在浴床上时，妈妈的手不要离开宝宝，以防宝宝侧翻入水。
3. 给宝宝洗头时，妈妈一只手托着宝宝的后颈部，另一只手轻轻揉洗。
4. 洗澡完毕后，一定要先擦干宝宝的头部，以防着凉。

● 不要频繁使用洗护用品

一般来讲，洗脸只用清水即可。沐浴液可以购买洗头、洗澡功效二合一的产品。洗澡一周用一次沐浴液即可。如果头上有奶痂，每周可以用沐浴液洗两次头，如果没有奶痂，同洗澡一样，每周一次即可。

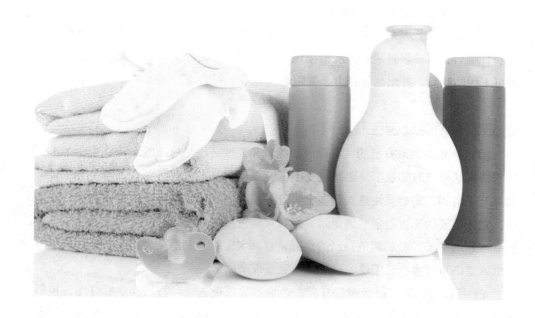

洗完后，不要给宝宝使用润肤乳，更不要用奶水擦脸，或者顺手涂抹大人的护肤品，宝宝皮肤不易吸收，容易残留在身体上，反而滋生细菌，造成感染。

妈妈要了解各种婴幼儿洗护用品的作用，以保证宝宝的卫生及安全。虽然很多婴幼儿洗护用品都声明没有任何伤害，但毕竟是化学产品，而宝宝的皮肤又极其娇嫩，频繁使用很容易刺激皮肤，引起过敏，所以最好不要频繁使用。

🍎 学会正确使用婴幼儿洗护用品

婴幼儿洗护用品主要有婴儿香波、婴儿润肤油、婴儿沐浴精、婴儿沐浴乳、婴儿皂、婴儿湿纸巾等，主要的功能是清洁。

妈妈要学会正确使用常用的婴幼儿洗护用品，如：

婴儿湿纸巾
用来清洁宝宝的脏手、脏脸等，使用方便，特别适合带宝宝外出时使用。

护臀用品
护臀用品是在霜、膏或乳液中加入杀菌及抗水剂，有预防尿布疹和保护臀部皮肤的作用。需要注意的是，洗护用品中的护臀膏与药品中的护臀膏不同，前者的功用是日常臀部皮肤的防护，而后者主要用于治疗尿布疹。

婴儿防晒露与婴儿晒后护理露

前者主要功效是防护宝宝皮肤在日光下不被晒伤；后者为一种乳液，通常用于皮肤日晒后，可减轻日晒对皮肤的损伤，如红肿、过敏等。注意，太小的宝宝防晒时可不用防晒露，外出尽量打伞、戴帽子或者待在阴凉处。

洗澡时避免让宝宝盯浴霸

浴霸是靠强光来升温的，它释放的能量和强度必定是极高的。就算是成年人，盯着浴霸的强光时间长了，眼睛也受不了，更何况是宝宝。所以，宝宝在洗澡时，如果开了浴霸，妈妈要注意别让宝宝盯着浴霸，妈妈可以用自己的身体遮挡一下光线，别让浴霸的光直射宝宝的眼睛。把宝宝放进浴缸后，妈妈看看宝宝的瞳仁里是否有浴霸的影子，然后调节自己的位置，直到宝宝看不到浴霸为止。另外也可以用白纸或者白布将浴霸遮盖住，避免其给宝宝带来危害。

6个月以后的宝宝已经能够盯着一个地方注视很久，且特别喜欢看灯光，包括生活中闪光灯、荧光灯、浴霸灯、LED屏等光源，所以妈妈要注意，避免宝宝盯着强光看，以免伤害宝宝视力。

婴儿视力发展情况

婴儿视力发展情况：新生儿视力差，只能模糊地看眼前的人和物，1个月后能聚焦20～30厘米远的东西。4个月后眼睛会随活动玩具移动，开始手眼协调，有时会伸手去接触物体。6个月时，产生色觉，分辨颜色，能注视较远的物体。8个月时，眼睛能注视画面上的单一线条，视力大约0.1。如不是这样，就应该带宝宝去医院检查。

以下情况不要给宝宝洗澡

1. 宝宝发热、呕吐、频繁腹泻时，不能给宝宝洗澡。

2. 宝宝打不起精神，不想吃东西甚至拒绝进食，有时还表现出伤心、爱哭，这可能是宝宝生病的先兆或者是宝宝已经生病了。这种情况下给宝宝洗澡势必会加剧宝宝的病情。

3. 若遇宝宝发生烧伤、烫伤等，或有脓疱疮、荨麻疹、水痘、麻疹等，不宜给宝宝洗澡。这是因为宝宝身体的局部已经有不同程度的破损、炎症和水肿，洗澡会带来进一步的损伤，引起感染。

4. 宝宝打完预防针24小时内不要洗澡，以防感染，一定要严格按医生的要求做。如果是炎热的夏季，宝宝出了很多汗，可以避开打针的部位，用湿毛巾给宝宝擦身体。

宝宝患轻微感冒可以洗澡

如果宝宝只是轻微的感冒，不用停止洗澡。这时候洗澡反而有助于促进感冒痊愈，因为洗澡可以促进血液循环，增强抵抗力。不过，一定要注意做好保温工作，并尽量缩短洗澡时间。

● 不要整天让宝宝待在空调房内

宝宝皮肤薄嫩，皮下脂肪少，毛细血管丰富，体温调节中枢尚未发育完善。如果长时间待在空调房内，宝宝容易受冷空气侵袭，毛细血管收缩，汗毛孔紧闭，体内热量散发不出来，容易引起感冒、发热、咳嗽等病症，俗称"空调病"。而且，开空调就必须关闭门窗，这样房间里的空气会比较差，加上空调房里干燥，宝宝整天待在空调房里容易引起呼吸道感染。

另外，少量的出汗是有利于宝宝身体健康的，所以妈妈不要整天让宝宝待在空调房内，每天清晨和黄昏时，应带宝宝到阳台上活动，可让宝宝呼吸新鲜空气，加强身体的适应能力。与此同时，把房间的门窗都打开，通通风，每次至少20分钟。

● 宝宝的毛巾要定期更换

宝宝如果长时间用一块毛巾，毛巾很容易变硬，从而弄伤宝宝的皮肤，同时毛巾使用时间过长，也会滋生多种细菌，危害宝宝健康，所以宝宝的毛巾要定期更换。

细菌喜欢温暖潮湿的环境。毛巾长时间处于温暖潮湿状态，便成了细菌滋生的乐园，加之人体皮肤上的油脂、灰尘、水中的杂质、空气中的细菌等沉积在毛巾上，再用这样的毛巾擦拭皮肤，不仅起不到清洁的作用，反而会玷污皮肤、堵塞毛孔。

在宝宝洗澡时宜先用沐浴露，再用清水冲洗干净，最后用干毛巾擦干，这样可以减少人体上的脏物对毛巾的黏附。毛巾用完后要及时清洗干净，每隔几天用开水煮10分钟消毒，晾挂处要通风，最好能及时烘干或晒干。

防止毛巾滋生细菌的小窍门

先用白醋浸泡半小时，然后拿着毛巾的一个角，抡着圈甩一会儿，把毛巾上的小线圈都甩开了，最后用清水冲洗干净，晾干再用，这时毛巾摸上去会很松软。

🍎 不要过度清理鼻腔

正常鼻腔黏膜的分泌物不一定就是"垃圾"。这些分泌物有清除灰尘、细菌的功能，是预防感染的一道防线。经常给宝宝清理鼻腔，会使分泌物变得越来越多，因为鼻腔黏膜受到过度刺激后，分泌会更加旺盛。过度清理也会导致鼻腔黏膜轻度受损，反而易受致病菌的侵袭。有时候宝宝经常打喷嚏、流鼻涕也是由于过度清理所致，并非鼻炎。

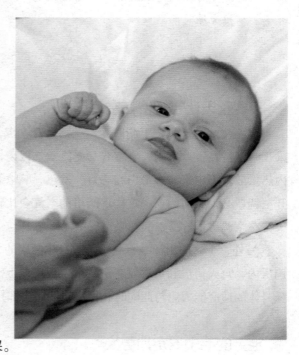

因此，只要不影响宝宝呼吸，妈妈不要刻意清理宝宝的鼻屎，有时候宝宝会自行以打喷嚏的方式来排出鼻腔内的异物或鼻屎。

🍎 学会使用吸鼻器

宝宝因为生病而流鼻涕时，鼻涕比较难清除，这时妈妈可以使用吸鼻器来帮宝宝吸出鼻涕，这样宝宝会感觉更加舒服。吸鼻器清理鼻腔的方法如下：

1.准备吸鼻器（婴幼儿用品专卖店有出售）、小毛巾、小脸盆、医用棉签等。

2. 将小脸盆里倒好温水，把小毛巾浸湿、拧干，放在鼻腔局部热湿敷。也可用医用棉签蘸少许温的生理盐水（甩掉水滴，以防宝宝吸入），轻轻湿润鼻腔外三分之一处，注意不要太深，避免引起宝宝不适。

3. 使用吸鼻器时，一只手轻轻固定宝宝的头部，另一只手将吸鼻器轻轻放入宝宝鼻腔里。

4. 用吸鼻器将分泌物吸出，反复几次直到吸净为止。需要注意的是，操作时一定要十分小心，避免碰破宝宝的鼻腔黏膜。

● 别给宝宝涂抹太多爽身粉

爽身粉有吸收水分、减少摩擦的作用，可以保护宝宝娇嫩的皮肤，但如果使用不当，反而会给宝宝造成伤害。因此，在给宝宝使用爽身粉时要注意以下几点。

首先，不要大量使用。爽身粉本身会干结，如果在身体褶皱中，会加大褶皱处皮肤的摩擦力，进而引起或加重皮肤糜烂。特别是出汗较多时，尽量少用或不用爽身粉。因为擦爽身粉，宝宝出汗之后，浸湿的爽身粉就会糊在皮肤上，刺激皮肤，爽身粉中的一些化学成分还可能被皮肤吸收。多给宝宝洗澡，才是预防痱子的最好方法。

其次，不要用粉扑拍打。正确的做法是妈妈洗干净双手，将适量爽身粉倒在手中，双手对搓，使爽身粉在手掌表面形成薄薄的一层，然后将手掌在宝宝的皮肤上轻轻滑动，擦到宝宝身上即可。

注意，不要将爽身粉擦到女宝宝的会阴部，爽身粉可能沾染了汗渍等污染物，容易引起阴部感染。

● 宝宝的衣服要多晒太阳

阳光具有很好的杀菌效果，宝宝衣服清洗后，最好放在阳光下晒一晒。

晾晒宝宝衣物时，需晾在通风、阳光可照射得到的地方。衣物最佳的晾晒时间为上午10点到下午3点，如果连日阴雨，可将衣物晾到快干时，再拿去热烘10分钟左右。天气不好时，晾过的衣服摸起来会凉凉的，在给宝宝穿之前用吹风机吹一下，让衣服更为干爽，不过这样的效果不如直接用阳光暴晒杀菌的方式好，假若天气许可，仍以自然晾晒为第一选择。

宝宝的枕头套、被子、褥子等床上用品也要经常在阳光下暴晒，不但能起到杀菌消毒的作用，还能使其更松软，让宝宝睡得更舒适。

不要在宝宝衣服里放樟脑丸

樟脑丸是家庭常用的防止衣服被虫蛀的化学用品，其主要成分是对二氯苯或萘酚，具有强烈的挥发性。当宝宝穿上放置过樟脑丸的衣服后，其中的有害物质可以通过皮肤进入血液，使大量的红细胞被破坏，导致急性溶血，损害宝宝健康。因此，存放宝宝的衣物时不要用樟脑丸。

🍎 宝宝穿多少合适

宝宝和成人的体温相同，只是宝宝的体温调节中枢功能发育尚不完善，对温度的调节能力较差而已。因此，健康的宝宝平时穿着比大人稍微多一点儿就可以了，体质差的宝宝比成人多穿1~2件衣服也足够，体质好的宝宝和大人穿一样多就可以。半岁以上的宝宝要比大人少穿。因为这个阶段的宝宝好动，不怕冷。

父母一般都倾向于给宝宝保暖，经常给他多穿衣服，然而太热对宝宝也不好。其实防暑和保暖同样重要，如何把握，最关键就是父母要学会判断宝宝是冷还是热。

判断冷热，可以摸摸宝宝的手心、脚心，这两个地方如果温暖，就说明宝宝不冷，但是因为手脚是肢体末端，有时候并不能准确传达体温，最好是摸宝宝的后颈部，如果这里温暖干燥，说明宝宝冷热刚刚好；如果潮湿多汗，说明太热了。

另外，通过眼睛观察也可以帮助判断冷热，如果宝宝脸色、手脚颜色略显青紫，说明太冷了；如果脸色潮红，额头多汗，就是太热了。

如果宝宝大汗淋漓，要马上减少衣服。

🍎 宝宝游泳的好处

研究发现，游泳不仅洗护宝宝的身体，也能促进宝宝身高和体重的增长。进入水中后，宝宝会不由自主地做全身运动，可以加快血液循环，从而供给骨骼、肌肉更多营养，生长速度也就加快了。游泳是一项对身体能量消耗较大的运动，宝宝在游完泳后食欲增加、睡眠良好，这也促进了宝宝身体的发育。另外，宝宝在水中的活动会直接刺激大脑皮质，进而促进大脑的快速发育。

宝宝第一次游泳最好到专业的游泳场馆去。妈妈应安排好宝宝的游泳时间，一般情况下，宝宝最好在吃奶后1小时以上再游泳。宝宝刚吃完奶不能游泳，容易吐奶。另外观察宝宝的情绪是否良好，有没有生病等，如果宝宝烦躁，身体不舒服就不要游了。宝宝在心情愉快、身体健康的情况下游泳，才能起到积极的效果。

针对婴幼儿的生长发育状况，1岁以下的宝宝，每周进行2～3次的游泳比较合适。因为游泳这项运动对体能消耗较大，如果过于频繁，容易让宝宝产生疲劳感，影响其生长发育。

🍎 宝宝老打嗝怎么办

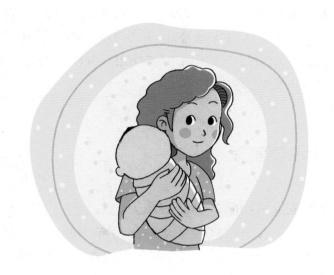

宝宝打嗝是极为常见的现象，不是病。宝宝容易打嗝的原因还不是很清楚，目前认为是由于小儿神经系统发育不完善，膈肌容易痉挛，所以打嗝的次数会比成年人多。

宝宝打嗝看起来很不舒服，而且每次打嗝时间基本超过1分钟，要想使宝宝停止打嗝，妈妈可试试用手指弹击宝宝足底，使宝宝大哭几声，就能帮助宝宝停止打嗝了。如果没有停止，可再来一次。注意，一定要让他哭出声来，并多哭几声，妈妈不要心疼，宝宝哭上几声，比持续打嗝要舒服得多。有时候宝宝的哭，有利于锻炼身体，并无害处。

对于月龄大一点的宝宝，妈妈可以试试给宝宝听音乐的方法，或在宝宝打嗝时逗引他，以转移他的注意力而使其停止打嗝。或者在宝宝耳朵边轻轻地挠痒，并和宝宝说说话，这样也有助于止嗝。

🍎 学会给宝宝洗头

宝宝皮脂分泌旺盛，易导致皮脂堆积于头皮，形成垢壳，堵塞毛孔，阻碍头发生长。因此，合理洗发对宝宝的头发生长十分重要，妈妈要了解给宝宝洗发的要点：

1. 水温保持在38～41℃。

2. 选择婴儿洗发水，不用成人洗发用品。因为成人洗发用品过强的碱性会破坏宝宝的头皮皮脂，造成头皮干燥发痒，缩短头发寿命，使头发枯黄。

3. 勿用手指抠挠宝宝的头皮。正确的方法是用整个手掌，轻轻按摩头皮，炎热季节可用少许宝宝护发素。

4. 洗发的次数，夏季1～2天1次为宜，春、秋、冬季3～4天1次。

如果宝宝不喜欢洗头，妈妈可以这么做：在洗头时让宝宝的身体尽量靠近妈妈的胸部，较密切地与妈妈的上身接触，洗头时，妈妈不断地说："宝宝乖，现在妈妈给你洗头，妈妈在身边……"以增加宝宝的安全感。另外，针对宝宝害怕水进入眼睛的情况，可以在洗澡的时候让宝宝自由玩水，这样，也许能帮助宝宝消除紧张、恐惧的心理。

大小便管理

🍎 宝宝满月后大小便会减少

满月后，大部分宝宝大小便次数都会相对减少。母乳喂养的宝宝差异较大，有的宝宝一天大便五六次，有的大便仅一次；奶粉喂养的宝宝，大便次数相对较少，一天一两次，甚至隔天一次。但也有例外，有便秘家族史的宝宝，即使是母乳喂养，大便次数也比较少；部分奶粉喂养的宝宝甚至会出现一周大便两三次的情况。只要宝宝精神好，吃睡正常，大便多或少，妈妈不必太担心。

此时的宝宝每天尿六七次或十余次都是正常的，有的宝宝一整夜都不小便，妈妈也不要担心，看看白天小便情况，白天尿泡大，次数也不少，就没有关系。特别是夏天，宝宝的小便要少一些，因为水分容易通过皮肤蒸发掉，因此，妈妈需注意给宝宝补充水分。

🍎 宝宝大便中有奶瓣是表示消化不良吗

有时候宝宝放屁带出点儿大便，污染了肛门周围，偶尔也有大便中夹杂少量奶瓣，颜色发绿，这些都是偶然现象，妈妈不要紧张，关键是要注意宝宝的精神状态和食欲情况。只要精神佳、吃奶香，一般没什么问题。

如果宝宝消化不良，一般会有以下症状：

睡眠——"胃不和则卧不安"，肠胃不舒服的时候，睡眠质量也不会好。如果发现宝宝晚上睡觉翻来覆去睡不香，就很可能是肠胃有问题，消化不良了。

口气——判断宝宝消化状态的最直接方法，就是早上起床时闻一闻宝宝的口气。如果口气闻起来有酸臭的气味，就证明消化状态不太好；如果口气清新，就证明消化状态还是不错的。

舌苔——健康的宝宝舌头为淡红色，舌苔若有若无。如果宝宝的舌头上覆盖了一层白色的舌苔，是消化不良的表现。

大便——如果宝宝的大便频率、时间较平时有所变化，比如平时每天都排便，现在两三天才一次，或者宝宝连续几天大便中都有奶瓣或泡沫，那么宝宝也可能是消化不良。

如果发现宝宝有以上症状，妈妈首先要想想是不是给宝宝吃得太多，如果是，就要适当减少奶量，同时妈妈也要少吃不易消化的食物，比如脂肪含量高的食物。

🍎 换尿布或纸尿裤要注意时机

有的妈妈怕宝宝包着湿尿布或纸尿裤不舒服，不管什么时候，只要宝宝尿湿了就会马上给宝宝换掉。正常情况下，是湿了就换，这样能让宝宝更舒服。但是宝宝睡觉时尿湿了不用更换尿布或纸尿裤，而是应该等宝宝醒了再换，以免影响宝宝建立正常的睡眠周期，宝宝感觉不适自然会醒来。

另外，宝宝可能会在喂奶时或喂奶后马上大小便。如果宝宝没有吐奶的现象，妈妈可以帮其更换尿布或纸尿裤。如果宝宝有吐奶现象，最好先竖着将宝宝抱起，拍拍后背，待宝宝打饱嗝后再轻轻地给宝宝换尿布或纸尿裤。对于经常吃完奶就尿的宝宝，可以在吃奶前换一块干净的尿布或纸尿裤，尿后不用立刻换。但如果是大便则必须及时更换。

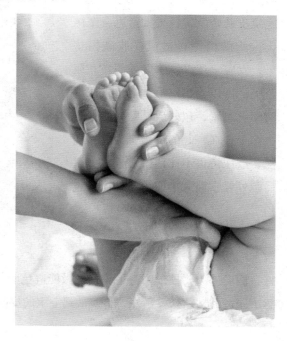

通常情况下，早晨醒来、睡觉前和洗澡后都必须更换干净的尿布或纸尿裤。

🍎 纸尿裤要勤换

　　妈妈要勤给宝宝换纸尿裤，新生儿通常24小时要换上10多次。随着宝宝的成长，纸尿裤的更换次数会逐渐减少，开始时白天每3个小时要换一次，晚上可以一夜换1~2次，宝宝6个月后，白天可以4~6个小时换一次。如果宝宝有大便拉在纸尿裤上，应马上更换，并且用温水清洗宝宝臀部。清洗之后，一定要等小屁股完全干了，再换新的纸尿裤。倘若小宝宝屁股上有些发红，妈妈可在医生的指导下涂抹一些软膏来缓解宝宝屁股发红。

　　婴儿的皮肤娇嫩，因此对于纸尿裤的挑选，父母应多花一些心思，尽量从正规商场、超市购买。妈妈在给宝宝购买纸尿裤时，还需要注意：秋冬季节使用的纸尿裤应是加厚、吸水性强的，而春夏季则不能只注重厚度和吸水强度，应选择轻薄透气的。

🍎 纸尿裤不要包得太紧

　　纸尿裤使用不当会伤害宝宝娇嫩的皮肤，比如纸尿裤包得太紧会影响宝宝下肢活动，令宝宝感到不舒服，还会降低纸尿裤的透气性。宝宝皮肤娇嫩，包裹太紧也会摩擦宝宝大腿内侧，造成皮肤破损感染，女宝宝还可能引发外阴炎和尿道炎。所以，妈妈给宝宝包纸尿裤时不宜过紧，包好后粘贴处能伸进去两个叠在一起的手指头为宜。当然，纸尿裤也不能包得过松，如果后腰处经常漏大小便出来就说明包松了。

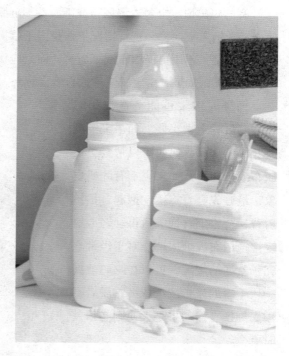

　　换好新的纸尿裤后还要拎起宝宝的腿，用食指把一圈防漏边勾好，侧面裤边要拉出来捋平，这样做能避免磨伤宝宝的腿。换纸尿裤的过程中要注意纸尿裤的粘贴处要粘好，不要粘到宝宝的皮肤。

妈妈应在给宝宝洗屁屁、洗澡时检查宝宝的屁股是否有红肿，大腿是否有勒痕。如果有，要及时涂抹凡士林，并暂停使用纸尿裤。

🍎 注意预防尿布疹

尿布疹的症状是在宝宝肛门周围、臀部、大腿内侧及外生殖器，甚至大腿外侧等地方出现皮疹，初期发红，继而出现红点，甚至出现鲜红色斑点，私处红肿。严重的会出现丘疹、水疱、糜烂。

预防尿布疹，关键是要及时清洗臀部，及时更换尿布，保持臀部干燥。切忌用碱性的皂类清洗，应用水、柔和的宝宝湿纸巾等清洁。在宝宝的臀部薄薄地涂抹一层宝宝护臀霜，可有效地预防和治疗尿布疹。

还可在擦干臀部水分后，涂上凡士林，以预防"红屁股"。

在尿布疹严重时，可暂时不用尿布，让宝宝的臀部暴露在空气中，以保持皮肤干爽。

🍎 长期用纸尿裤会导致罗圈腿吗

很多妈妈担心，纸尿裤比较厚，尤其是存了几泡尿后的纸尿裤更厚。宝宝正处于骨骼发育的阶段，大腿根部长期被纸尿裤挤开不能并拢，长此以往，宝宝会不会变成罗圈腿？这种担心是没有必要的。有医学机构通过大规模人群追踪调查，排除了纸尿裤和罗圈腿的关联。

其实，宝宝出生后，双腿也是分开的，膝盖弯曲，像O形腿，这是宝宝的自然姿势。只要宝宝不缺营养，尤其是不缺钙，慢慢地就长直了，所以大可不必为此担忧。此外，纸尿裤影响宝宝生殖器发育的说法也是不科学的。

🍎 宝宝大便什么时候成形

一般母乳喂养的宝宝在添加辅食后，如米粉、烂面条、蛋黄、果汁、果肉等，他的大便性状会发生改变，会变色、变硬，也就是大便成形了。

有的人工喂养的宝宝在没加辅食前大便就已成条状。有的人工喂养的宝宝也要等到添加辅食后大便才成形。只要宝宝生长发育正常，大便次数正常，妈妈就不要担心，一般情况下宝宝的大便都会在6个月左右成形。

🍎 不要强迫宝宝把尿

调查发现，晚上穿纸尿裤睡觉不把尿的宝宝，很多在2岁前后，甚至更早就能够控制夜尿，或者整夜憋尿到早上。而夜里把尿的宝宝，多数2岁时还需要父母半夜起来把尿。

白天也不把尿，或很少把尿的宝宝，更是普遍较早开始主动说要尿尿了，也较早开始会使用尿盆或蹲下尿尿。

这是因为不把尿和少把尿的宝宝，一直以来都是依据尿意来排尿的，所以对尿意的掌握比较好。而过多把尿的宝宝，容易混淆根据尿意排尿和根据把尿动作排尿。

所以，妈妈不要强迫宝宝把尿，自主排尿才是最重要的。如果把尿的时候，宝宝不配合，总是不排尿，但一放到床上，立刻又尿，妈妈也不要生气，这表明宝宝不喜欢把尿，不喜欢大人干预他排尿，那就不要强迫他了。

睡眠管理

宝宝正处于成长期，睡眠要比成人多，相比成人，宝宝的睡眠对他们更为重要。在睡眠时，宝宝全身肌肉放松，对外界刺激反应减低，心跳、呼吸、排泄等活动减少，各种器官恢复机能。人体内的内分泌系统由生物钟支配着，在宝宝的睡梦中会释放各种激素，让宝宝健康成长。所以，妈妈一定要让宝宝睡足、睡好、睡踏实！

🍎 宝宝睡觉时总用劲是怎么回事

很多妈妈发现宝宝睡觉时总是用劲，有时小脸通红，嘴里发出嗯嗯嗯的声音，有时候甚至哭起来。这是一种正常的生理现象，可能是由于宝宝在妈妈子宫里被包得很紧，出生后活动筋骨的表现，也可以形象地将这种现象称为"长身体"，所以当妈妈遇到这样的情况时先不要着急，只要没有其他异常，把它当成宝宝健康成长的过程看待即可。

🍎 宝宝3个月前不用小枕头

3个月以内，婴儿的头部、颈部和肩背部尚处于同一水平位上，而婴儿头大，几乎与肩同宽，侧卧时头与身体也在同一平面。也就是说婴儿的脊柱还没有开始形成人体的生理性弯曲，这个时候不要给宝宝用枕头。如果头被垫高了，反而容易形成头颈弯曲，影响宝宝的呼吸和吞咽，甚至可能发生意外。

随着月龄的增长，宝宝3个月左右能够抬头了，脊柱的第一个生理弯曲，即颈部的曲线也就逐渐形成了，这个时候如果宝宝愿意，就可以给他用枕头了。

如果宝宝这个时候不喜欢枕枕头，也不会损害脊柱的发育。因为宝宝的肌肉和骨骼的柔韧度都比较好，只要床的软硬度适宜，就不会对宝宝的脊柱带来影响。

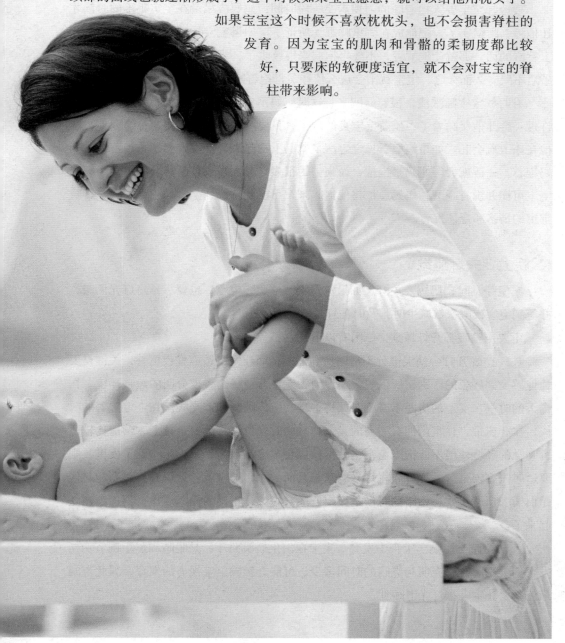

● 宝宝总要人抱着睡怎么办

许多妈妈说自己的宝宝只能抱着睡，不能放，一放就醒。这主要是因为妈妈从一开始就随着宝宝的喜好，让他在自己怀里睡习惯了。所以，妈妈应该从一开始就习惯将睡着的宝宝放到床上，而不是一直抱在怀里。

要改掉宝宝要人抱着睡的习惯需要一段时间，妈妈应尽量在宝宝犯困的时候才让他睡，睡踏实了，把他放在哪里睡都无所谓了。如果宝宝是抱着哄睡的，放到床上就醒的话，那就让他醒着，不要再抱起来继续哄了，当然前提是宝宝放在床上醒了后不哭。久而久之，宝宝就不会这么依赖父母抱着睡觉了。

有时候宝宝睡眠浅，很容易醒来，这时妈妈不要急忙抱起，也不要理会他，也许过一会儿他又睡着了；倘若宝宝真的醒了，只要不哭闹，也不要急忙抱起他，让他在床上玩会儿。如果妈妈看见宝宝醒了就马上抱起来，宝宝就会越来越习惯被妈妈抱着，一醒就会等妈妈来抱他，而失去了很多自我入睡或自己玩耍的机会。有时宝宝可能并没有睡醒，妈妈急忙将他抱起来，可能会打扰到宝宝的正常睡眠，影响宝宝的情绪和身体发育。

● 晚上要关灯睡觉

宝宝睡觉时，妈妈要关灯，如果觉得不方便照顾宝宝，也要尽量将灯光调暗，并等到宝宝夜醒次数减少时，及时关灯睡觉。

不要一整晚都开灯睡觉，原因有以下几点：

1. 一整晚开灯会使宝宝分不清白天和黑夜，而让宝宝适应昼夜更替，关键是要让他感受到昼夜的区别，所以妈妈要尽力为宝宝营造一个昼夜分明的睡眠环境。在白天的时候，宝宝的房间不必刻意保持昏暗，应该随时调节光线。在宝宝醒着的时候，拉开窗帘，让室内拥有明亮的光，睡着的时候可以将薄窗帘拉上，营造比较适合睡觉的环境，但不能把厚窗帘也拉上，以免宝宝错以为是黑夜了。到了夜里，则要适时拉好窗帘，关掉灯或将灯光调暗。久而久之，宝宝就会意识到，明亮的时候是白天，适合玩耍，昏暗的时候是黑夜，适合睡觉，正确的作息规律也就逐渐建立起来了。

2. 开灯睡觉影响宝宝视力发育。宝宝在出生后头两年，是眼睛和焦距调节功能发育的关键阶段，光明与黑暗的时间多少，可能会影响宝宝视力的发育。因此夜间最好不要让宝宝在灯光下睡觉。

🍎 适时改变睡眠姿势

宝宝的颅骨缝还没有完全闭合，头型没有固定，如果长期采用一种睡姿，宝宝的头型可能会不那么漂亮，比如长期仰卧的宝宝头型扁平，长期一个方向侧卧的宝宝头型歪偏，俯卧颧骨较高等。宝宝现在不会自己翻身调整睡姿，需要父母帮忙。父母把宝宝放到床上的时候，宝宝这次仰卧，下次就可以侧卧。侧卧或俯卧时要注意宝宝的耳朵，耳郭不要压向前方，以免变形。另外，侧卧或俯卧时，注意看护，防止宝宝窒息。

🍎 宝宝夏天可睡草席

宝宝并非不能睡凉席，只是不能睡那种特别凉的竹席，而应该选择草席，如亚草席、蔺草席。亚草席耐洗可熨烫，也不是特别凉，更适合宝宝用。蔺草席凉快程度适中，比较适合稍大的宝宝用，偶有起毛刺，但很柔软，不会伤害皮肤，但如果宝宝经常尿湿，就比较容易坏。

此外，为了宝宝的健康，妈妈在给宝宝睡凉席时要注意以下事项：

1. 凉席使用前，不管是旧的还是新购买的，都要进行消毒，并在阳光下暴晒6个小时。暴晒的时候经常翻动，确保凉席每一个角落都得到了充分的光照。

2. 宝宝不要直接睡在凉席上，以免太凉或者产品质量不过关，毛刺伤到皮肤，最好先把床单或毛巾被铺在凉席上。

3. 凉席要勤洗、勤晒，尤其在宝宝尿湿后更要及时洗涤，以免细菌、螨虫滋生，引起过敏。

如果宝宝在使用了几天凉席后出现了皮疹，可能是对凉席过敏，最好换一种或者将凉席彻底烫洗、暴晒后再使用。

🍎 宝宝睡觉时出汗多是怎么回事

由于婴儿躯体绝大部分毛孔尚未开放，只有少部分的毛孔能够将汗液排出，所以一旦遇热就会发现婴儿满头大汗的现象。再者，婴儿自主神经系统发育不成熟，也易出汗。

对于宝宝来说，只要盖得偏多（睡觉时头部出汗太多可能与盖得太多有关）、运动（吃奶对宝宝来说是高强度的运动，还有哭闹），宝宝头部就特别容易出汗。由于宝宝的手主要处于握拳状态，手心也常出汗。

有些妈妈怀疑宝宝睡觉时汗多是缺钙，其实这些与缺钙关系不大。但如果排除以上情况，宝宝出汗还是很严重，妈妈可以带宝宝去医院做个检测，真是缺钙的话，可以遵医嘱给宝宝补点儿钙。

宝宝睡眠少会影响生长发育吗

一般0~3个月的宝宝，睡眠时间为11~19个小时。3~6个月的宝宝，平均每天睡12~15个小时，因宝宝个体间有差异，只要睡眠时间在10~18个小时就算正常；6~12个月的宝宝，睡眠最大的变化是次数减少了。如果宝宝的生长发育情况、精神情况、吃奶情况都良好的话，就没有必要担心。

宝宝白天睡觉有时会有短暂性的特点，可能半个小时到一个小时就会醒来，然后玩几个小时又会睡一会儿。这短暂的时间其实已经经历了浅层到深层的睡眠过程。白天和晚上睡觉是不一样的，有的宝宝白天睡得多，晚上却睡不踏实，这样反而会影响宝宝的生长发育。

生长激素分泌的高峰期是在晚上10点左右，所以一定要让宝宝在晚上八九点睡觉，这样晚上10点就能达到深层睡眠状态，宝宝才会长得好。如果宝宝晚上睡得踏实，白天就不要强求他睡觉，他想睡的时候就会睡的。

宝宝喜欢趴着睡可以吗

胎儿在母亲的子宫内就是腹部朝内，背部朝外的蜷曲姿势。这种姿势是最自然的自我保护姿势，所以宝宝喜欢趴着睡，宝宝趴着睡时会更有安全感，容易睡得熟，不易惊醒，有利于宝宝神经系统的发育。但是趴着睡容易窒息。所以，晚上睡觉时，最好让宝宝躺着睡。白天午睡或有大人照顾时，再把睡姿调整成趴着睡的状态，而且宝宝趴着睡时不要用太软的枕头，不要闷着宝宝。

其实，有一些宝宝是很适合趴着睡的，如患上气道阻塞、斜颈等问题的宝宝，可以尝试趴着睡，以帮助缓解病情。下巴小、舌头大、呕吐情形严重的宝宝，最好趴着睡。有一种状况要特别注意，宝宝有痰时，常常会呕吐，一旦有呕吐，要让宝宝趴下，使食物流出，才可再躺下，否则容易引起窒息。

需要注意的是，有一些宝宝不能趴着睡，否则就有危险。如患先天性心脏病、肺炎、感冒咳嗽痰多、脑性麻痹的宝宝，以及某些病态腹胀的宝宝，例如患先天性肥厚性幽门狭窄、先天性巨结肠、胎粪阻塞综合征、肠套叠等疾病的宝宝。

🍎 宝宝睡醒后总哭闹是为什么

大部分宝宝醒来后都会哭闹，有时是因为饿了，或者是看妈妈不在旁边而会以哭的方式吸引妈妈的注意，或表示要大小便。

宝宝睡醒后哭泣是一种正常表现，通常宝宝睡醒后最希望看到妈妈的脸，只要妈妈把宝宝抱起来安慰一下，多和宝宝说话或换一下尿布，宝宝就会止住哭声了。宝宝睡醒后如果高兴地冲你笑，或哼哼地和你说话、手舞足蹈，则说明宝宝已睡够了。

宝宝睡醒后，如果哭闹得厉害，抱着哄也不能止哭，且张合嘴唇做吞咽状，多为口渴或饿了，这时应先喂些温开水，然后给以哺乳或喂辅食。

若宝宝睡觉时，突然尖叫或全身颤抖，继而大哭，面色发白，则多为受到惊吓所致。这时妈妈最好马上抱起宝宝，用脸触摸他并轻轻晃拍全身，柔声地安抚，使其尽快从惊吓环境回到妈妈安全的怀抱中来。

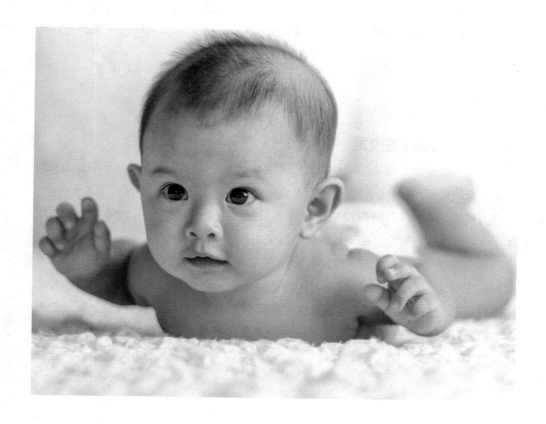

宝宝睡觉不踏实怎么办

宝宝夜间睡觉不踏实，很多人认为与缺钙有关，实际上也可能与胃肠道不适有关。如宝宝会因肠胀气出现睡眠不安。宝宝出现睡眠不安也可能与消化不良、食物不耐受或过敏、便秘等有关；个别宝宝睡眠不安可能与肠道寄生虫有关。对于睡眠不安的宝宝，应先从肠道考虑起。比如，宝宝若经常出现哭闹、频繁饥饿、睡眠不安、突然哭醒、排气过多等情况，很有可能是婴儿肠绞痛引起的。

除此之外，宝宝睡眠不安还可能跟出牙有关，不过出牙引起的睡眠不安会随着宝宝牙齿长出而消失。另外，盖太多、穿太多，宝宝觉得太热也会出现睡眠不安。还有一个就是憋尿，尤其是男宝宝，会因憋尿感到不适，表现为睡觉不踏实、来回翻身、哭闹。排尿后，宝宝就会继续安静地睡觉。

宝宝睡觉的时候会做梦

宝宝长到一定月龄就开始做梦了，白天的活动在梦里会有呈现。宝宝在新生儿期，睡觉时就会不自觉地出现笑容，这是一种原始反射。到了六七个月的时候，宝宝还是会在睡着的时候出现笑容或扁嘴要哭的表情，有时候还能咯咯地笑出声，这就是做梦的表现了。

宝宝多大能睡整夜觉

宝宝如何睡觉，与本身的性格有很大关联。有些宝宝几个月大就基本上能安睡一夜，有的要到2岁半甚至3岁才睡整夜觉。

有的宝宝6个月前睡得踏实，一晚上只起来吃一两次奶便可，随着月龄的增加，夜间反而容易醒来，更不要谈睡整夜觉了。

当宝宝大一点儿时，导致其醒来的因素更多，比如出牙的不适，由于白天可玩的东西多，分散了他的注意力，到夜间才会感到疼得厉害。醒来吃母乳是宝宝减轻痛苦的最佳途径。其他导致宝宝夜间频繁苏醒的原因包括尿片过湿，想撒尿，睡衣不舒服，衣着、被褥太多或太少，室温过高，吃得过饱或过少，生病不适，等等。

> ### 宝宝的睡眠不同于成年人
>
> 婴儿的睡眠迥异于成年人的睡眠。成年人入睡快，能够马上进入深睡眠状态；婴儿则入睡慢，需要在父母的帮助下，经由一段时间的浅睡眠状态而后进入深睡眠状态。相信大多数父母都有这样的经验：宝宝在怀里看似睡着了，但是一放下来就会醒来大哭。这是因为他还没有进入深睡眠状态，还需要更多的安抚、拍哄、轻摇等。

● 宝宝枕头应经常清洗与更换

有的妈妈发现宝宝夜间睡眠越来越差，常半夜哭闹、鼻塞、咳嗽，可白天一切正常。这到底是何原因？只在夜间出现明显呼吸道症状，可能与床上物品对宝宝呼吸道产生的异常刺激有关。妈妈应该想想是不是枕头很久没有清洗和更换了。宝宝新陈代谢旺盛，头部出汗较多，汗液和头皮屑混合，容易使致病微生物黏附在枕面上，易诱发呼吸道感染、面部湿疹及头皮感染等。因此，宝宝的枕芯要常晒，枕套要常洗常换。

另外，有的妈妈会定期清洗宝宝的枕套，却从来不清洗或更换枕芯。因为很多人认为只要按时清洗枕套就可保持枕头的干净卫生。其实不然，宝宝睡觉时易出汗、易流口水、偶尔吐奶等，这些都会浸湿枕芯，造成枕芯内填充物发霉。宝宝长期受到霉菌刺激，可能会出现呼吸道症状，长此以往还会引发过敏。所以妈妈应每3~6个月就要清洗一次枕芯或更换枕芯。

户外活动不可少

宝宝长到3个月以后，就应该增加户外活动。日光中的红外线能扩张皮肤血管，紫外线可杀菌；充分利用自然界的空气、阳光，可增加机体对外界环境的适应能力；适当地接受阳光照射，还可促进宝宝新陈代谢和生长发育，预防佝偻病。所以，爸爸妈妈可以适当增加宝宝户外锻炼的时间，每天可控制在3个小时左右。

🍎 空气浴先室内后室外

与新鲜的空气接触时，空气对身体的刺激可以促进血液循环，加快新陈代谢，而且更多的新鲜氧气进入身体，对增强免疫力也很有好处。

宝宝做空气浴，可以先从室内开始，先习惯室内的空气。如果是夏天，门窗可以全部打开，让空气充分对流，给宝宝换上宽大的、较薄的衣服躺在屋内即可。不过要注意让宝宝避开对流风。开始时间要短一些，5分钟足够了，5分钟之后就要给宝宝穿上正常的衣服，以后可以慢慢延长，如10分钟、15分钟，随着宝宝耐受程度的加强，时间还可以再延长。春秋季节，只要天气好，都可以定时开窗通风，让宝宝呼吸新鲜空气。冬季天气寒冷，通风时要把宝宝转移到别的房间，等通风的房间温度回升后再回来享受新鲜空气，关上窗户时不要封得太严实，让外面的新鲜空气可以从窗户的缝隙进来。

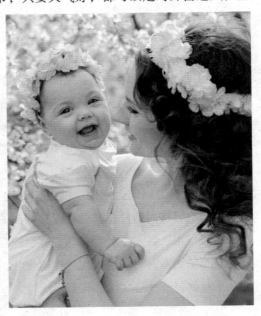

等宝宝适应了室内空气浴后，就可以转到室外了，不过最好从夏季开始，夏季室外风速低，不会给宝宝皮肤带来太大的刺激。当宝宝的耐受程度提高之后，只要不是特别寒冷的时候，都可以带着宝宝外出，让宝宝享受新鲜空气。

🍎 带宝宝出门要选择合适的时间

很多父母都不敢带月龄很小的宝宝到室外去。其实，户外的新鲜空气和视野，对所有人都有好处，包括宝宝。妈妈只需注意，带宝宝外出时不要去人群密集的地方。

每天可以带宝宝出去2次，时间选在上午10点以前或者下午4点以后，这时候阳光不是很强烈。

每次出门前，妈妈都应该先观察一下天气，把手伸出窗外感受温度和风速。大风、沙尘暴或者有雾霾的时候，就不要外出了。

🍎 宝宝要适当晒太阳

适当的日光照射，可促进宝宝生长发育，预防佝偻病，增强机体的免疫力。一般从宝宝出生后第二个月开始，妈妈就应在阳光温和的时候将宝宝抱出去晒太阳。

给宝宝做"日光浴"需要注意以下几点：

1. 应避免过强的日光直接照射宝宝。

2. 选择清洁、平坦、干燥、绿化较好、空气流通又可以避开强风的地方。

3. 在宝宝进行日光浴之前，应有5天以上的户外活动，让宝宝有个适应的过程。

4. 出去时宝宝不要穿太多，尽量露出宝宝的皮肤，刚开始可以露出头部、手和脚、臀部，可视宝宝的耐受情况，每隔2天增加1分钟的日晒时间。

5. 在进行日光浴时，若宝宝身体出现不适，应及时停止。

🍎 宝宝晒太阳要涂防晒霜吗

由于宝宝皮肤比较稚嫩，最好不要涂防晒霜。若外出时躺在小车内，宝宝可用遮阳罩；若被抱着或自行玩耍，宝宝可戴上大檐帽。

如果确实需要在阳光很火辣时带宝宝外出，则可考虑用防晒霜来帮助宝宝防晒，但必须选择儿童专用的防晒产品，并且每间隔1~2小时反复涂抹，否则达不到防晒作用，绝对不能使用成人防晒霜。由于成人的肤质与宝宝的有很大不同，成人防晒霜给宝宝使用可能会引起皮肤过敏。

🍎 不要带宝宝去噪声大的地方

噪声大小的衡量标准是以分贝为单位，在家里轻轻谈话的声音为30分贝，普通谈话声为40分贝，高声说话为80分贝，大声喧哗或高音喇叭为90分贝。40分贝以下的声音对宝宝无不良影响，80分贝的声音会使宝宝感到吵闹、难受；如果噪声经常达到80分贝，宝宝会产生头痛、头昏、耳鸣、耳聋、情绪紧张等症状。所以，为了保护宝宝的听力，家庭成员不要大声喧哗，更不要让宝宝停留在户外汽车较多的地方或比较吵闹的地方。

另外，一些经过挤压能吱吱叫的空气压缩玩具在10厘米范围内的声响可达78~108分贝，这对宝宝的听力也是不利的。所以，不要让宝宝长时间玩那些冲锋枪、大炮、坦克车等玩具。在使用有声音的玩具时，要控制玩具的音量。如果太吵了，建议用胶条把它的喇叭粘住，以减小音量，或者干脆把电池取出来。

🍎 冬天也要偶尔出行

入冬后天气寒凉，尤其是北方地区，寒冷的天气长达四五个月，父母往往不愿意让宝宝出门，怕冻着宝宝。这个出发点是好的，但却不科学。宝宝很需要阳光，并且需要到户外呼吸新鲜空气，而且宝宝大一点儿后也需要开阔的空间来锻炼视力，因此，即使是冬天，父母也应当偶尔选择一个合适的日子带宝宝出行。

一般，冬天中午12点到下午2点是一天中气温较高的时候，这个时候带宝宝外出是比较合适的。要注意的是，上下班高峰期空气质量很差，环境嘈杂，不宜出行。

另外，晒太阳一定要循序渐进，最初几次只能晒几分钟，以后可逐渐增加晒太阳的时间，不能一晒就是一两个小时，否则宝宝容易感冒。

隔着玻璃晒太阳效果不太好

有的父母喜欢将宝宝抱到屋子里有阳光的地方晒太阳，其实隔着玻璃晒起不到晒太阳的作用，紫外线很少能穿过玻璃。最好在户外，或是在没有玻璃的阳台上晒太阳。

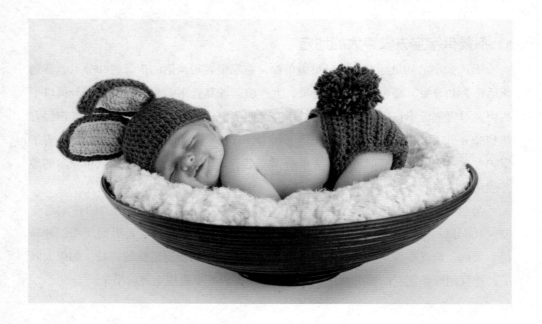

各阶段宝宝身体与行为能力特点

🍎 2~3个月

身体和运动能力特点：

1. 后囟的闭合（靠近头枕部的柔软部位）。

2. 婴儿反射（比如抓握等）。

3. 俯卧时头部可以抬起。

4. 俯卧位或仰卧位时，可以抬起腿踢来踢去。

5. 俯卧位时，手脚的屈曲减少。

感知觉和语言能力特点：

1. 头能转向声源处。

2. 开始注意身边的东西。

3. 可以发出和谐的喉音。

4. 简单的咿呀发声。

5. 对熟悉的声音有反应。

6. 能被逗笑。

7. 喜欢吃手。

不要制止宝宝"吃手"

"吃手"是宝宝发育的必经过程，一般到宝宝吃辅食之后，吃手的行为多半就会自动停止。所以，如果宝宝开始"吃手"，妈妈不要制止。完全被阻断吃手的宝宝，长大后可能会有焦虑、多疑、敏感、胆怯的性格。

🍎 4～5个月

身体和运动能力特点：

1. 坐位时基本可以保持头直立。

2. 在成人扶持下可保持端坐位。

3. 俯卧位翻身到仰卧位。

4. 可以伸手去够东西（通常可能偏移）。

5. 能抓并放开物体。

6. 能玩放在手中的带声响的玩具，但是掉了不会捡起来。

7. 能双手抓住带声响的玩具。

8. 能将东西放进口中。

9. 晚上睡9～10个小时，白天小睡2次，一天总睡觉时间为12～15个小时。

感知觉和语言能力特点：

1. 能很好地注视物体。

2. 和父母及其他人的眼神接触增加。

3. 能咿呀学语。

4. 能大声笑。

5. 看见奶瓶知道要吃奶了（如果是人工喂养）。

6. 大呼小叫，以吸引别人的注意。

7. 能分辨父母的声音或者抚摸。

训练宝宝翻身的方法

首先要给宝宝穿少些，盖少些。可以先教宝宝向右翻身，方法是：把宝宝头偏向右侧，托住宝宝左肩和臀部，使宝宝向右侧卧。从右侧卧转向俯卧的方法是：妈妈一手托住宝宝前胸，另一只手轻轻推宝宝背部，使其俯卧。宝宝的头会自动抬起来，这时再让宝宝用双手或前臂撑起前胸。经过这样的锻炼，宝宝就逐渐学会翻身了。

🍎 6～7个月

身体和运动能力特点：

1. 可以用腿支撑全身重量。

2. 能握住奶瓶（但是大多数宝宝不喜欢握奶瓶，只维持一小段时间）。

3. 俯卧位时，能抬起头和胸部（通常4个月时也能发生）。

4. 能捡起掉落的物品。

5. 能从仰卧位翻身成俯卧位。

6. 开始出牙。

7. 流口水。

感知觉和语言能力特点：

1. 开始意识到掉落的物品仍在原地，只需要捡起来。

2. 可以锁定耳边的声源。

3. 喜欢听自己的声音。

4. 对着镜子或玩具发出声音。

5. 发出单音节声音。

6. 能分辨自己的父母。

7. 开始模仿声音。

认生是宝宝智力发育的表现

宝宝早则5个月，晚则10个月，最常见的是8个月时会有认生的现象，表现为见到陌生人、到了陌生地方感觉不安，尤其不喜欢让别人抱，往往只认妈妈一个人。宝宝认生虽然让妈妈更劳累，但是妈妈应该高兴，这是宝宝智力发育的表现。

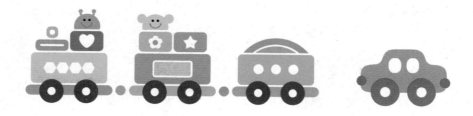

🍎 8～9个月

身体和运动能力特点：

1. 面向地板时手能向前伸展以保护自己（降落伞反射）。

2. 能爬。

3. 长时间保持坐位。

4. 能靠拉某些物体站起来。

5. 能用拇指和食指捏起东西。

6. 扔或者摇东西。

感知觉和语言能力特点：

1. 能明白物体尽管看不见，仍是存在的（物体的永恒性）。

2. 能对简单命令做出反应。

3. 听到自己名字时有反应。

4. 模仿说话。

少对宝宝说"不"

这个时候的宝宝好奇心强，喜欢到处爬，到处摸，父母不要总对宝宝说"不"。好奇是宝宝认识世界的动力，也是驱使宝宝改造世界的动力。有了好奇心，宝宝什么都想去探索，都想去尝试，难免会有一些危险，父母需要做的应该是帮助、引导和控制，同时用各种方式回应宝宝的好奇心，而不是盲目限制和制约。

🍎 10～12个月

身体和运动能力特点：

1. 有1～8颗牙齿。

2. 拉起成站立位。

3. 能在扶持下行走或者独立行走。

4. 不用帮助就能坐下。

5. 互拍两块木板。

6. 可以翻书，但是一次翻很多页。

7. 晚上睡8～10个小时，其他时间小睡一两次。

感知觉和语言能力特点：

1. 能追视快速移动的物体。

2. 叫他的名字有反应。

3. 能叫妈妈、爸爸，及其他一两个词。

4. 试着去模仿动物的声音。

5. 能把东西和它的名字联系起来。

做宝宝的好榜样

在成长过程中，宝宝会一步一步地从模仿迈向独立，模仿为宝宝的独立储备着力量。宝宝每天看大人刷牙、穿衣，便逐渐学习这些技能，一旦意识到"我能做""我能行"，他就变得独立起来了。由于辨别能力差，宝宝在模仿过程中会学到好的言行，同时也会学到一些不好的言行。因此，父母要严格要求自己的言行举止，利用宝宝好模仿的特点，做宝宝的好榜样。

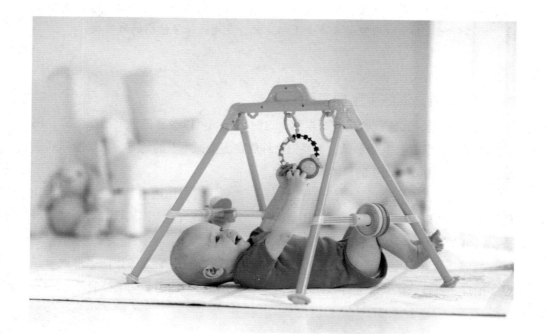

宝宝精细动作训练

宝宝手部的精细动作，开始时是无意识的，后来逐渐发展为有意识的动作，基本上经历本能地满把抓握→有意识地满把抓握→拇指、食指、中指相对抓握→抓、放可逆→双手协调动作的过程。

🍎 1~2个月，训练宝宝的抓握能力

宝宝一出生就有抓握的本领，如果妈妈把食指放到宝宝的手心，宝宝会很自然地抓住妈妈的手不放，这就是医学上认为的新生儿几种先天反射中的"抓握反射"。根据这种能力，妈妈可用花环棒、笔杆、筷子之类的物品让宝宝试着抓握。但要注意，别伤到宝宝。

训练宝宝的抓握能力可以在宝宝出生20天以后进行，一般等到宝宝睡醒时训练最好，这时宝宝容易出现抓握反射。刚开始时，妈妈可以训练宝宝的一只手，在宝宝能够抓握妈妈的手指后，妈妈再训练宝宝双手抓握。

经常给宝宝做手部按摩

妈妈在给宝宝喂奶时，可以用一只手托住宝宝，用另外一只手轻轻地按摩宝宝的手指头。这样可刺激宝宝的神经末梢，有助于宝宝的大脑发育，提高手指灵巧程度。按摩时可以和宝宝有眼神或声音上的交流，是增进母子情感的好时机。

🍎 3~4个月，训练宝宝抓东西

从3个月起，宝宝就会试着抓东西，这时，妈妈可以经常把宝宝抱在怀里，用玩具或者食物引逗宝宝伸手抓。不要把物件放在宝宝抓不着的地方，只要能抓到手里，就达到了游戏和训练的目的。

宝宝把东西抓到手后，要给他玩一会儿，然后再慢慢地从他手中拿出来，再让他伸手抓。如果宝宝不放手，可以让他多抓一会儿。每当宝宝抓到玩具后，就会兴奋，妈妈要用语言、微笑和爱抚鼓励他。

妈妈还可在宝宝看得见的地方悬吊带响玩具，扶着他的手，让他去够取、抓握、拍打。每日数次，每次3~5分钟，培养宝宝手眼协调能力和动手技能。

不要把宝宝的手藏在衣服里

即使是冬天也不要总是把宝宝的小手藏在衣服里，而应该让他经常看自己的手，玩手，充分地去抓、握、拍、打、敲、挖……宝宝手掌的皮肤有丰富的触觉感受器，手部动作可以使宝宝感受丰富多彩的外部世界。

🍎 5~6个月，训练宝宝手眼协调能力

5~6个月时，宝宝逐渐开始熟练使用双手，而且视觉也会逐渐变得敏锐，手眼协调能力有了很大进步，因此是训练宝宝手部精细动作的黄金时期。父母可以利用各种道具进行训练，引导宝宝做各种动作：拿、放、敲、扔、移、转、撕、摸等。

1. 把玩具摆在宝宝的左边、右边、前边，引导他动手去抓，训练他的手眼协调。

2. 妈妈把玩具放在手上，递给宝宝，让他到妈妈的手里抓取，学习传递。

3. 多准备几个玩具，第一个让宝宝拿着，再递一个给他，引导他空手去抓，然后再递一个，引导他放下手中的一个玩具来拿这一个，让他学会放手的动作。

4. 把一张薄纸递给宝宝拿，宝宝抓到的时候，妈妈不放，在与宝宝的僵持中，让纸撕裂，让宝宝体会撕的感觉。

5. 把喝水的小杯子、勺子给宝宝玩，让他抓住小勺子，去敲打小杯子，感觉敲的动作。

随着体验增多，宝宝都能很快掌握各种动作。

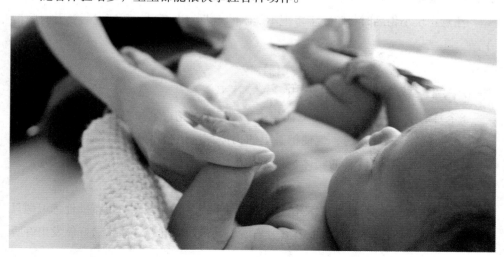

撕纸是一种高难度动作，它不但有益于锻炼宝宝的手指协调能力，同时还是一种有声的游戏。为了锻炼宝宝双手的活动能力，妈妈可以给宝宝一些纸，让他去撕，这能够训练他手指的灵活性。

让宝宝两手拿纸，初次玩时妈妈可把纸中间撕一个小口，这样宝宝撕起来会容易一些。妈妈也可握着宝宝的手，教宝宝撕，慢慢地，他就会自己去撕了。妈妈还可和宝宝合作，两人各用一只手撕纸。

撕纸后给宝宝洗手

废旧的报纸和书刊，尤其报纸上面的油墨很容易脱落，这些油墨含有重金属，对宝宝的健康不利。因此撕纸后，一定要把宝宝的小手清洗干净，并且，一定要防止宝宝在手没洗干净之前吃手，或者用手拿东西吃。

🍎 7个月，可让宝宝捡小玩具

7个月的宝宝，已经能集中所有的精力去关注某一个物体，并能够注视较远距离的物体，距离感更加精确，视觉和触觉也比较协调了。此时让宝宝捡小玩具，可以很好地锻炼宝宝手指的灵活性。

捡小玩具游戏玩法：妈妈在干净的空旷地放一个红色小玩具，让宝宝用手去抓，看宝宝能否抓得到，如果抓不到，可提示，也可以放3~4个大小不同、颜色不同的小玩具，让宝宝去抓，看宝宝喜欢抓哪种颜色，这种做法也能为以后培养宝宝认识颜色做准备。

注意：玩小物品时要防止宝宝把不能吃的东西放进嘴里，玩完之后要及时收拾干净。

🍎 8个月，教宝宝双手拿东西

8个月的宝宝会出现注意力只能集中于一只手的情况。原来他手里如果有一件东西，再递给他一件东西，他便把手里的扔掉，接住新递过来的东西；当他用左手抓住物体时，右手原有的物体会被丢掉。所以，要训练宝宝用双手同时分别拿东西。

开始训练时妈妈可以让宝宝用两只手同时拿一个物体，然后再帮助他练习两只手分别拿住不同的物体，让他左看看、右看看，再往一起碰一碰，最好能发出好听的响声。

经过训练，宝宝手指也灵巧多了，妈妈先给宝宝一个玩具，再递给宝宝另外一个玩具的时候，宝宝会用另一只手去接，宝宝可以一只手拿一件，相互敲打。这对宝宝左右脑的平衡开发很有好处。

🍎 9～10个月，和宝宝玩捡球与扔球

到了9～10个月，宝宝就开始尝试操控，能够在物品上进行挤、拍、滑动、捅、擦、敲或打等动作，能够准确地把大多数物品抓在手里、放到嘴里。在这个时期，可以多让宝宝做一些手部的游戏，促进精细动作能力的发展，也促进大脑发育。

这个时期的宝宝很喜欢做重复动作。比如，把小盖子盖在瓶子上，拿下来，再盖上，再拿下来，再盖上。把球扔到地上，捡起来，再扔，再捡，再扔……这种看似单调无味的动作，宝宝竟然能重复做20次、30次，非但不会觉得无聊，反倒觉得很好玩。这样的重复动作，正是宝宝在思考的表现。

球类游戏是宝宝喜欢的，妈妈可以准备一个乒乓球，跟宝宝玩捡球和扔球的游戏。妈妈把球放在地上后，告诉宝宝："把球捡起来。"如果宝宝不懂，可以加上手势多说几次，等宝宝捡起球之后，再告诉他："把球扔给妈妈。"刚开始宝宝扔的动作方向性很差，宝宝会一次次地捡起来再扔给妈妈。

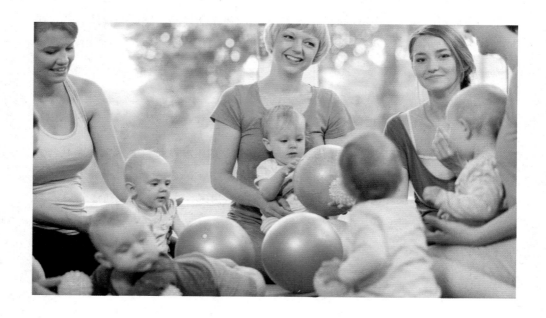

🍎 11～12个月，让宝宝练习用拇指和食指拿东西

人类的手数拇指和食指的功能较强了，也较灵活。人要准确地、灵活地抓取东西都离不开拇指和食指。

要成功地用拇指和食指捏取小东西并非易事，宝宝要经过几个月的锻炼和发展才能有这个能力。如，9个多月时，宝宝开始能伸出食指，用食指拨弄小糖丸、花生米等小东西；10个多月时，会用拇指和食指的侧面来夹取较小的东西，这个动作虽然也能成功地拿起小东西，但不熟练，也不灵活；到了11～12个月时，手的动作发展到了拇指和食指指端，宝宝就能用拇指和食指指端来捏取小东西。

妈妈此时可经常给宝宝提供玩具和物品，让他抓握、摆弄，还要训练他捏取细小的东西，如让他捏取小块饼干、花生米、米粒等。要注意不要让宝宝将捏取的东西放入口中，以免发生危险。

🍎 1岁左右，可让宝宝涂鸦

1岁左右的宝宝，就已经开始喜欢涂鸦了。

涂鸦对宝宝手、眼、脑的协调配合，增强脑对手、眼的指挥能力，有着巨大的促进作用。这种作用是其他活动所不能替代的。从涂鸦开始的绘画活动，有助于宝宝手部肌肉发展，培养认知能力与创造力，在宝宝的心智发展上有着重要的指导性意义。涂鸦是宝宝与生俱来的才情。

妈妈可以给宝宝一根粉笔，让宝宝在小黑板或地板上随意地画。也可给宝宝一张纸，各种不同颜色、类型的画笔，让宝宝随时将生活体验、感受与情绪，通过画笔表现出来。

不要过早地教宝宝绘画技巧

面对宝宝的涂鸦活动，不管他涂得如何，父母都不要过早地教宝宝绘画技巧，想象力比绘画技巧重要得多。如果父母总是试图给宝宝的涂鸦活动给予指导，灌输给宝宝所谓的美感及对色彩与空间的认知，会扼杀宝宝天生的直觉与创意。

宝宝语言能力训练

语言是交际的工具、思维的武器，宝宝语言的发展是一个连续的、有规律的过程。先学发音，例如2~3个月的宝宝，当大人"啊""哦"地和他说话时，就会咿呀学语。进而是理解语言阶段，例如8个月以后的宝宝，能理解简单的语言，问他灯在哪儿，他就会看灯或指灯。

● 多和宝宝说话

从宝宝出生开始，家人就要多和宝宝说话，不用在乎他是否听得懂，重要的是他能听到家人给他发出的不一样的声音和语调。妈妈和宝宝说话时声音要柔和亲切，语调要富于变化。宝宝哭时，妈妈要用温和亲切的语调哄他，比如，妈妈说："哎呀，我们家宝宝怎么了？来来，不哭啊，妈妈抱抱。"在喂奶时，妈妈可以轻轻呼唤宝宝的乳名，比如，妈妈说："成成，是不是饿了，妈妈给成成喂奶来喽！"这样经常跟宝宝说话能够给宝宝一种温暖和安全的感觉。

另外，父母还可以一边做家务，一边和宝宝说话，不要让宝宝生活的环境太过安静，因为生活中的一切声音，对于宝宝来说都是很好的语言教材。

● 跟宝宝玩口唇游戏

宝宝6个月以前，多跟他玩口唇游戏，这对宝宝语言能力的发展有很好的促进作用。玩之前，先把他抱起或者平放在床上，与妈妈面对面，妈妈先跟他说说话，调动起他的情绪，然后对着他做咂嘴、吐舌、张嘴等动作。动作要清晰、节奏缓慢，并且表情夸张，这样更能吸引宝宝的注意力。这样反复进行，宝宝可能就会跟着做了，妈妈咂嘴，他也咂嘴，妈妈吐舌，他也吐舌，有的宝宝甚至可以跟着大人挤眉弄眼。每当宝宝模仿了，妈妈要亲亲宝宝，给予鼓励，跟他说："宝宝好棒，模仿得这么准确。"

不过，此时宝宝的模仿是随机的，并不代表学会了，可能今天碰巧模仿了，明天就对引导不理不睬了，这些都是正常的。

● 积极响应宝宝的牙牙学语

宝宝长到2~3个月时，能发出咿咿啊啊等声音，这表明宝宝在尝试着表达自己的感觉。此时父母一定要积极地回应宝宝的这种声音，使宝宝更加积极地表达自己的感觉。另外，父母在回应宝宝的这种声音时，可以一边和宝宝说话，一边抚摸着宝宝，以达到与宝宝交流的目的。

　　注意，与宝宝说话时，要注视宝宝的眼睛。眼睛是心灵的窗户，爸爸妈妈与宝宝沟通时，首先要进行的就是眼神的交流。宝宝通过凝视爸爸妈妈的目光，聆听爸爸妈妈的声音，熟悉爸爸妈妈的表情，来增进对"说话"的了解和对这种交流方式的认识。

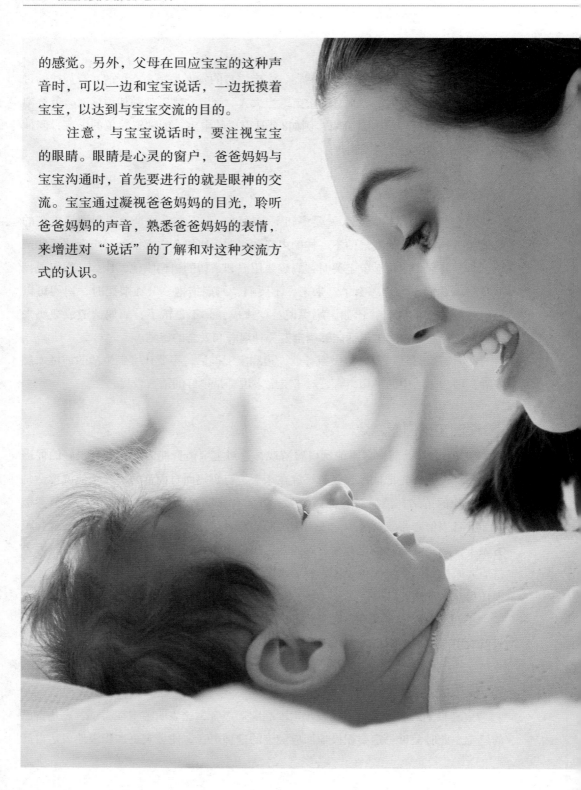

🍎 慢慢地教宝宝练习发音

宝宝学习语言时，有很强的模仿能力。妈妈说话时宝宝会很仔细地观察妈妈的口形，因此，妈妈在说话时速度要慢，注意发音正确，可以反复讲。虽然在刚开始时宝宝不一定能学会，但经过反复教，宝宝虽然还不会说，但已经形成记忆。

妈妈用亲切温柔的声音，面对着宝宝说话，使他能看得见妈妈的口形。妈妈可试着对他发单个韵母 a（啊）、o（喔）、u（乌）、e（鹅）的音，或跟宝宝说："宝宝，叫mā ma（妈妈），叫bà ba（爸爸）。"

另外，妈妈还可在宝宝较开心时，拿一些带响声、能动、鲜红色的玩具，在宝宝眼前摇晃，边摇晃边数："1、2、3，1、2、3……"这样可以促进宝宝发音器官的协调发展，让宝宝尽快发音。

🍎 宝宝会发音后教宝宝拟声词

如果宝宝能发出一两个音，如"啊咕""啊呜"等，说明宝宝已经在渐渐地模仿大人的口形，发出声音。这时妈妈可以教宝宝小猫"喵喵"，小羊"咩咩"，小狗"汪汪"，火车"呜呜"等拟声词。这类拟声词比较容易发音。

若妈妈听到宝宝发音，一定要及时给予回应，最好语调及语气都能丰富一些。如宝宝发出了笑声，妈妈可以亲切和蔼地说："宝宝真可爱，再笑一个！"如爸爸轻拍了一下宝宝，宝宝发出了一种不满的声音，妈妈可以用命令式的口吻对着爸爸说："不准打我们家宝宝啊！"总之，就是要用多变的语调和语气回应宝宝的发音。这对宝宝练习发音，发展宝宝的语言能力很有帮助。

🍎 经常给宝宝唱歌

宝宝喜欢听歌，尤其是妈妈唱的歌，所以，即使你的音调不准，也要经常唱歌给宝宝听。音乐的节奏感加上妈妈轻柔的嗓音，不但能让宝宝感到安静、舒适，还能无形中发展宝宝的语言能力。

妈妈可以先用磁带和CD放一些儿歌，还可以放古典乐、爵士乐及流行曲调，但放的音量不要过大。如果妈妈会唱，平时妈妈也可以自己唱些歌给宝宝听。摇篮曲极适合哄宝宝。

🍎 七八个月时教宝宝叫爸爸妈妈

年轻的父母第一次听宝宝叫爸爸妈妈会十分激动。7个多月的宝宝会在某天发出"爸爸""妈妈"等简单的音节和词语。开始时他并不知道是什么意思，但见到爸爸妈妈听到后高兴的样子，叫爸爸时爸爸会亲亲他，叫妈妈时妈妈会亲亲他，宝宝就渐渐地从无意识的发音发展到有意识地叫爸爸、妈妈。这标志着宝宝已步入了学习说话的敏感期。

父母要敏锐地捕捉这一教育契机，每天在宝宝愉快的时候，可以让他称呼大人来培养宝宝说话的能力。

🍎 1岁左右可给宝宝讲简单的故事

1岁左右的宝宝虽然不会说太多的话，但是可以听有简单情节的故事了。父母应该多给宝宝讲故事，培养宝宝的语言能力和辨别情感的能力。

妈妈可以给宝宝购买几本适合这一阶段儿童的故事书，要根据宝宝的兴趣来选择，这样他才爱听。

妈妈在给宝宝讲故事时要尽量做到有声有色，富于感情，用词必须为宝宝所理解，尽量使用明白准确、生动的语言，对那些难懂的词或较长的名字，要相应换成宝宝容易理解的词，并把长名分解成短名，使宝宝一听就懂。

此外，妈妈每次给宝宝讲故事的时间不要太长，简单地讲一个小故事就不错，而且宝宝喜欢听重复的故事，妈妈可以选择一个小故事重复地讲给宝宝听。

🍎 家里人语言要统一

曾经有宝宝迟迟不开口说话，经过多方检查才发现是因为他的语言环境太复杂。这样的家庭一般家庭成员较多，口音天南海北，语言混杂。宝宝长期在这样的环境中生活，感觉无所适从，就容易不说话。虽然有些在这样环境中生活的宝宝不说话则已，一旦开口就可以说好几种方言或语言，但毕竟是少数。

一般情况下，家里人的语言或方言最好不要超过两种。宝宝在半岁左右就可以分辨口音了，他自己能够区分普通话和方言，并选择运用，不会一直用方言，这一点可以完全放心。

学爬行

爬行是一项复杂的运动，需要四肢、头部、胸腹等相互配合，练好爬行对宝宝的身体和动作能力发展都有好处。

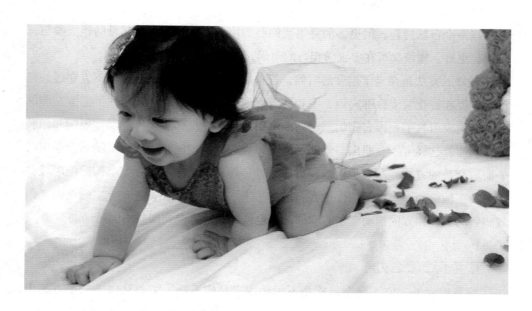

爬行有助于培养宝宝的手眼协调能力，因为宝宝是天生的"近视眼"，爬行的时候，他的眼睛能更清楚地看到地面和逐渐接近的物体，这有助于他理解空间概念及距离感，能够在一定程度上预防感统失调。另外，爬行其实是宝宝最早的有效的移动方式，对宝宝的智力发展很有好处。因此，妈妈不要让宝宝错过了学习爬行的最佳时机。

● 宝宝学爬行的过程

从翻身到爬行其实是一个连续的过程，5～6个月时，宝宝就已经有了爬行的欲望，时常用头顶着床面，膝盖跪着，同手臂一起用力，将腹部悬空撑起来，这就是想爬的信号。到了7个月，宝宝能够腹部蠕动，四肢不规则地划动，常常会向后退。到了将近8个月的时候，宝宝要么双手用力推，要么双脚用力蹬，开始表现出移动的迹象，不过还没有掌握动作要领。在学习爬行的初期，宝宝都是同手同脚地移动，也可能双手先向前，然后双脚跟进，过一段时间才能正确配合手脚，用手和膝盖爬行。

宝宝刚开始爬行的时候，摇摇晃晃，有时胳膊有些扭，有时腿有点儿歪，像找不到平衡感似的，这只是不太熟悉动作而已，过几天就好了。

● 教宝宝爬行的方法

宝宝爬行需要体力的准备、肌肉力量的增强，这些在宝宝成长过程中会逐渐具备，是一个自然过程，但更多的是需要四肢的协调配合。如果有父母的积极参与，效果会更好。建议父母在宝宝学爬行的时候，多让他做这方面的锻炼。

较好的方法是在宝宝俯卧的时候，爸爸用一条毛巾从宝宝的腹部下方穿过，然后向上提起，让宝宝腹部离地，手和膝盖着地；然后妈妈双手配合，推宝宝左脚的同时向前牵引右手，推右脚的同时向前牵引左手，让他体会爬行的动作要领和四肢配合规律。这样宝宝在肌肉、骨骼足够支撑腹部离地的时候就能较早地学会采用两手前后交替的方式，顺利地向前爬行。另外，还有一个方法是在宝宝俯卧的时候，妈妈站在他前面，将他的双手放在自己的手上，前后移动；爸爸在宝宝的后面，跟着妈妈的节奏和方向推动宝宝的脚部，这也可以让他感受到四肢协调运动的要领。

🍎 宝宝不爬怎么办

发育正常的宝宝不爬有可能是不想爬或者是爬不动，需要从以下三个方面出发，让他从头练起。

1. 锻炼四肢力量。宝宝不会爬行，很多是因为整天被父母抱着，缺乏锻炼，四肢无力。针对这种情况，宝宝躺着的时候，父母可以用双手分别反复地推他的脚，或者在宝宝趴着的时候，做这个动作，锻炼宝宝大腿和小腿的肌肉力量。

2. 增强爬行意识。有的宝宝不爬是因为较懒，对爬行没有意识也没有欲望。这种情况下，父母可以经常让宝宝趴着，然后用各种他感兴趣的玩具，特别是那些可以移动的玩具引诱他，让他向前爬。其中最好的是滚筒玩具，宝宝一碰，滚筒就向前移动，使得宝宝不得不移动自己去追逐滚筒。

3. 巧用辅助工具。宝宝爬行的地方要软硬适中，床不能太软，可以在地板上铺设塑胶垫等辅助爬行用品。另外可以给宝宝膝盖上带上护膝，防止宝宝因为膝盖摩擦产生的疼痛而不愿爬行。带护膝时注意不要太紧，以免影响膝关节活动度。

只要宝宝有进步，就可以给予鼓励，进而让他喜欢爬行。

🍎 锻炼爬行能力的游戏

宝宝会爬之后，父母可以多跟宝宝玩爬行游戏，逐渐增大爬行的难度，锻炼宝宝的爬行能力。

跨越障碍

将宝宝放在一边，玩具放在另一边，在宝宝与玩具之间多设置一些障碍，比如枕头、父母的腿等，然后晃动玩具，诱导宝宝去拿。宝宝为了玩具一般都会爬过这些障碍。这样的锻炼会使宝宝判断高低、远近的能力有所提高。

过桥洞

爸爸或者妈妈跪趴在地上，让宝宝从腹部下方爬过，然后绕半圈再爬过，或者原地转身爬回去。在做这个锻炼的时候，宝宝的方向感会有所增强。

帮忙找东西

这个时候的宝宝能够听从父母的指令，父母可以给宝宝下指令，让他帮忙找东西，宝宝会迅速地爬去又爬回，爬行速度会越来越快。

爬行游戏可以随机设计，让宝宝爬直线、爬上下坡、爬台阶等，都可以锻炼他的手眼协调、四肢配合能力。但是无论何时，都要注意宝宝的安全，最好不要在床上练习，以免掉下床摔伤。

学走路

学走路是一种很自然的过程。随着宝宝肢体运动能力的日益增强，在经历翻身、坐、爬、站之后，走路就被提上日程。

每个宝宝开始学走路的时间都不相同，甚至可能出现较大的差距。因此，学走路并没有所谓最适当的时机，必须视宝宝的发展状况而定。这也是一个循序渐进的过程，一般来说，宝宝在10～13个月时开始学走路。如果在10个月以前就有学走路的意愿，也不会有太大影响。只要宝宝在1岁半之前能独立走路，就没有什么可担心的。

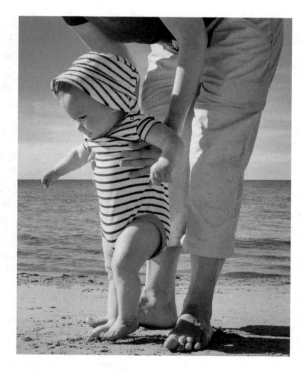

宝宝学走路的过程

不管什么时候学走路，都最好经历下面几个过程：

第一阶段 （9~10个月）	练习站	扶物站：妈妈将宝宝放在高度适中的桌子或茶几前，将他喜欢的玩具放在上面，让他站着玩玩具，借此训练他的耐力及稳定性 扶物走：让宝宝扶站于婴儿床的一侧，妈妈手拿玩具站在床的另一侧，妈妈边摇手中的玩具，边说："宝宝，走过来拿玩具了。"让宝宝扶着栏杆走向妈妈
第二阶段 （11个月）	练习蹲 和走	一站一蹲：为了训练宝宝独自站立，妈妈可以先让他蹲着，然后鼓励他站起来，再让他蹲下后站起来。如果宝宝一开始站得不够稳，妈妈可以拉住他，让他借助一点儿力，宝宝便能借力站起来了 扶着走：刚开始学走路时，宝宝很容易重心不稳。此时可以扶住宝宝的腋窝，让宝宝双脚踩在妈妈的脚背上，跟着妈妈一起走路。等过一段时间之后，可让宝宝的双脚踩在地上，由妈妈扶着他慢慢向前走，增加练习的机会
第三阶段 （12个月）	牵着走	领着走：妈妈牵着宝宝的双手，同向站好，妈妈说："宝宝，我们去那边看看。"随着宝宝平衡和协调能力的增强，妈妈可以逐渐由双手牵着宝宝，改为单手牵着宝宝 借助学步带：让宝宝站好，将学步带套在宝宝的胸前，妈妈从宝宝背后拎着带子，帮宝宝掌握平衡。妈妈说："宝宝，我们走了。"妈妈和宝宝一起向前走
第四阶段 （12个月以上）	放手走	推车走：让宝宝扶着婴儿车的扶手站好，妈妈也用手扶着扶手，说："宝宝，我们推车走了。"妈妈和宝宝一起推车向前 独立走路：爸爸和妈妈相距1米面对面蹲好，宝宝站在妈妈身边，爸爸拍手呼唤："宝宝，来，找爸爸。"宝宝蹒跚地扑进爸爸怀里。妈妈拍手呼唤："宝宝，来，找妈妈。"宝宝扑进妈妈怀中

> **不要强迫宝宝学走路**

如果宝宝还没有到学走路的年龄，并且本身也缺乏走路的意愿，那就不能强迫宝宝去学走路，否则很可能造成宝宝肢体变形。

🍎 宝宝一般多大会走路

大部分宝宝会在1岁至1岁3个月学会走路，走路早的可能不到1岁就会走了，走路晚的可能1岁半了还不能独自行走。满1岁后可以试着牵宝宝的手走路，一般经过1~2个月宝宝能独立走路。但大多数宝宝1岁半左右都学会独立走路了。要走得相当平稳，不易摔跤则要等到三四岁。

影响宝宝走路的因素有以下几个：

1. 宝宝穿得过多或过厚，影响灵活度；

2. 宝宝很少有机会在地上活动，因为太常被抱抚；

3. 宝宝体重过重，超过同龄婴儿，以致缺乏学走路的"动机"；

4. 宝宝生长不良，慢于同龄婴儿，以致肌肉骨骼发育不足；

5. 宝宝对攀扶曾有不好的经历，以致畏惧而不肯学；

6. 宝宝十分着迷各种手部动作，以致减少走的机会；

7. 居住或生活环境无法让宝宝扶着走，以致缺乏兴趣；

8. 宝宝常被放置在学步车之内，以致没有独立走路的机会。

🍎 预防宝宝"八字脚"

宝宝学走路时形成"八字脚"的话，成年后将很难纠正，因此妈妈应注意观察，若发现宝宝有"八字脚"倾向，应及时预防和纠正。

预防宝宝形成"八字脚"要注意以下几点：

1. 不要让宝宝过早学走路，一定要等宝宝会爬以后且能扶着栏杆站稳了再学走路。

2. 多给宝宝穿布鞋，学步时宝宝应穿布鞋或胶底鞋，不要给宝宝过早地穿硬质皮鞋。宝宝足部骨骼软，脚腕力量弱，穿硬质皮鞋学步会使得步态扭曲。

3. 在预防以上两点的同时，还要注意给宝宝补充足量的含蛋白质、钙质和维生素D的食物，并多带宝宝晒晒太阳。钙是决定骨骼健康的关键元素，缺钙也容易造成脚部骨骼不定型。

纠正"八字脚"的锻炼方法

如果发现宝宝有"八字脚"倾向，应尽早进行纠正练习：妈妈可站在宝宝背后，两手放在他的腋下，扶着宝宝沿一条较宽的直线行走。行走时要特别注意，宝宝的膝盖始终向前，宝宝的脚离开地面时重心应在足趾上，屈膝向前迈步时让两膝之间有轻微的碰擦过程，这个纠正方法每天练习2次，长期坚持有一定效果。

● 宝宝学走路时O形腿大多是正常的

宝宝在学走路的时候，由于下肢尚未发育完全，所以容易出现不正确的走路姿势，但大多数都属于正常现象。随着宝宝成长，大多会慢慢自行调整，恢复正常的走路姿势。

O形腿（O形腿是指两侧对称的膝内翻）大多属于生理性的表现，会随着宝宝的成长而自然恢复正常。不过，如果O形腿现象持续到2岁以上，或是发现有其他不正常症状出现，如宝宝走路时膝盖部位的稳定性不佳、走路时有疼痛的感觉等，就应该尽早就医诊断。

宝宝扁平足是正常的

扁平足就是脚底基本是平的，足弓不明显。一般来说，宝宝的足部脂肪丰富，大多为扁平足，这是正常现象，父母不要担心。随着年龄的增长，宝宝的脚才可以看到比较明显的足弓。

跟爸爸妈妈说几句

● 父母是孩子最好的"玩具"

父母希望自己的孩子得到最好的教育，拥有最好的物质生活条件，给孩子买玩具时也愿意下血本，花大价钱买高档玩具，这样的心情是可以理解的，但我们一定要提出这样的一个倡议：孩子的健康聪明，不一定需要多么昂贵的玩具，而在于父母怎样和孩子玩。

其实，父母才是孩子最好的学习与玩乐帮手，父母才是孩子最好的"玩具"。现代心理学研究证明，孩子潜能的开发，很大程度取决于孩子所接受的感知觉及智能刺激。1岁以前的孩子还没有进入主观探索世界的阶段，这个时候给予孩子合理的刺激和感情交流，是开发孩子潜能的最好选择，父母则是最佳施以刺激的人选。

1岁内的孩子最喜欢爸爸妈妈，这个"玩具"在孩子心中是其他任何玩具都比不了的，每一对父母都有和孩子沟通、交流、玩耍的一套方式，有属于你们自己的歌，独特而富有魅力的鬼脸……这些都是孩子的最爱，尤其是在跟孩子相处交流时，将在不知不觉中给孩子感知觉刺激。

🍎 养育孩子，爸爸不能缺席

男性和女性有明显不同的性格特征和处事方式，所以妈妈和爸爸在孩子的教育中起着不同的作用。爸爸的教育更具男性化，刺激激烈，活动性强，户外活动更多，而且爸爸在教育的时候有更多的竞赛性内容，让宝宝自然学会面对挫折，同时开阔视野和心胸，这是妈妈没办法完全取代的，因此，爸爸最好不要缺席宝宝的早教。

据研究显示，有爸爸长时间陪在身边，并且跟他互动较多的宝宝，数学能力更突出，而且心胸更广阔，也更富有责任感，性格更加健康和阳光，而长期缺乏爸爸教育的宝宝长大后可能会表现出缺乏自信心、没有锐气、较女性化等特点，做事也不果断，更容易瞻前顾后。

> ### 爸爸不在身边时

妈妈不能完全取代爸爸在教育中的作用，如果是夫妻两地分居，要设法增加男性在宝宝生活中的影响力。如，让宝宝更多地接触其他男性，如祖父、叔叔、舅舅，让宝宝感受来自男性的特质和魅力，让他的生活中增加更多男性的内容。或多跟宝宝提起他的爸爸，告诉他爸爸在外地如何努力工作，如何刻苦学习，如何乐观地生活，如何关心周围的朋友，等等，让宝宝更加爱自己的爸爸，并不自觉地模仿爸爸，从而培养出更多优秀的特质。

🍎 以身作则，为孩子树立好榜样

每个孩子从降生到这个世界上起就开始了他的模仿事业。而父母作为与孩子相处时间最长的人，必定会成为孩子首要的模仿对象，受到孩子的全方位模仿。因此，父母一定要时常注意自身的行为和习惯，为孩子树立一个好的榜样。

实际上，与其一遍一遍地把规矩讲给孩子听，不如直接做给他看，给孩子一个好的"范本"。举例来说，如果父母希望孩子从小尊重他人、爱护他人，那么带着孩子外出时，父母就应该主动和碰到的熟人打招呼，或者帮助需要帮助的人；如果父母希望孩子养成良好的生活习惯，那么父母本身就应该具备这样的生活习惯。父母作为孩子模仿的对象，其正面行为会潜移默化地推动孩子做出同样的正面行为，而孩子的这种模仿父母的行为逐渐会转化为其自觉的行为，最终成为一种良好的习惯，伴随其终生。

🍎 爱要让宝宝感受到

　　爱是宝宝健康快乐成长最大的养分，比一切营养都重要。让宝宝在爱意中成长，对他身体、心灵的健康成长有着直接的和不可估量的作用。一个从小不被父母疼爱的孩子，可能会不爱别人，还不会信任他人，缺乏安全感，做事谨小慎微，猜疑心重。疼爱是不会宠坏孩子的，父母可以再多给宝宝一点儿关爱。

　　当然，没有不爱自己孩子的父母，但有可能父母不知道怎么去表达对孩子的爱。其实，宝宝是那么的敏感，他能从父母的行为、态度、说话的语气中感受到爱。当父母把宝宝舒舒服服地抱在怀里时，对着宝宝开心地笑时，投入地陪着宝宝玩耍时，宝宝一转眼就看到父母在身边时，耐心地陪宝宝说话聊天时，轻声细语地给宝宝讲睡前故事时，给发脾气的宝宝和颜悦色地讲道理时，都能很好地将爱传达给宝宝。只要父母用心去做了，宝宝一定能感受到爱。

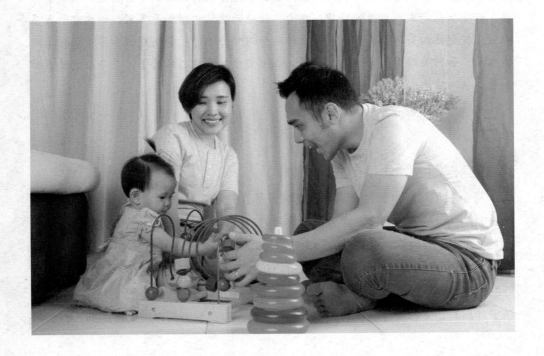

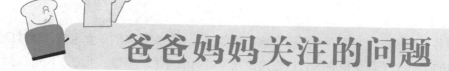

婴儿生长发育

　　婴儿期是人体生长发育最为迅速的时期，表现为体重从出生时的3千克左右增至1岁时的9千克左右，身高从50厘米左右增至75厘米左右，头围从34厘米左右增至46厘米左右等。

🍎 婴儿生长发育参考指标

月龄	体重（千克）		身高（厘米）		头围（厘米）	
	男	女	男	女	男	女
1个月	3.09~6.33	2.98~6.05	48.7~61.2	47.9~59.9	33.3~40.7	32.6~39.9
2个月	3.94~7.97	3.72~7.46	52.2~65.7	51.1~64.1	35.2~42.9	34.5~41.8
3个月	4.69~9.37	4.40~8.71	55.3~69.0	54.2~67.5	36.7~44.6	36.0~43.4
4个月	5.25~10.39	4.93~9.66	57.9~71.7	56.7~70.0	38.0~45.9	37.2~44.6
5个月	5.66~11.15	5.33~10.38	59.9~73.9	58.6~72.1	39.0~46.9	38.1~45.7
6个月	5.97~11.72	5.64~10.93	61.4~75.8	60.1~74.0	39.8~47.7	38.9~46.5
7个月	6.24~12.20	5.90~11.40	62.7~77.4	61.3~75.6	40.4~48.4	39.5~47.2
8个月	6.46~12.60	6.13~11.80	63.9~78.9	62.5~77.3	41.0~48.9	40.1~47.7
9个月	6.67~12.99	6.34~12.18	65.2~80.5	63.7~78.9	41.5~49.4	40.5~48.2
10个月	6.86~13.34	6.53~12.52	66.4~82.1	64.9~80.5	41.9~49.8	40.9~48.6
11个月	7.04~13.68	6.71~12.85	67.5~83.6	66.1~82.0	42.3~50.2	41.3~49.0
12个月	7.21~14.00	6.87~13.15	68.6~85.0	67.2~83.4	42.6~50.5	41.5~49.3

● 影响宝宝生长发育的因素

影响宝宝生长发育的因素有以下几方面：

遗传

遗传对宝宝的生长发育有一定影响。比如说，有的父母高的子女也高，篮球巨星姚明的父母个子都是很高的，这也遗传到了姚明的身上。不过，儿童不同阶段的生长发育受遗传作用的强弱也不同，一般婴幼儿时期的生长发育受遗传影响较小，更易受营养、疾病等因素的影响。随着年龄的增长，遗传的作用才逐渐增强并趋于稳定，到青春期才最大限度地表现出来。

营养

对于宝宝的生长发育来说，营养状况是一个重要的影响因素。如果营养素供给比例适当，生活环境也适宜，宝宝的生长潜力会得到最好的激发。合理调配膳食是维持人体良好的营养状况和健康的基础，丰富而又平衡的膳食能够促进宝宝生长发育。

睡眠

宝宝从出生开始，生长激素在睡眠时分泌旺盛，晚上10点至次日凌晨2点，可出现一个分泌高峰。因此，父母一定要保证宝宝有充足的睡眠，且应做到在晚上9点左右入睡。

锻炼

利用自然条件进行体格锻炼，对增强体质、降低生病率有很大作用。锻炼能促进新陈代谢、消化吸收和血液循环，有利于生长发育。

疾病

大多数疾病会明显影响宝宝的生长发育。比如：急性感染性疾病会使体重减轻；慢性疾病会影响到体重和身高；内分泌疾病会导致骨骼生长和神经系统发育迟缓；而先天性心脏病会导致生长迟缓。

环境和气候

有研究已经证明，每年3～5月是儿童的加速生长期。此外，合理的生活方式、清新的空气、没有噪声和污染的环境，均有利于宝宝体格和精神的发育。

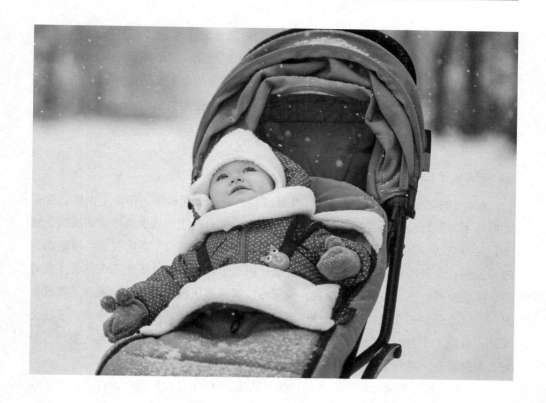

🍎 宝宝突然瘦了是怎么回事

　　一般来说，宝宝的体重会随着年龄的增长而不断增长，而宝宝患病、厌食等情况可能导致宝宝变瘦。如果宝宝胃口还不错，却一天比一天瘦，妈妈要留心，宝宝有可能患了"吸收不良综合征"。通俗地讲，就是由于小肠黏膜的吸收出现问题，造成蛋白质、脂肪、碳水化合物、维生素等的吸收异常。

　　临床表现如下：

　　1. 腹泻，粪便色淡、量多、恶臭，每日大便数次，甚至数十次；

　　2. 电解质紊乱以及维生素缺乏，手脚容易抽筋，角膜干燥，有脚气病，骨软化；

　　3. 腹部饱胀，有时腹痛、倦怠、乏力；

　　4. 宝宝越养越瘦；

　　5. 全身无力，体力比同龄儿童差。

如果宝宝只是在某一个时间段瘦了，之后又恢复正常，可能是正常的生理现象，妈妈不需要太担心。宝宝生长发育虽然有一定规律，但是在一定范围内受到多种因素的影响，也存在相当大的个体差异。所谓正常值也不是绝对的，要考虑各种影响因素，才能做出较正确的判断。而且这也是一个较为长期的事情，爸爸妈妈不能仅用一段时期的标准，来衡量宝宝的生长发育是否正常。

🍎 宝宝6个月了还不会翻身怎么办

6个月的宝宝如果还不会翻身，并且已经进行了合理训练，排除了太胖、穿得太厚等不方便行动的因素，要考虑是否有疾病困扰的可能。其中最严重的疾病是脑瘫，父母总结一下宝宝的行为，如果在新生儿期哺乳困难、不会吮吸、哭声微弱、过分安静、全身松软或僵硬，并且好打挺；两三个月时，俯卧不能抬头、不注意看人、不会凝视、不会主动伸手抓物，换尿布、衣服都比较困难等；如果到了四五个月时，宝宝仍然不能凝视、不能被逗笑、双手握拳、胳膊后伸、身体僵硬、下肢交叉等；在六七个月时不会坐，手抓物很快松开，这些现象很可能是脑瘫的表现。最好去医院检查，进行干预治疗。

6个月内是发现脑瘫的关键月龄，如果脑瘫能在6个月内发现并治疗，可最大限度地改善疾病的预后。

🍎 宝宝10个月了还不会爬，是发育晚了吗

有的宝宝在六七个月时就会爬，但较多的是在大约8个月时，但有的宝宝到了10个月，仍然不会爬。

爬行并不能作为判断宝宝发育是否良好的准则，因为不是每个宝宝都会经历这个阶段。有些宝宝根本没爬过，就直接站立起来，沿着家具摸索前进。所以，若10个月的宝宝还不会爬，爸爸妈妈先不要着急，观察观察再说。

而且，宝宝爬行的姿势各有不同。有些会往后，或往侧边方向爬行，可就不往前；有的借助膝盖；还有的则是手和脚并行，这个姿势出现，离走路便不远了。然而，爬行姿势优不优美并不重要，宝宝试图靠自己的力量移动才是重要的。在宝宝学爬行之前，一定会坐了。至于两者之间的衔接如何，并无关系，除非宝宝在好几个地方有明显的发育迟缓。

另外，有些宝宝不是不会爬，而是没有机会学。因为爸爸妈妈把宝宝放在婴儿床里、手推车上、游戏围栏或是学步车中，所以，宝宝没法展示自己的"才能"。

因此，要想让宝宝学会爬行，就要尽量让宝宝在地上活动。你可以在宝宝前方不远处，放置宝宝最喜爱的玩具，来吸引宝宝向前爬。

补钙

钙是人体中含量最多的矿物质，占人体体重的1.5% ~ 2.0%。其中绝大部分的钙存在于骨骼和牙齿中。0 ~ 3岁是宝宝发育的重要阶段，如果缺钙，就会直接影响到骨骼与牙齿的健康。

根据《中国居民膳食营养素参考摄入量第2部分：常量元素》（WS/T 578.2—2018）的推荐，每日膳食中钙的摄入量是：

0 ~ 6个月：每天需要约200毫克。

6 ~ 12个月：每天需要约250毫克。

1 ~ 3岁：每天需要约600毫克。

妈妈可以简单地计算一下宝宝是否能从日常所需的食物中摄取足够的钙，如果不能，要给宝宝补钙。

🍎 怎样知道宝宝缺钙

准确判断宝宝是否缺钙还需去医院做相关检查，不过，有一些症状可初步判断宝宝是否缺钙。

缺钙的症状首先表现在入睡难，如不易入睡、不易进入深睡眠状态，入睡后爱啼哭、易惊醒，入睡后多汗。

宝宝缺钙严重会出现抽筋、胸骨疼痛，甚至出现X形腿、O形腿、鸡胸等。

日常生活中缺钙的宝宝会厌食、偏食，白天烦躁、坐立不安，学步晚、出牙晚，牙齿排列稀疏、不整齐、不紧密，头发稀疏，健康状况不好，容易感冒等。

以上症状也可能是宝宝生长发育的正常现象，所以妈妈不能一看到宝宝出现上述症状就认为宝宝缺钙。建议当宝宝出现以上症状时，妈妈可让宝宝多吃含钙丰富的食物，并注意补充鱼肝油，不要盲目补钙。若高度怀疑宝宝缺钙，可以咨询医生。

容易缺钙的宝宝

1. 早产儿、双胞胎和低出生体重儿因胃肠道功能欠佳，对矿物质的吸收能力相对较弱，容易出现缺钙现象。

2. 生长速度较快的宝宝，对钙的需求量也大，要及时补充。

3. 爱生病，长期反复腹泻的宝宝有可能钙流失严重，要及时补钙。

🍎 补充维生素D

不论是母乳、配方奶粉，还是辅食，都含有宝宝生长发育所需的钙质。因此，一般来说，家长无须特别为宝宝补钙。食物中的钙质是否能被吸收，并进一步进入骨骼，与体内维生素D的含量有关。佝偻病最常见的是维生素D缺乏性佝偻病。仅补钙并不能预防和治疗佝偻病，反而会影响锌、铁、铜等微量元素的吸收。

因此，如果母亲不缺钙，母乳喂养的宝宝不需要额外补钙，只需要从出生后三周开始补充鱼肝油即可。如果是配方奶粉喂养的宝宝，通过相关国家标准的配方食品，能够获得足量的维生素D，不需要再额外补充。鱼肝油中含有丰富的维生素A和维生素D。如果是早产儿更应及时、足量补充。注意：维生素D的每日补充量最好不要超过400国际单位，长期过量补充会发生中毒。

宝宝两岁以后，生长发育速度减慢，户外活动增多，饮食日益多样化，一般已不需要预防性地补充维生素D了。

经常晒太阳有助于补充维生素D

太阳光照射皮肤会促进维生素D的生成。虽然不知道晒多久的太阳能产生足够的维生素D，但如果天气转暖，还是应带宝宝外出晒太阳，日照皮肤时间长的同时还应减少口服维生素D的用量。

🍎 不要盲目给宝宝补钙

并不是所有的宝宝都要补钙，如果一日三餐能给宝宝提供足够的钙，如给宝宝吃奶或奶制品，再加上蔬菜、水果或豆制品中的钙，已经足够满足宝宝每天钙的需要量，就不必再补钙了。

有的父母误解了钙的作用，以为单纯补钙就能给宝宝补出一个健壮的身体。把钙片作为"补药"或"零食"长期给宝宝吃是错误的。少数宝宝长期补钙过量，还可能患上"鬼脸综合征"：长着一张大嘴，上唇突出，鼻梁平坦，鼻孔朝天，两眼距离甚远，表情怪异。

所以父母应咨询专业人员（如儿科医师或营养师），评估宝宝每日饮食中钙的摄取量，再来决定是否要使用钙片，以及选择何种形式的钙片。钙质的补充有许多途径，"药补不如食补"，自然饮食内的钙质最好，切忌盲目地给宝宝补充过多而无用的钙片。

以目前国内的生活水准而言，只要宝宝定量地喝奶，且没有刻意偏食，日常饮食中的钙质已足够供应身体发育所需。

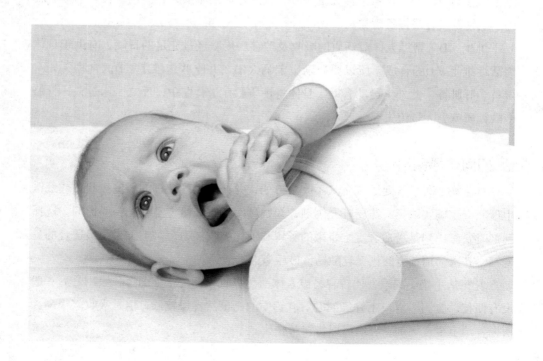

● 哪些食物含钙丰富

宝宝添加辅食后，妈妈要常给宝宝吃含钙丰富的食物。

奶及奶制品：250毫升奶，含钙225～300毫克，含有多种氨基酸、乳糖、矿物质及维生素，能促进钙的消化和吸收。而且奶中的钙质更易被人体吸取，因此，奶应该作为宝宝日常补钙的主要食品。

蔬菜：蔬菜中也有许多高钙的品种。每100克鲜菜中钙含量大于200毫克的有荠菜、萝卜缨、雪里蕻等，每100克鲜菜中含钙量100～200毫克的有毛豆、苋菜、木耳菜、芥蓝等。这些绿叶蔬菜每天吃上250克就可补250～500毫克钙。

● 给宝宝补钙要注意吸收

钙质吸收量的多少，除了依照食物中含钙量的多少而定，还需以身体吸收的难易程度来决定。大体而论，肉类、奶、乳酪、软骨、小鱼干等动物性食物中的钙质，很容易被小肠所吸收利用；但如果让含高钙及高蛋白质的奶或乳制品与巧克力等一起调配食用，则不利于钙质的吸收，因为这些食物中含有草酸，会与钙质结合成不溶性的草酸钙，不但人体无法吸收，食入过多的草酸，还会出现头发干燥、腹泻、缺钙及发育缓慢等现象。

维生素D可帮助人体对钙质的吸收及贮存。皮肤经过充足的日晒，有助于身体内活性维生素D的合成，所以要鼓励宝宝晒太阳，并吃些含维生素D的食物，如：蛋黄、肝脏等。此外，运动有助于身体将钙质贮存于骨骼中，反之卧床过久，骨骼中的钙质就会大量流失。

● 如何选择钙剂

如果妈妈母乳不足，宝宝又不吃配方奶，并开始出现缺钙的一些症状，或经医生诊断宝宝确实缺钙，需要补充钙剂，妈妈可以遵医嘱给宝宝补充一些钙剂。选择钙剂时要考虑到是否适合宝宝娇嫩的肠胃和消化吸收能力。对宝宝来说最适合的是乳钙，其次为葡萄糖酸钙、乳酸钙，最后考虑碳酸钙。

乳钙从牛奶中提取，比较容易被人体消化吸收，适合宝宝肠胃，服用之后一般没有便秘、腹泻、胃口不好等问题。乳钙中的钙虽然含量较低，但是吸收率很高。所以，给宝宝选钙剂，乳钙可以排在第一位。

不要空腹服用钙剂

不要让宝宝空腹服用钙剂。钙剂的最佳服用时间是饭后半小时，此时服用钙剂，吸收率最高，利用率最好，能充分发挥钙剂的各种效能。另外，夜间血钙浓度低，所以，睡前服钙剂也有利于钙的吸收。鱼肝油和钙剂不一定要同时服用，一般鱼肝油可以在吃早饭时服用。

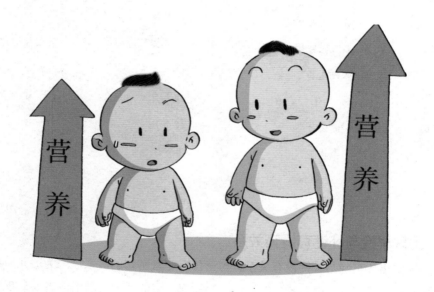

长牙齿

出生时，婴儿的乳牙早已存在于颌骨内，并开始发育。宝宝一般在出生后4～10个月从下颌的大门牙（中切牙）开始长牙，但也可能提早到3个月，或延后到12个月才长牙。大约到了30个月时便长满完整的20颗乳牙。

🍎 宝宝长牙的顺序

宝宝20颗乳牙的萌出是有顺序的，虽然不一定一成不变，但是也可以作为参照的依据，原则上是左右对称。

牙位		长牙时间	长牙顺序
上排牙齿	中切牙	9个月	2
	侧切牙	9个月	2
	尖牙	24个月	5
	第一乳磨牙	18个月	4
	第二乳磨牙	30个月	6
下排牙齿	第二乳磨牙	30个月	6
	第一乳磨牙	18个月	4
	尖牙	24个月	5
	侧切牙	12个月	3
	中切牙	6个月	1

⚫ 出牙早晚与补钙有没有关系

宝宝出牙早晚与补钙没有关系，与遗传有非常密切的关系。因为胎儿后期，乳牙胚和恒牙胚就已形成。若真的缺钙，会发现宝宝的牙齿有裂痕或者易碎现象，这种情况非常少见。预计宝宝出牙时间，可以参考父母出牙的时间。

从平均出牙时间来说，宝宝出生后4～10个月开始出牙，平均1个月出1颗牙。但有的宝宝不会按照这样的规律出牙。宝宝出牙晚，妈妈无须太担心。有的妈妈一见宝宝该出牙时没长牙以为是缺钙，就给宝宝吃鱼肝油和钙片，这是不可取的。宝宝出牙晚的原因有多种，可能是遗传原因，也可能是妈妈怀孕时缺乏一些营养，也可能是宝宝缺钙。总之，宝宝出牙晚不一定都是缺钙引起的。若宝宝乳牙萌出延迟，要去医院看医生。

诞生牙和新生牙

有的宝宝一出生就有牙齿萌出，称为"诞生牙"。出生后1个月内，就有乳牙萌出，称为"新生牙"。诞生牙和新生牙多见于下颌中切牙。这些牙齿多数没有牙根或牙根短小，有的极度松动。由于松动的诞生牙和新生牙有影响宝宝吃奶及脱落后被宝宝吸入气管的危险，所以常常被拔除。

🍎 宝宝长牙齿时会出现的症状

长牙期间宝宝会有一些异常表现，不同的宝宝表现也不同，总体来说，主要有以下几个方面：

流口水

出牙时产生的过多唾液会让宝宝经常流口水。

牙龈痒

宝宝将要出牙时可能因为牙龈痒，喜欢把东西放到嘴里啃咬，等牙齿都长出来了，这些症状就会消失。妈妈可以买一些牙胶或磨牙棒之类的产品让宝宝咬，一来可以缓解不适，二来还能训练宝宝的咀嚼能力，一举两得。

发热

有的宝宝长牙齿时会发热，只要精神好、食欲旺盛，就无须特殊处理，让宝宝多喝些温开水就行了；如果体温达到高热，并伴有烦躁、哭闹、拒奶等现象，则应及时就诊。

烦躁

出牙期间的宝宝出现啼哭、烦躁不安等症状时，一般只要让宝宝咬磨牙棒，转移注意力，通常会安静下来。另外，还可以在宝宝出牙时给他做脸部按摩，以放松脸部肌肉，也可达到较好的效果。

胃口不好

出牙的不适会使宝宝胃口不佳，这时妈妈不要强行喂食宝宝。待宝宝牙齿长出，胃口自然会好。

● 为宝宝准备磨牙食品

大多数宝宝4~10个月时开始长牙。长牙的时候，牙龈发痒，宝宝常逮到什么就啃什么，在这个时候妈妈可以给宝宝准备些磨牙食品，既缓解牙龈不适，又能锻炼咀嚼能力，避免了宝宝把不干净的东西放到嘴里啃。

市面上有磨牙饼干，可以给宝宝买一些，市售的地瓜干也很好，不过市面上买回的地瓜干一般都比较干硬，宝宝嚼着困难。可以在米饭焖熟之后撒在米饭上再焖一会儿，地瓜干就又香又软了，放凉就能给宝宝抓着吃了。当然，最适合的还是自制蔬菜条，比如把胡萝卜、西芹等洗净，切成适合宝宝抓握的长条，给宝宝抓着吃，也都能起到磨牙的作用。太脆的水果做磨牙食品，如苹果、梨，没有蔬菜那样的韧性，宝宝容易咬下小丁，一旦咽下去可能造成卡喉的危险，所以不能切得太细，而是要大一些、粗一些。可以先将苹果、梨用水煮过，增加韧性，再切条。

不要给宝宝咬甘草

有很多老人都会给长牙的宝宝咬甘草，以防止宝宝"吃"手、"吃"玩具等，宝宝之所以喜欢吃甘草是因为甘草有甜味，但甘草是中药，不要随便给宝宝咬。

● 保护乳牙不能常做的事

从宝宝长牙开始，妈妈就要注意保护宝宝的乳牙，应避免宝宝经常出现以下行为：

平躺着喝奶

拿着奶瓶平躺着喝奶，下颌必然要前伸才能叼住奶嘴，养成习惯，就会造成整个下颌突出，下牙畸形。经常含着奶嘴睡觉，牙齿被浸泡在奶液中，使口腔内的细菌大量繁殖，久而久之就会造成龋齿。

吮手指头或一些玩具

很多宝宝都有吮手指的习惯，这在早期是有一定益处的。大多数宝宝到了一定月龄后就不再吮手指了，若宝宝出牙后还有吮手指的习惯，就要注意了。因为这容易造成牙齿错颌畸形，使上下牙不能正常咬合。

用一侧牙齿咀嚼

嚼东西时老用一侧牙齿，日久就会造成整个面形偏歪，这对整个面形的影响是非常大的，而且长大后做矫正也比较难。

剔牙

宝宝牙缝有东西一定不要用牙签剔，而要用牙刷轻轻刷出来。否则，牙缝会慢慢变宽，食物残渣更容易嵌进去并在里面发酵，造成牙龈发炎。

湿疹

婴儿湿疹是婴儿时期常见的一种皮肤病，一般情况下，可以在短期内治愈。顽固者常有奇痒难忍，久治不愈，到2岁以后大多数可以自愈，但少数可以延续到幼儿期或儿童期，常常影响到孩子的身心健康。

🍎 婴儿湿疹是什么样的

婴儿湿疹俗称奶癣，多在宝宝出生后1个月左右出现，有的宝宝出生后1~2周就出现了。湿疹主要发生在脸颊部、额部和下颌部，严重时可累及胸部和上臂。

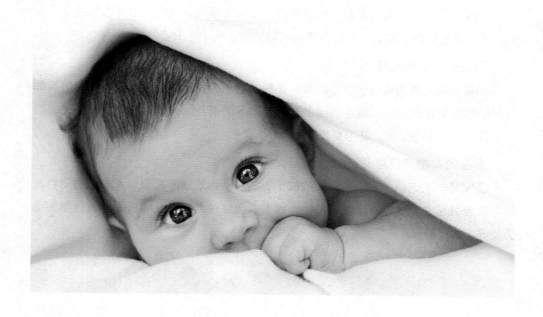

宝宝开始长湿疹时，皮肤发红，上面有针头大小的红色丘疹，可出现水疱、脓疱、小糜烂面、潮湿、渗液，并可形成痂皮。痂脱落后会露出糜烂面，愈合后形成红斑。数周至数月后，水肿性红斑开始消退，糜烂面逐渐消失，宝宝皮肤会变得干燥，而且出现少许薄痂或鳞屑。

湿疹一般分为两种：一种是渗出型湿疹。多见于肥胖的婴儿，最开始长在两颊部位，主要表现是发生红斑、丘疹、丘疱疹，常因剧痒搔抓而显露有多量渗液的鲜红糜烂面。严重时会累及整个面部及头皮。另一种是干燥型湿疹。多见于瘦弱的婴儿，一般长在头皮、眉间等部位，主要表现为潮红、脱屑、丘疹，但无明显渗液。其阵发性的剧烈瘙痒会引起宝宝哭闹。

🍎 宝宝为什么长湿疹

宝宝长湿疹一般有以下几个原因：

牛奶蛋白不耐受

一部分宝宝会对牛奶蛋白产生不同程度的不耐受现象，常表现为不同程度的湿疹，严重者可出现腹泻，甚至便血。牛奶蛋白是宝宝最早接触的、最常见的过敏原。一般宝宝只是对牛奶蛋白不耐受，但个别宝宝对母乳蛋白也会不耐受。

遗传基因

湿疹与遗传有很大的关系。也就是说，如果父母双方中的一方曾患有过敏性疾病，或曾患过湿疹，那么宝宝患湿疹的可能性就会大大上升。

不良的环境和情绪

环境因素也可能造成宝宝患湿疹，花粉、螨虫、空气寒冷干燥或潮湿闷热等都与湿疹的发生息息相关。就连情绪也是一种影响因素，如果宝宝长期精神紧张、情绪不佳就会使湿疹加重，甚至反反复复。

宝宝的衣物、日用品

宝宝穿的毛织品、有羊毛绒絮的被子、装有动物毛绒的枕头、衣物上的染料，都可能是引起宝宝过敏的原因。另外，如果宝宝穿得太厚、穿的衣服材质过粗等也会使湿疹情况加重。

如何护理患湿疹的宝宝

妈妈在护理患湿疹的宝宝时要特别注意以下几点：

1. 最好是母乳喂养。母乳喂养可以减轻宝宝湿疹。宝宝的食物要尽可能是新鲜的，避免让宝宝吃含色素、防腐剂、稳定剂或膨化剂的食物。尽量找出容易使宝宝过敏的食物，并做相应处理。如对蛋白过敏，可单独食用蛋黄。哺乳期妈妈暂时不要吃蛋、虾、蟹等食物，以免这些食物通过乳汁影响宝宝。宝宝的食物以清淡为好，1岁以内尽量不加盐。还应避免营养过剩，以免诱发湿疹。

2. 宝宝的贴身衣服和被褥必须是棉质的，所有衣服的领子也最好是棉质的，避免化纤、羊毛制品对宝宝的皮肤造成刺激。给宝宝穿衣服时要略偏少，衣着应较宽松、轻软，过热、出汗都会造成湿疹加重。要经常给宝宝更换衣物、枕头、被褥等，保持宝宝身体的干爽。

3. 患湿疹的宝宝千万不可以用有刺激性的香皂或沐浴液洗澡，清水洗就可以了。夏天要注意保持皮肤干燥，但不要使用太多的痱子粉。洗澡后应用柔软的毛巾吸干皮肤上的水分，不要用力擦拭，尤其是皮损部位，然后抹上薄薄一层婴儿护肤霜，以保持皮肤不干燥，缓解瘙痒。如果医生建议使用药膏的话，就按医嘱处理。

4. 勤给宝宝剪指甲，避免宝宝抓搔患处，造成继发性感染。

5. 宝宝的卧室室温不宜过高，否则会使皮肤瘙痒加重。室内要保持通风，家里最好不要养宠物。

湿疹严重时暂缓接种疫苗

患湿疹的宝宝应暂缓注射麻疹疫苗、百白破疫苗，因为这些疫苗致敏原较强，较易引起过敏反应，会使湿疹加重。除了湿疹之外，患有荨麻疹及哮喘的宝宝也不宜接种麻疹疫苗、百白破疫苗。

湿疹怎么治疗

治疗婴儿湿疹最主要的方法是对症治疗——消疹、止痒。消疹可以缓解皮肤损害，避免皮肤感染；止痒可以解除宝宝的痛苦，避免皮肤被抓伤，也可预防进一步的感染。

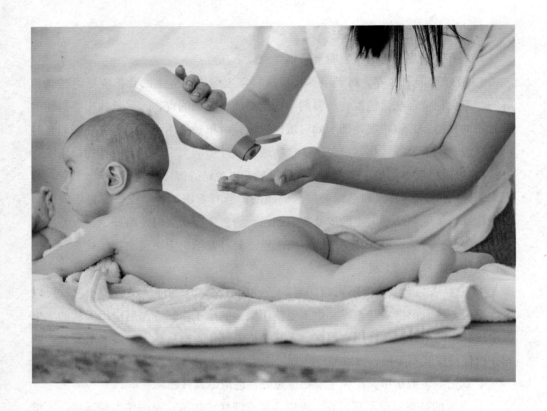

　　目前，真正有效的药物是外用肾上腺糖皮质激素，常选用0.1%丁酸氢化可的松乳膏和0.05%地奈德乳膏等，但不能连续使用超过2周。一般将药膏薄薄地涂在皮疹上，2～3次后，皮疹即可明显好转，痒感也明显减退。在皮疹好转后，经常涂些润肤露可以延长复发时间。

　　需要强调的是，湿疹会反复发作，用药初期可能会有所好转，但不久又会复发，不建议长期用药，否则会使皮肤对药物形成依赖。患湿疹的一个重要根源是宝宝胃肠道系统不完善，吃进去的过敏原易透过较薄的肠壁进入血液中，由于皮下毛细血管最丰富，所以湿疹就立刻表现在皮肤上。治疗湿疹的根本不是要从数不清的物质中测试出过敏原，去回避它，而是要完善宝宝的胃肠道系统。一般等宝宝慢慢长大，胃肠道系统趋于完善，湿疹会有所好转。

上火

　　宝宝体质与成人不同，他们新陈代谢旺盛，生长发育快速，中医称之为"纯阳之体"。其在正常状态下维持着一种动态平衡，一旦有外部原因打破了这种平衡，就容易出现阳盛火旺，即上火。

　　宝宝上火可引起其他疾病，比如咽炎等，还会导致胃肠功能紊乱、睡眠质量下降等，所以要早发现、早治疗，以防更严重的情形发生。

● 宝宝容易上火

　　上火是民间的通俗说法，在现代医学里的概念是炎症，大多是因为细菌、病毒侵袭身体，使身体机能运行不良，或者由于过敏、组织损伤等所致。

　　在日常生活中，宝宝特别容易上火，因为宝宝的消化系统发育还不健全，可是身体生长发育却很快，需要较多、较均衡的营养，一旦安排不好，就会出现失调现象。某些营养摄入过多，消化不了，或协助消化的水分摄入不足，也容易出现消化不良，导致积食、大便干结，表现出上火的症状。

　　此外，空气温度太高、太干燥也容易引起上火，所以室内温湿度最好控制在适宜的范围：温度控制在24～26℃，湿度控制在55%～65%。

● 宝宝上火的表现

　　宝宝上火后，表现很明显，首先是口腔上的变化，或者是舌尖发红，或者是舌苔黄腻、口苦口干、口唇生疮，也可能是口臭、牙痛、牙龈红肿、牙根发炎；其次表现在眼睛上，有眼干、眼痒、眼屎分泌多等症状；最后表现在大小便上，小便黄、大便干燥。当宝宝有以上表现时，就要怀疑可能上火了。

　　以上的症状结合宝宝在食欲和精神上的变化，就更容易判断了。一般上火的宝宝食欲都不佳，但却十分想喝水，另外大多有烦躁、心烦意乱的情形，多数很难入睡，入睡前哭闹，睡着后也是多梦，极易醒来，还特别暴躁、爱发脾气。

● 如何预防宝宝上火

　　预防宝宝上火要注意以下几点：

进行母乳喂养

宝宝出生后最好给予母乳喂养并保证充足的母乳量，因为母乳是宝宝最理想的食物，母乳中低聚糖的浓度很高，5～15克/升或更多，可以促使肠道中有益菌的繁殖，让宝宝少上火。

注意饮食

刺激性调味品、巧克力、油炸类食物不应该给宝宝吃，肉类中含铁丰富，可以适量吃。应适当给宝宝吃些绿叶蔬菜，如白菜、芹菜等。水果不但含有丰富的营养且能够帮助消化，经常让宝宝多吃水果，特别是应季水果，是有利于宝宝成长发育的。

多喝水

要培养宝宝喝白开水的习惯，补充宝宝体内所需的水分，同时也有利于清理肠道，排出废物等。如果宝宝不爱喝白开水，可以稍加一些果汁类的东西。

劳逸结合

在起居上要保证宝宝有足够的睡眠，因为睡眠不够或是睡眠质量不好，也易引起上火。还要注意保持室内的环境清新，让宝宝保持愉快的心情。此外也要考虑劳逸结合，切不可让宝宝过度疲劳。

防治便秘

从小培养宝宝良好的进食习惯和排便习惯，不挑食、不偏食、每天定时排便1～2次。对已患有慢性便秘的人工喂养的宝宝可以每天适量喂一些香蕉。

🍎 宝宝上火重在食疗

宝宝上火重在食疗，调理饮食才是最根本的。吃了太多甜食、肉食，不喜欢吃水果、蔬菜的宝宝很容易饮食停滞、脾胃失调，从而上火，所以上火后要调整饮食，吃得尽量清淡些，将肠胃调理好。另外，可以多给宝宝吃一些有助于降火的水果和蔬菜，如柚子、梨、荸荠、石榴、西瓜、白菜、芹菜、茭白、茄子、番茄、冬瓜、黄瓜等。这有助于解决因为上火引起的大便干结、皮疹等问题。

另外，宝宝上火时妈妈最好给宝宝喝一些清凉解暑的汤水，如白菜汤，用适量白菜叶加水煮开即可，喝汤、吃菜叶，都有很好的降火作用。那种用夏枯草、鱼腥草等中草药熬的凉茶，宝宝还是不要喝，以防伤胃。

免疫力低

宝宝免疫力较成人低，容易感冒生病，这是正常的。妈妈不要因为宝宝爱生病而太过担心，只要护理得当，一般的小病小痛，宝宝都能坚强地挺过去。而且，在不断生病的过程中，宝宝的免疫系统会不断完善，这种爱生病的状态过两三年就会得到改善。

🍎 宝宝6个月后爱生病

宝宝在六七个月的时候，妈妈可能会发现他生病的频率高了，咳嗽、感冒、发热总是接踵而至，隔三岔五就来一场，这是宝宝免疫力下降导致的。

刚出生的宝宝虽然也很脆弱、娇嫩，但是他有从妈妈体内带来的抗体，还可以从母乳中继续获得免疫球蛋白、乳铁蛋白等抗体，所以较少生病，偶尔打喷嚏、感冒、发热都可以自愈。到了第6个月以后，宝宝从妈妈体内带来的抗体会被逐渐消耗掉，但是自身的免疫系统发育还不成熟，没有建立起来。没有了防御系统，各种细菌侵入，生病就是很自然的事情了。如果是人工喂养的宝宝，未能从母乳中获得抗体，可能比母乳喂养的宝宝更易患病。

🍎 增强宝宝免疫力的方法

提高宝宝免疫力关系到多个方面，比如营养、锻炼、生活规律等。总体上来说，宝宝只要吃好、睡好、玩好就不会有什么问题。父母可以从日常生活的方方面面来提高宝宝的免疫力。

1. 不要经常让宝宝在家待着，多带宝宝外出散步，呼吸新鲜空气，也适当地接触一下家人之外的人，这可以刺激他的免疫反应，增强免疫力。

2. 经常给宝宝做皮肤锻炼，并且多做抚触，这有利于宝宝的体质、中枢神经系统和免疫功能的发育。

3. 坚持母乳喂养，合理搭配饮食，就基本上能做到营养平衡。另外，还要多喝水，水可以加快代谢、提高身体机能。

4. 如果宝宝稍有不适，不要急着吃药，给宝宝的免疫系统一定的锻炼，有助于提高免疫力。没有细菌感染的情况下，不要使用抗生素。

5. 让宝宝保持规律的作息习惯，保证充足的睡眠。睡眠不良会影响宝宝体内T细胞，而这种细胞是负责对抗疾病感染和肿瘤的。另外，充足的睡眠可以帮助宝宝恢复体力，体力好，免疫力就好。此时的宝宝每天应该睡够12～15个小时。

6. 勤给宝宝换衣服、勤洗手，但家里不必过于干净。过于干净的环境让宝宝接触不到适量的细菌，免疫力可能就会低下，因此家里不要天天消毒，隔3~5天消一次毒就足够了。

7. 接种疫苗也是提高免疫力的一种方法，父母要记得给宝宝定时接种计划内疫苗。

不要盲目给宝宝服用保健品

市面上有很多打着提高免疫力旗号的保健品，主要有蜂胶、蜂王浆、蛋白粉、螺旋藻、花粉等产品，不要盲目买给宝宝服用。大多数保健品中含有激素，宝宝长期服用易导致性早熟，对身体的危害是长期的。

🍎 保护宝宝肠道健康

除了掌管消化、吸收、分泌功能外，肠道还肩负着相当大的完成人体免疫大计的重任，如果肠道健康，受益的可不仅是肠道，还会惠及全身。反之，如果肠道不够健康，整个人也会处在免疫力低下的非正常状态。

肠道健康与否，从观察宝宝大便性状可以得知。正常人的肠道里有"好菌"也有"坏菌"，二者平衡才构成了健康的肠道。当菌群遭到破坏，肠道功能紊乱，大便就会出现异常情况。因此通过观察大便，我们就可以推断出身体肠道内的健康情况。如果宝宝的大便软硬度刚刚好且排便规律，就说明他的肠道是健康的。

因此，妈妈要注意保护宝宝肠道健康，尽量给宝宝吃均衡营养的膳食，不要给宝宝食用过冷、过热的食物，切忌暴饮暴食。

不依赖益生菌制剂

益生菌能提高肠道免疫力。益生菌可以帮助抑制肠道炎症，维持肠道菌群平衡，使宝宝不容易出现肠道疾病。但需注意，任何药物或补剂，除有效成分外，还有添加剂、稳定剂等，对于肠道问题，应先找原因，不要过分依赖益生菌制剂。

🍎 不要让宝宝处于无菌的环境

细菌在人体免疫功能的发育中起着至关重要的作用，如果平时没有接触细菌的机会，周围环境太干净，肠道就无法发育成熟。因此，家里应少用消毒剂，让宝宝适量接触细菌，少量细菌进入宝宝的肠道内，这对他之后肠道的免疫功能的建立和成熟非常有好处。

所以，不建议母乳喂养的妈妈每次在喂奶前先将乳头擦洗干净，因为宝宝在吮吸时，可以适当吃到妈妈乳头及乳头周围皮肤上的细菌，有利于宝宝肠道的发育。

宝宝的餐具只需用开水烫洗即可达到消毒的作用，不要过多使用化学消毒剂。残余消毒剂进到人体内，会对宝宝肠道本身、肠道内菌群产生不利影响。物理清洗方式应该成为主流。

● 不滥用抗生素

抗生素只针对细菌感染，不是治疗发热、咳嗽、腹泻的"万金油"。如果是病毒性感染引起的咳嗽、发热，抗生素不仅不会起作用，还会因误杀细菌，使得宝宝体内正常的菌群遭破坏，影响人体的免疫功能，加重病情。只有确定这些疾病是由细菌感染引起的，抗生素才能发挥应有的作用。

建议在服用抗生素后2个小时，适当服用益生菌，这样能减少正常的菌群被破坏，并使肠道免疫功能尽快得到恢复。

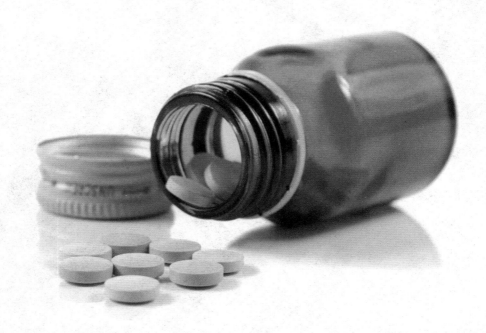

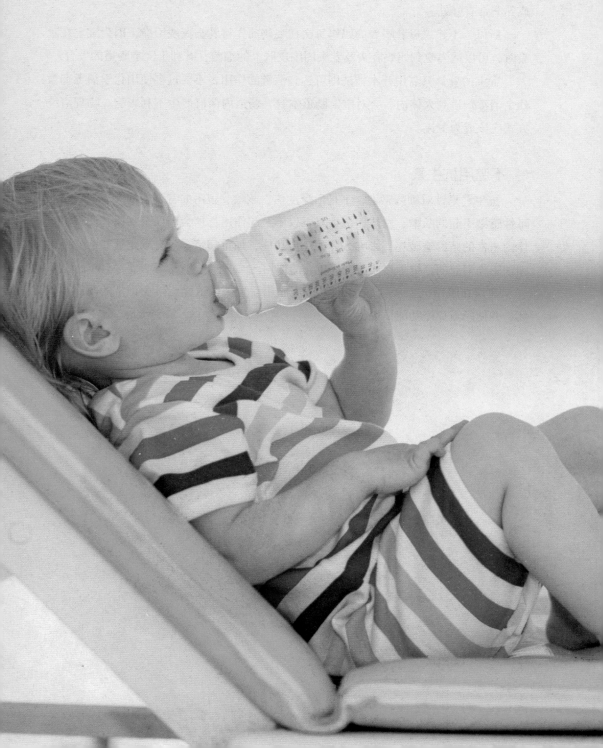

幼儿期

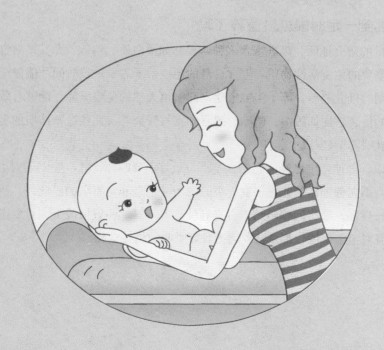

营养与饮食

母乳喂养最好到2岁

世界卫生组织在《婴幼儿喂养全球策略》中提到："母乳喂养是为婴儿健康生长与发育提供理想食品的一种无与伦比的方法。作为一项全球的公共卫生建议，在生命的最初6个月应对婴儿进行纯母乳喂养以实现最佳生长、发育。之后，为满足其不断发展的营养需要，婴儿应获得营养充足和安全的补充食品，同时继续母乳喂养至2岁或2岁以上。"

🍎 母乳到一定时候就没营养了吗

大量的研究证明，母乳富含多种营养，如蛋白质、钙等，尤其是对宝宝身体健康至关重要的免疫活性物质。宝宝自身的免疫系统需要一段时间才能健全，在这之前，长期的母乳喂养，等于为宝宝建立起一道天然的免疫屏障，能够有效地预防诸多疾病的侵袭，比如腹泻、咳嗽、感冒和支气管炎等。那些过敏体质的宝宝，更是应该母乳喂养至1岁以上。

所以，即使宝宝已经能吃辅食了，也最好不要断掉母乳。宝宝还太小，消化吸收功能尚不完善，即使能吃辅食，吸收的营养也是非常有限的。此外，妈妈不要因为宝宝长得慢，就将问题归结于自身乳汁营养不够。一般情况下，只要妈妈身体健康，母乳对宝宝来说，都是营养均衡且好吸收的最佳食物。

母乳喂养到2岁的好处

从生理上说，母乳可以向宝宝提供大量的营养，不仅可以帮助他们大脑发育，同时能够增强宝宝的免疫力，而且其中有些成分是无法复制的。

从心理上说，延长母乳喂养时间，有助于巩固母子亲密关系、增强宝宝的安全感。在宝宝疲劳、受惊、烦躁或者悲伤时，吮吸乳头能够给予宝宝最及时、最有效、最温馨的安慰，让宝宝在需要安抚时，感受到妈妈的帮助，而不是物品（奶嘴、玩具、零食等）。

宝宝越大越难断奶吗

很多妈妈想早早断奶，其中一个原因是认为宝宝小，断奶会比较容易，宝宝越大越难断奶。其实宝宝断奶的难易并不完全由年龄决定。有的妈妈奶水不多，宝宝吃着吃着可能就没有奶水了，那么断奶也就成了很自然的事情。而奶水多的妈妈不管是1岁断奶还是2岁断奶，都不是件容易的事，这种情况下越晚断奶可能会越难断，因为宝宝越大，跟妈妈的感情越深，母乳喂养对宝宝心理和情绪的影响也越大。但这不是早断奶的理由。延长母乳喂养时间对宝宝的身心都有好处，断奶难并非意味着断不了奶，每个宝宝最终都会离开妈妈，走向独立。

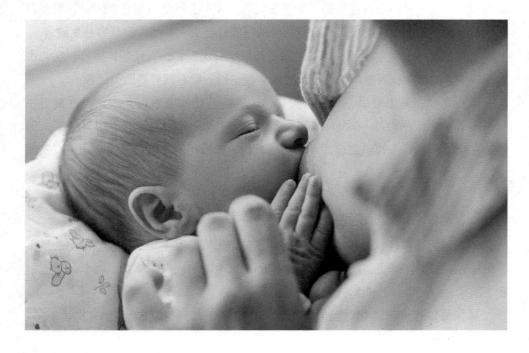

🍎 如果不断奶，宝宝是不是就不好好吃饭

有的妈妈想给宝宝断奶，是因为宝宝吃饭不是很乖，妈妈认为可能是没有断奶的缘故。

无论是吃母乳还是吃奶粉，有一些宝宝确实存在不好好吃饭的问题，但这并不是因为他们还在吃奶的缘故，而是大人在喂养方面的失误造成的。有可能是在添加辅食阶段，大人没有采用科学的喂养方式，没有培养宝宝良好的进食习惯。或者是因为大人总以为宝宝吃得不够，逼迫宝宝多进食而造成宝宝厌食；或者是因为大人过于频繁地督促宝宝吃东西，甚至不惜端着碗到处追着喂，而导致宝宝对吃饭有了恐惧感。宝宝喂养原则应该是吃饭时在餐桌上认真吃，吃完了离开餐桌再去玩儿。

虽然确实存在贪恋母乳不爱吃饭的宝宝，但这也不是母乳的错，有可能是妈妈没有安排好吃饭和吃母乳的时间，或者是妈妈除了喂奶之外，陪伴宝宝的时间无论是质还是量都不够高，宝宝无休止地要求吃奶来满足自己对妈妈的需求。

总之，即使是早早断奶的宝宝，也仍然会出现不好好吃饭的情况，妈妈遇到宝宝不好好吃饭时，应先考虑是否是喂养方式有问题，而不能草率地断掉母乳。

🍎 给宝宝断掉夜奶

不管妈妈决定什么时候给宝宝断奶，到了一定时候都应该先给宝宝断掉夜奶。断夜奶对宝宝的身体是有好处的。断了夜奶后，宝宝会逐渐习惯整夜睡觉，更有利于生长发育。如果继续吃夜奶，宝宝肥胖的可能性会更大一些，而且容易生龋齿。

一般情况下，宝宝到了一定的时间后都只吃一次夜奶，直接断掉即可，吃两次的比较少。如果一夜要吃两次，那就先断一顿，过一段时间后再断另一顿。

断夜奶时，晚上最后一顿可以安排得晚一些，比如晚上11点或12点吃最后一顿，夜间喂两次的改喂一次可能就够了，而夜间喂一次的可能就不用再喂了。另外，在喂晚上最后一顿奶之前还可以喂些米粉，米粉比较扛饿，可能会让宝宝安睡一夜。

🍎 采取自然断奶法给宝宝断奶

不管妈妈选择什么时候给宝宝断奶，都应该采取自然断奶法。自然断奶法最主要的特点就是循序渐进，逐渐拉长喂奶间隔，减少喂奶次数，坚持2~3个月后，把剩下的唯一一顿断掉，断奶就大功告成了。

具体可以这样做：如果宝宝现在每天要吃5次奶，早起1次，上午1次，下午1

次，傍晚1次，睡前1次。那么开始断奶后，就可以尝试改为每天吃4次奶，可先从上午的那一次开始减少，上午的1次改为喂奶粉或者辅食。经过1～2周，宝宝适应后，可再减去下午那一次的奶，之后再减去傍晚那一次。

形成习惯的那顿奶，比如早上睡醒后、午睡前或晚上睡觉前必须吃的那一顿就比较难断，比较难用奶粉或辅食替代。在断这一顿奶的时候，可以从改变宝宝的习惯开始，比如早上妈妈早早起床，中午让别人带宝宝外出玩耍，总之让他不能在这个时间吃到奶，慢慢地，宝宝就会忘记这个习惯。

● 传统的断奶方法不提倡，但可以尝试

有很多传统断奶法，比如在乳头上涂颜色、贴胶布等，还有让宝宝跟妈妈完全隔离，虽然也能断奶，而且快速彻底，但不提倡。因为传统断奶法容易伤害宝宝的感情，而且如果骤然断奶，妈妈的乳汁仍然分泌旺盛，妈妈被涨奶的痛苦困扰也是很严重的。

但是，有的宝宝相比自然断奶法可能更容易接受传统断奶法。如果妈妈想尝试传统断奶法，建议先尝试自然断奶法，待宝宝对母乳的依恋越来越淡薄时，再试试传统方法。总之，以不伤害宝宝感情为前提。如果传统断奶法宝宝难以接受，哭闹得厉害，妈妈不要强行进行。

● 慢慢减少宝宝对乳头的依恋

虽然专家建议妈妈最好母乳喂养到宝宝2岁或2岁以上，但为了以后断奶进行得更顺利，妈妈应早一点儿开始让宝宝减少对乳头的依恋，而不是有事没事把乳头当作宝宝的安慰剂。

吃完辅食或奶粉后，宝宝是不会饿的，即使宝宝有吃奶的要求（妈妈抱着时，头往妈妈怀里钻，用手拽妈妈的衣服等），妈妈也不要让宝宝吮吸乳头。如果已经没有奶水了，就不要让宝宝继续吸着乳头玩了。同时，妈妈要给予宝宝足够的爱和安全感，从而减少宝宝对乳头的依赖。

如果宝宝没有了对乳头的依恋，到了断奶期，宝宝会很自然地顺利断奶，甚至是宝宝主动不吃了，不需要强制性断奶。

● 断奶阶段减少和妈妈接触的时间

不赞成采取母子长时间分离来实现断奶的这种做法，但是适当地、短暂地进行

母子分离对断奶是有利的，而且基本不会影响宝宝情绪和母子感情。

宝宝如果整天跟着妈妈，时不时就会想到吃奶的问题，所以在宝宝断奶时，妈妈需尽量少跟宝宝接触，以减少宝宝对妈妈的依赖。最好有爸爸以及其他家人积极参与到断奶过程中来，让宝宝跟其他人建立起亲密关系，这样宝宝对妈妈的依赖就会少一些。

在通常喂奶的时间段，妈妈避开，让宝宝在该吃奶的时间吃不到奶，从而促进断奶顺利进行。宝宝吃奶其实也是一种习惯，到了吃奶时间不吃奶就会不安，把这种习惯改掉，断奶就能顺利些。所以，每到吃奶的时间，妈妈可以暂时消失一段时间，让宝宝跟其他人相处，把这一顿奶错过去，这样宝宝意识不到自己没吃奶的这个问题，吃奶的习惯也就不会再维持下去了。

此外，在断奶阶段，妈妈最好穿得"多点"，不要穿吊带、低胸类的衣服。别让宝宝轻易掀开衣服、摸到乳房、吃到奶。另外可以在身上喷点儿香水，掩盖母乳的味道。还有别让宝宝看到电视里、画册里吃母乳的情景，以免勾起他吃母乳的念头。

幼儿营养需求与饮食要点

营养摄入在人体的整个生命活动过程中是必不可少的，特别是在生长发育迅速的阶段更显重要。3岁以内的幼儿，对营养的需求在质和量方面都比较高，因此父母要用心为宝宝制作营养丰富的食物。

🍎 每天保证适宜奶量

奶制品能给宝宝骨骼的生长提供丰富的钙，而科学喝奶可让宝宝获取更全面的营养，促进宝宝的健康发育。

通常1~2岁的宝宝每天需要保证约500毫升的奶量；2~5岁的宝宝，每天需要保证300~400毫升的奶量。2岁以上的宝宝更要特别注意膳食和奶量的合理搭配，做到饮食均衡、营养充足。

当然啦，每个宝宝的体质和需求都有所不同，爸爸妈妈们在实际情况中根据自家宝宝的喜好灵活调整就好啦！

1岁后改用杯子喝奶

宝宝1岁后要逐渐不用奶瓶，让宝宝用学饮杯和杯子喝奶。用奶瓶吸着喝（除了水），喝得慢，奶在嘴里停留的时间长，会滋生细菌，增加宝宝蛀牙的可能性。宝宝每天需要的奶量，如果用普通大小的杯子来计算的话，就是两三杯的量。

🍎 合理安排餐次

幼儿的胃容量相对较小，且肝糖原的储备不多，加上幼儿活泼好动，容易饥饿，故幼儿每天进餐的次数要相应增加：1～2岁时每天可进餐5～6次，2～3岁时每天可进餐4～5次，每餐间隔3～3.5小时。一般可安排早、中、晚三餐，再加两顿点心。

早、中、晚三餐都可以跟大人一起吃，在每两餐之间加些点心，点心可以是牛奶、饼干、蛋糕、馒头干搭配各种水果或果汁。建议幼儿每天进食的食物种类包括主食、蔬菜、水果等在内，能达到15种左右。一周的食物种类达到30种以上就可以满足宝宝的身体需求了。

🍎 营养均衡，合理搭配

幼儿膳食应包括五类食物，即谷类、畜禽类、奶类、豆类、蔬菜水果类。平均每人每天各类食物的参考量为谷类100～150克，乳制品每日500毫升，动物性食物50～80克，鸡蛋1个，蔬菜200～250克，水果150～250克，植物油5～20毫升，糖0～20克。此外应注意各类食物轮流使用，使膳食多样化，从而达到均衡营养的目的。

为了使宝宝的饮食更丰富，妈妈可以让宝宝尝试吃一些以前不敢吃的，或者一些容易导致宝宝过敏的或是难消化的食物。如：

高致敏食物——如蛋清、花生酱、蜂蜜、鲜牛奶、鱼、虾、螃蟹等可以陆续添加。

难消化的食物——如大豆及大豆制品等都可以食用一些了。

不过添加时还是要遵守添加辅食的原则，初次少量添加，没有不良反应再增多，一次只添加1种，如果出现过敏则需要过一段时间再尝试。

新添加的食物和之前的食物一样，都要彻底清洗，煮熟煮透，避免寄生虫和毒素残留，添加鱼的时候一定要注意剔净鱼刺。

🍎 宝宝早餐一定要吃好

宝宝的早餐不要像成人早餐一样简单，也许成人几片面包、一杯奶或者一碗粥、一个馒头就搞定了，但是给宝宝准备早餐可不适合如此，最好丰富一些。因为宝宝的胃容量有限，而活动量又较大，同时还需要大量的营养来促进生长，所以不能简单。下面是一周的早餐食谱搭配，妈妈可以参考一下。

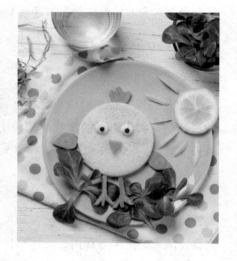

周一：全麦面包、牛奶、蒸蛋羹、菠菜拌粉丝。

周二：椒盐花卷、牛奶麦片粥、胡萝卜汁。

周三：奶黄包、煮鸡蛋、豆浆、海米油菜。

周四：蛋糕、盐水肝、酸奶、番茄汁。

周五：豆沙包、荷包蛋、豆奶、黄瓜蘸酱。

周六：包子、牛肉青菜粥、苹果。

周日：馄饨、凉拌芹菜胡萝卜、牛奶、西柚汁。

妈妈可以参照这些食谱帮宝宝搭配早餐，关键是早餐中谷类、肉类、蔬果最好都准备一些，这样才能提供充足的蛋白质、维生素和碳水化合物，让宝宝在早餐时就摄入足够丰富的营养。

🍎 宝宝喝豆浆有讲究

除了牛奶，豆浆也是很好的可以补充优质蛋白质和钙质的食物，如果购买添加钙质的豆浆，完全可以与牛奶相媲美。但给宝宝喝豆浆有讲究，要注意以下几点：

1. 一定要煮熟。煮沸后再煮10分钟以上才能饮用，饮用生豆浆容易发生恶心、呕吐、腹痛、腹泻等中毒症状。

2. 不要擅自增加浓度。如果是自己在家榨豆浆，不要随便增加浓度，反而应该适当稀释，每人份的量不要超过干黄豆50克的用量，以免过于浓稠，增加肾脏负担。

3. 不要在豆浆里加红糖，红糖里的有机酸和豆浆中的蛋白酶结合，容易产生变性沉淀物，不但会降低豆浆原有的营养价值，还增加消化负担。喝豆浆时，可以加少量的白糖，但必须在离火后再加。

豆浆不能代替牛奶

虽然豆浆含蛋白质和钙都非常丰富，但不含有牛奶中所含的其他营养物质，所以无法满足宝宝的营养需求。因此宝宝可以尝试喝一些豆浆，但豆浆不能代替奶类食品。

🍎 主食粗细搭配最有营养

我们平常吃得较多的大米、白面是细粮，主要含碳水化合物。而一些粗粮，如小米、玉米、荞麦、燕麦、薏米、高粱、红豆、绿豆、芸豆等，这些食物除碳水化合物外，其他营养素（膳食纤维、维生素和矿物质）含量普遍高于大米和白面，而这些营养素正是中国人容易缺乏的。所以，为了使宝宝吃的主食更有营养，建议妈妈经常给宝宝做一些粗细搭配的主食，这样做不仅能给宝宝补充更丰富的营养，还能刺激宝宝的食欲。

八宝饭

将家里常吃的白米饭换成黑米和小米，加上泡软的红豆、绿豆等粗粮，做成"八宝饭"，能够增加膳食纤维的含量，营养更丰富。应该注意的是，如果是豆子饭，应将豆子煮烂，并让宝宝充分咀嚼，以免宝宝误吞进入气管。

二米饭

是八宝饭的简化版，用两种米或者大米与一种粗粮，如大米和小米、大米和玉米渣煮成米饭即可，这样可以增加宝宝主食的种类。

红薯饭

红薯富含淀粉和人体必需的铁等微量元素，其氨基酸、维生素A、B族维生素、维生素C及纤维素的含量都高于大米与白面。妈妈可以将红薯与大米一起焖成红薯饭，也可以将红薯切成条状，装在塑料袋中，再加入两匙菜籽油和少许盐，反复摇晃，使红薯条外层均匀附着油和盐，放置在400℃烤箱中烘烤25分钟，可作为宝宝的餐后点心。

面食类

用燕麦、玉米面等杂粮混合的面粉代替平时常用的白面粉，做成面食，能够增加膳食纤维的含量。

🍎 宝宝的饭菜要另做

宝宝的食物应单独制作，质地应细、软、碎、烂，也要避免刺激性强和油腻的食物。食物烹调时还应具有较好的色、香、味、形，并经常更换烹调方法，以刺激宝宝胃酸的分泌，促进食欲。

很多宝宝喜欢和大人一起吃饭，也喜欢吃大人的饭菜。这是因为大人饭菜"口味"重，对宝宝味觉冲击比较大。其中最大的一个问题就是盐的用量。大人的饭菜不仅放盐较多，还放有其他调味料，如酱油、味精、辣椒等，这些都是不适合宝宝食用的。此外，大人的饭菜一般比较粗糙，即使土豆丝切得再细，黄瓜片切得再薄，对宝宝来说也还是比较大块的。建议2岁之前，宝宝的饭菜要单独做。

🍎 多给宝宝吃含铁的食物

宝宝很容易贫血，而贫血会导致浑身无力和倦怠，甚至出现喜食泥土、墙皮、生米等。在日常饮食中，妈妈要多让宝宝吃富含铁的食物，预防宝宝缺铁性贫血。

1～3岁的宝宝平均每天需要6毫克铁。

妈妈可常给宝宝吃一些富含铁的食物，如：牛肉、羊肉、猪肉、动物内脏、蛋黄、虾、海带、紫菜、黑木耳、南瓜籽、芝麻、黄豆、绿叶蔬菜、杏干、无花果干、谷类面包等。妈妈应保证宝宝每天吃10种以上的食物，如两种主食、两种肉类、三种蔬菜、两种水果、一种奶制品等。

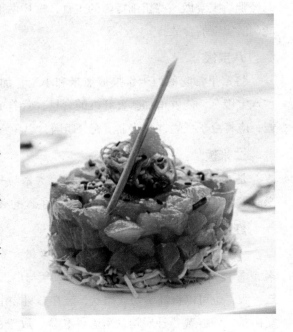

另外，维生素C能促进人体对铁的吸收，因此，动植物食物混合吃，可让铁的吸收率增加1倍。比如，宝宝吃饭后，让他喝杯稀释后的果汁（1份果汁兑10份水），或者给他吃一份新鲜的水果沙拉，促进宝宝吸收充足的铁。

宝宝贫血的症状

如果宝宝常常表现为疲乏无力，面色苍白，皮肤干燥，毛发无光泽、易折、易脱，指甲色白无光泽，或出现口角炎、舌炎、舌乳头萎缩；甚至出现易怒、易动、兴奋、烦躁时，就有可能是缺铁性贫血。此时，妈妈可以去医院给宝宝做一个检查来确定一下，根据医生的诊断，看是否需要给宝宝吃铁补充剂。

🍎 宝宝不爱吃蔬菜怎么办

对不爱吃蔬菜的宝宝，最直接的解决办法就是给宝宝换着花样做。如：

1. 在白米饭里加入甜玉米、豌豆、胡萝卜粒、蘑菇粒，再点上几滴香油，美丽的"五彩米饭"一定会使宝宝兴趣大增。

2. 吃面条的时候不要只放炸酱，可配上黄瓜、豆芽、白菜丝、菠菜叶等。

3. 主食和副食分开喂，让宝宝品尝出不同食物的味道，有利于增加宝宝的食欲。如都放在一起，饭菜混合着，宝宝总吃味道不明确的饭食，不利于激起宝宝吃饭的兴趣。吃一口饭，吃一口菜，喝一口汤，宝宝会在不断的饮食变换中增加进餐兴趣。

4. 很多宝宝爱吃带馅儿的食品，不喜欢吃胡萝卜的宝宝对混有胡萝卜馅儿的饺子可能并不拒绝。因此，妈妈可以经常在肉丸、饺子、包子、馅饼里添加少量宝宝平时不喜欢吃的蔬菜，久而久之，宝宝就会习惯并接受它们了。

总之，只要父母洞悉宝宝的心理，找到问题的症结，准能让宝宝在不知不觉中爱上吃蔬菜。

每个宝宝都能做到好好吃饭

吃饭本应该是一件非常简单的事情：饿了便吃，饱了就停。但对于大多数父母来说，想让宝宝好好吃饭还真是件头疼的事情。有的宝宝似乎从来都不觉得饿；有的宝宝必须父母追着赶着喂才能吃点儿；有的宝宝一喊吃饭就哭闹。父母想尽了各种办法，宝宝仍然不能好好吃饭。

俗话说，没有教不好的孩子，只有不会教的父母。对于吃饭这件事，也是一样的道理。只要父母找对了方法，其实每个孩子都能好好吃饭！

🍎 让宝宝自己吃饭

宝宝从完全由妈妈喂食到自己独立进餐，是一个逐渐发展、缓慢进步的过程。从10个月开始培养宝宝良好的进餐习惯，若学得快，宝宝到2岁就可以独立进餐；若学得慢，则需要到3岁才可以完成。学习过程大体上会经过三个阶段。

萌芽期：10个月的宝宝对餐具发生了浓厚的兴趣，而自我意识、独立意识也已萌芽，是培养独立进餐能力的萌芽期。

黄金期：12～18个月的宝宝手眼协调能力迅速发展，只要父母稍作教导，宝宝就能取得很大进步，学会拿着餐具把食物送到自己嘴里。

巩固期：2～3岁的宝宝基本上已经能够自己吃饭了，只是有时候不愿意自己吃，更喜欢妈妈喂饭的感觉，需要设法让他喜欢并接受自己吃饭的方式。

宝宝多大的时候能够自己吃饭，很大程度上取决于父母。只有父母放开了手，宝宝才有机会去学习如何独立吃饭。俗话说，万事开头难，宝宝刚开始独立吃饭也是这样。开始的时候，宝宝可能吃得很慢，也可能一边用勺子吃，一边用手抓，还可能弄得桌子上、衣服上、地上到处都是饭菜，这都是非常正常的，是宝宝由不会到会的一个必经过程。这时候父母不要急于去责怪宝宝，更不要因为怕脏、怕烦而不让宝宝练习，否则就会打击宝宝独立吃饭的积极性，也会使宝宝错过练习独立吃饭的大好时机。

🍎 让宝宝定点进餐

不管是和父母一起吃饭，还是宝宝单独吃饭，都要让宝宝有一个属于他自己的固定的用餐地点，而且要让宝宝在吃完自己的饭菜后才能离开座位，这样坚持要求，持之以恒，宝宝就会形成吃饭时间一到就去找餐椅的意识和习惯，而不致养成走到哪儿吃到哪儿的不良习惯。

吃饭的时候父母最好给宝宝一个属于他自己的位置和餐具。要选择健康安全的餐具，让宝宝坐好后进餐，妈妈最好将宝宝的餐位放在不方便宝宝进出的位置。

即使宝宝没有吃饱，妈妈要喂宝宝，也应该在餐桌旁喂，而不是到处追着赶着喂，这样易使宝宝养成不良的吃饭习惯。如果宝宝吃到一半就开始玩，也可能表示他不想吃了，吃饱了，此时应让宝宝离开餐桌，避免宝宝养成在餐桌边玩耍的习惯。

🍎 让宝宝定时定量就餐

规律进餐，有助于胃肠道消化功能的正常运行。定时进餐，时间一到，胃肠就开始分泌消化液，做好消化准备；定量进餐既不会让消化系统长期闲置不用，也不会增加额外的消化负担，有助于维持整个消化系统运转平衡，让其有条不紊地工作。所以以定时定量的进餐好处是很明显的，能够保证消化系统的正常工作，并可促进宝宝的食欲和消化吸收。因此，在宝宝饮食习惯固定下来之后，就应该训练他定时定量地进餐。

这个阶段的宝宝一日三餐可以跟大人一起吃，所以大人饮食要规律，不要早一顿晚一顿，尽量维持固定的时间。三餐之外的两顿奶最好也固定，一顿在宝宝醒后半小时左右，一顿在睡前半小时到1小时，另外两顿点心在早上9~10点和下午3~4点。

🍎 让宝宝有饥饿感

有些妈妈老担心宝宝饿着，老想着塞零食给他。有时宝宝正在玩耍，妈妈拉住宝宝，往他嘴里塞上一口香蕉、面包之类的食物。

人在什么时候吃饭最香？当然是饿的时候，而饱的时候，即使是美味佳肴，也会丧失吸引力。有很多被妈妈"细心"照顾的宝宝恐怕没体会过饿的滋味，没饿过，哪能体会食物的美味呢？

所以，要想让宝宝每顿饭都能吃得香，就尽量不要在吃正餐前给宝宝吃小零食，喝饮料等，这容易降低宝宝的饥饿感。另外，下午3点以后可以带宝宝出去散散步，有助于宝宝的消化，为晚餐"留肚子"。吃饭时，也可以只让宝宝吃个七八分饱，过几天，宝宝就会觉得这样吃不饱，主动要求加餐了。这时候，就可以多给宝宝一点儿饭菜，让他自己吃，长期下来，就能改掉宝宝吃饭时的坏习惯。

● 控制宝宝的进餐时间

有的妈妈可能担心宝宝吃不饱，总是想方设法地让宝宝多吃一些，甚至一顿饭要喂上1～2个小时的时间，让宝宝摄取更多的营养。其实，这样会让宝宝养成吃饭慢，边吃边玩等不好的进餐习惯。

妈妈可把宝宝的进餐时间限定在20～30分钟，如果是吃得慢的宝宝，可适当延长进餐时间，最主要的是妈妈需明白宝宝是否想吃。大部分宝宝都应该在20分钟左右就吃完面前的食物了，过了这段时间宝宝就不会再吃更多了。因此妈妈最好不要拖延进餐的时间，使劲儿劝宝宝再多吃一些，而是等下次加餐或吃饭时再给宝宝准备一些有营养的食物。

● 不要让宝宝边吃饭边看电视

有的妈妈为了让不听话的宝宝吃饭，就打开电视机，趁宝宝盯着节目时，就把饭塞到宝宝的嘴里，认为这种办法可以让宝宝多吃一些。其实这样的做法是错误的。看电视、玩游戏、人多吵闹，都不利于宝宝将注意力集中在食物上，更不利于喂养者和宝宝之间的交流，更会降低宝宝对食物的味觉敏感性和对饥饱能力的控制。

妈妈应该想办法让宝宝专心吃饭，每次用餐应选择一个安静、舒适、没有什么干扰因素的地方。妈妈最好专门为宝宝准备一把餐椅，一到吃饭的时候就让宝宝坐在上面，给宝宝一种"我要吃饭了"的心理暗示，提前进入吃饭状态。宝宝吃饭的时候，妈妈最好把电视关掉，并将宝宝视线范围内所有能影响宝宝吃饭的东西拿掉。

● 不要太关注宝宝吃饭

有的宝宝之所以不爱吃饭，是因为妈妈给予他太多的关注与压力。试想在吃饭的时候，一大帮人围着你，目不转睛地盯着你，吃任何一口都会有人评头论足，你还吃得下去吗？

建议妈妈不要太关注宝宝吃饭，让宝宝随意吃自己喜欢吃的食物，吃自己能吃的食物量，要努力营造一种愉悦的进食环境。当宝宝注意力不集中时，可以通过改变声调、低吟儿歌等把宝宝的兴趣吸引到食物上来。

妈妈不要采取哄骗、威胁、恐吓等手段强迫宝宝进食，更不能在吃饭时教训宝宝。宝宝越是紧张，吃得越少。

如果宝宝实在是没有食欲，妈妈就不要总往宝宝口中塞食物，可以让宝宝少吃一些，但不要用宝宝特别喜欢吃的零食添补正餐没吃足的饭量，如果宝宝饿了，可以做一些小点心或煮点儿粥给宝宝吃。

不管怎样，父母一定不要强迫、提醒和催促宝宝，不要忙着给宝宝喂饭和夹菜，这样容易引起宝宝的反感，也不要让宝宝知道在饭桌上任性能引人注意，从而强化宝宝吃饭慢的行为。

🍎 宝宝偏食是正常的

随着能吃的食物越来越多，有的宝宝偏食、挑食的倾向也越来越严重，总有一些食物是宝宝喜欢的，也有一些食物是他不喜欢的，但这并没有多严重，对宝宝的偏食问题要正确看待。

现在宝宝不吃某些食物，并不会对他的健康产生什么严重影响，任何一种食物都有营养价值类似的替代品，不喜欢吃这种，可以尝试别的，整体上维持营养结构合理即可。另外，还可以把他不喜欢吃的食物做得

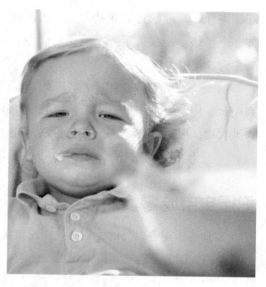

更加细致或与别的食物混合，让他挑不出来，也就不知不觉吃下去了。

另外，宝宝现在不喜欢吃某些食物跟以后是否偏食没有必然联系，他现在不喜欢的食物可能只是感觉陌生、恐惧而已，当这些食物频频在饭桌上出现，恐惧感、陌生感消除了，也就能吃得很好了。

所以，现在宝宝不喜欢吃某些食物，父母不要太着急，更不要逼着宝宝吃。

父母不要偏食

父母不要在餐桌上谈论哪种食物不好吃。宝宝现在已经具备初步的理解力、记忆力，关键是模仿力非常好，父母说不好吃的食物，他也会固执地认为不好吃，从而造成偏食。父母应尽量将所有的食物都吃一些，并表现出很好吃、很享受的样子。

● 宝宝食欲差要考虑是否缺锌

锌对味觉有很重要的作用。首先唾液中有一种味觉素，蛋白质和锌结合才能在舌头上产生正常的味觉信号。缺锌会影响食欲，另外会影响味蕾的功能。因为锌缺乏会导致舌黏膜增生和角化不全，以致味觉变得不敏感。缺锌是导致食欲下降的一个主要的原因。但并不能说宝宝吃得少就一定缺锌。妈妈可以在排除其他原因后，带宝宝到医院检查是否缺锌，另外也可以用肉眼观察宝宝的舌头。缺锌会导致宝宝地图舌，地图舌比较好发现。还有宝宝缺锌也会像缺钙那样爱出虚汗、盗汗。其他缺锌的症状有：挑食厌食、反复感冒、头发稀黄、多动、反应迟钝、个子矮小、视力下降、消化功能差、口腔溃疡、皮炎、顽固性湿疹、伤口不易愈合、指甲白斑等。

对于一些不喝奶的宝宝，尤其要考虑宝宝是否会缺锌。因为锌大多存在于奶和肉类食物中，宝宝如果不喝奶，加上1岁多的宝宝咀嚼能力有限，不能进食较多的肉类食物，很容易缺锌。不过补锌要咨询医生意见，不要擅自决定。

把握宝宝吃零食的种类和量

零食是指正餐以外的一切小吃，是宝宝喜欢吃的小食品。科学地给宝宝吃零食是有益的。因为零食能更好地满足身体对多种维生素和矿物质的需要。在三餐之间吃零食的宝宝，比只吃三餐的同龄宝宝获得的营养要更均衡。

但父母给宝宝喂零食要有计划，一次不要买太多堆在家里，也不能完全依着宝宝，宝宝喜欢吃什么就买什么。

● 适合宝宝吃的零食

适合宝宝吃的零食如下：

奶制品： 如配方奶等。早上起床后、晚上睡前喂一次，下午加餐时再喂一次。

粗粮： 过于精细的食物易导致宝宝体内缺乏维生素B_1和赖氨酸，使胃肠蠕动减慢，腹胀，消化液分泌减少，食欲降低。因此日常饮食要注意粗细粮的搭配。2岁的宝宝平常可以吃些玉米、红薯等粗粮做的零食。但是妈妈要注意，宝宝吃的粗粮应细做，宝宝才能消化吸收。

水果： 最好在两餐中间吃适量水果，能助消化、补充维生素和无机盐。2岁的宝宝可以吃的水果有苹果、桃子、柑橘、香蕉、西瓜等。不过食用要适量，宝宝每天适宜摄入的水果量为100~150克。

山楂类：2岁的宝宝可以适量吃些山楂类食物，如山楂片、果丹皮等，有开胃、助消化、提高食欲等作用，尤其适宜食肉过多的宝宝食用。

强化食品：父母可针对宝宝的生长发育情况，适量且有针对性地选择强化食品，作为宝宝的零食。如缺钙的宝宝可选用钙质饼干；对缺锌、铜的宝宝可选用锌、铜含量较高的食品等。但不要盲目进食或大量进食，以免引起中毒。

🍎 安排宝宝吃零食的时间和量

零食宜安排在饭前2小时吃，一般可在上午9~10点和下午3~4点安排宝宝吃零食。其他时间可以安排丰富的游戏活动，吸引宝宝的注意力，让他暂时放弃吃零食。睡前不宜吃零食，尤其是甜食，不然易患龋齿。如果从吃晚饭到上床睡觉之间的时间相隔太长，这中间也可以再给一次。这样做不但不会影响宝宝正餐的食量，也避免了宝宝忽饱忽饿。

此外，1~3岁宝宝的胃容量在300毫升左右，妈妈给宝宝的零食量应控制在几十毫升内，以不影响宝宝正餐食量为原则。如果量太多，宝宝的胃就会填得太满，影响下一餐的进食。有时，一两瓣橘子就是一餐零食，几片苹果、半个煮鸡蛋、少半罐的奶也完全可以作为宝宝的零食量。

不要拿零食哄宝宝

有的妈妈在宝宝哭闹时就拿零食哄他，也爱拿零食逗宝宝开心或安慰受了委屈的宝宝。与其这样培养宝宝依赖零食的习惯，不如在宝宝不开心时抱抱他、摸摸他的头，在他感到烦闷时拿个玩具给他解解闷。

🍎 不能给宝宝吃的零食

不能给宝宝吃的零食包括：油炸类食品、腌制类食品、加工肉类食品（肉干、肉松、香肠、火腿等）、饼干类食品、各类饮料、方便类食品（主要指方便面和膨化食品）、罐头类食品（包括鱼肉类和水果类）、话梅蜜饯类食品、冷冻甜品类食品（冰淇淋、冰棒、雪糕等）、烧烤类食品。这些食品大部分是含有高糖分、色素、香料的。宝宝吃多了，血糖会很快上升，影响食欲及正餐的摄取量，久而久之，爱吃零食的宝宝会变得瘦弱、脸色苍白、胃肠不好，对健康的影响很大。而

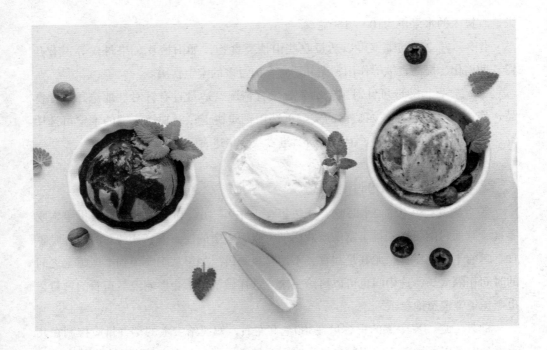

且，宝宝一旦吃了这几种零食又吃正餐，很容易发胖。

当然，一点儿垃圾食品都不吃似乎是不可能做到的事情。但是，妈妈为了宝宝的生长发育和健康一定要尽量让宝宝少吃。

🍎 宝宝吃零食上瘾怎么办

有的宝宝已经养成吃零食的习惯了，每天不吃饭，只想着吃零食，尤其喜欢吃一些垃圾食品，这让父母很是苦恼，到底如何戒掉宝宝的"零食瘾"呢？

首先要避免宝宝吃垃圾食品，当宝宝选择零食时，妈妈可有意识地告诉宝宝吃哪种零食更好、更健康。例如，宝宝很想喝饮品时，就可以趁机告诉宝宝，喝果汁比喝汽水好；如果宝宝想吃点心，就可让宝宝选择低热量的食物，而非高热量的蛋糕；如果到快餐店，可以告诉宝宝炸鸡的营养比薯条高，且可将炸鸡的皮去掉，减少脂肪的摄取等，帮助宝宝做一个健康的消费者。

要想成功戒掉宝宝的"零食瘾"，妈妈应该采取温和而坚定的态度，也就是，说到做到，不要严厉地凶宝宝，更不要威胁、利诱，只要坚持原则、柔声劝阻即可。举例来说，如果宝宝晚上吵着要吃零食，妈妈这时就得拿出魄力，用坚定的态度告诉宝宝，现在只能睡觉。就算宝宝哭闹，妈妈都不能妥协，久而久之，宝宝就会知道，哭闹是没有用的。妈妈和宝宝最好一起商量一个"吃零食协议"，规定每天吃零食的量、时间、种类，如果宝宝不遵循而哭闹，妈妈可以"冷处理"对待。

另外，妈妈每次购买零食的量不要太多，买回来后应放在宝宝看不见的地方。当宝宝在规定时间外想吃零食时，妈妈可引开宝宝的注意力，多陪宝宝玩他感兴趣的游戏，宝宝玩得高兴了自然忘了吃零食这回事了。

🍎 宝宝不宜多吃巧克力

巧克力味道香甜，食后回味无穷，是以可可制品（可可脂、可可液块或可可粉）、白砂糖或甜味剂为主要原料，经特定工艺制成的固体食品。巧克力中含有可可碱，能缓解情绪低落，使人兴奋。巧克力中可可粉含量越高，其中所含多酚类物质越多，此类物质具有抗氧化作用，有益于心脑血管健康，帮助延缓衰老。

虽然适量食用巧克力对人体有好处，但8岁以下儿童不建议吃巧克力，巧克力蛋白质含量低，饱和脂肪含量高，能量高，多吃影响正常食欲，易造成蛋白质、无机盐及维生素等物质的缺乏，对健康不利。若在睡前吃巧克力，巧克力中含有可可碱，可使宝宝神经系统兴奋，导致宝宝不易入睡和哭闹不安。

🍎 宝宝不宜多吃果冻

宝宝都喜欢吃果冻，但妈妈要少给宝宝吃果冻。果冻在制作过程中，营养物质已经大量损失，因此，果冻并不像新鲜水果那样含有多种维生素、微量元素以及其他营养成分，而且果冻的有些成分对胃、肠和内分泌系统还有一定的影响，经常大量地食用果冻，会导致宝宝食欲下降，消化功能紊乱和内分泌失调。

另外，宝宝还小，吞咽能力有限，吃果冻很容易发生卡喉、呛咳等危险，妈妈要注意一定不能让宝宝单独食用果冻。

如果宝宝吃果冻时出现了呛咳、憋气，妈妈不能存在任何侥幸心理，应立即送往医院。千万不能喝水，否则水吸入气管，后果更加严重。

日常护理

身体洗护

宝宝进入幼儿期，家长给宝宝进行清洗护理相对婴儿期就简单多了，基本只需一个人就能完成宝宝每天的洗护工作。但有的家长却觉得给宝宝洗脸、洗头、洗澡仍然很费劲，那是因为宝宝大了有主见了，不配合大人了。有的宝宝不愿意洗脸或洗头，这时家长应注意洗护方法的选择，慢慢地让宝宝接受洗脸和洗头。

🍎 宝宝不愿意洗头怎么办

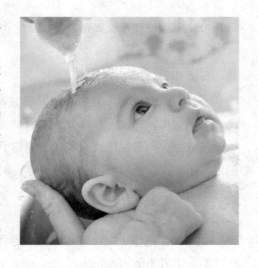

大部分宝宝都不喜欢洗头，这是正常的。洗头的时候宝宝的身体会向后仰，宝宝会产生恐惧感，所以妈妈无论给多大的宝宝洗头都要注意情绪安抚。在洗头时让宝宝的身体尽量靠近妈妈的胸部，较密切地与妈妈的上身接触，同时妈妈可以不断地说："宝宝乖，现在妈妈给你洗头，妈妈在身边……"增加宝宝的安全感。另外，针对宝宝害怕水进入眼睛的情况，可以让宝宝在洗澡的时候自由玩水，这样宝宝就比较能够消除紧张、恐惧的心理。

妈妈绝不要为了让宝宝知道水不会伤害他而直接往宝宝的头上泼水。在洗头过程中，如果宝宝尖叫或者挣扎，那么就不要继续洗了。千万不要强行抓住宝宝给他洗头，这样会出现意外的，比如把洗发液弄到他的眼睛里，这会使事情变得更糟，还会使妈妈在今后给宝宝洗头的时候遇到更多的困难。

幼儿期的宝宝不喜欢洗头的原因也可能是他们不喜欢让水流过面颊。要想克服这种厌恶感，家长得鼓励宝宝相信洗头并不疼，水从脸上流过也不脏。另外一个让宝宝习惯脸上有水的办法是带他去游泳。一旦他习惯了拍打水，弄湿头发，你就可以轻松地给他洗头了。

> ## 长时间不洗头影响头发生长

有的宝宝不爱洗头，妈妈看宝宝没有怎么出汗也就好几天不给宝宝洗头，这样是不好的。长时间不洗头，油脂及汗液的刺激会引起头皮发痒甚至感染，会影响头发生长。宝宝洗头的频率也要根据季节变化而定，夏天可一两天洗一次，春秋可两三天洗一次，冬天可三四天洗一次。

🍎 延时洗澡的好处

洗澡可以清洁皮肤，减少细菌滋生，而且能促进血液循环、消除疲劳、帮助睡眠，还有提高食欲的作用，是很经济有效的保健方式，所以宝宝应该勤洗澡。如果在宝宝洗澡的时候，有意识地延长洗澡时间，还可以提高宝宝的适应能力，助他远离感冒。

具体可以这样做：每次洗澡，在原本正常洗澡的时间上再延长5分钟，但是在这5分钟里不要再添加热水，让宝宝的身体逐渐适应正在下降的水温。宝宝的机体适应能力会在这个过程中得到提高，在天气忽冷忽热的时候，就不那么容易感冒了。

延时洗澡最好从夏天开始，冬天水温下降快，室温也较低，不要延时，以免宝宝着凉。

🍎 不要经常给宝宝抠鼻屎

很多妈妈一看到宝宝鼻子里有鼻屎就想帮宝宝抠掉，觉得清理干净后宝宝鼻子显得干净又易于呼吸。其实，这是不好的习惯。因为平时鼻内的分泌物可以湿润空气和粘住灰尘，是预防感染的一道防线。而且过分清理鼻部会刺激鼻黏膜，导致鼻黏膜轻度受损。

很多宝宝经常打喷嚏、流鼻涕、鼻内分泌物增多，妈妈认为宝宝是得了鼻炎，实际上可能是因过度清理鼻部，致鼻黏膜受损，鼻子出现过度敏感。不要每天给宝宝喷海盐水，也不要频繁用吸鼻器清理。宝宝不会因鼻内分泌物多而致呼吸受阻。护理过度未必是好事。

🍎 用干布摩擦皮肤

干布摩擦是指宝宝做完日光浴、空气浴或洗完澡后，用清洁、柔软、细腻、干燥的毛巾按摩他的皮肤，以达到锻炼宝宝皮肤的效果。

给宝宝做干布摩擦并不需要什么特殊的准备，也不是特别复杂的过程，只要每次在给宝宝换衣服时，用刚脱下来的内衣轻轻摩擦宝宝的手脚及背部皮肤至有轻微泛红就可以了。说起来只不过是顺手之举，但重要的是要坚持不懈，才能取得预期的效果。

做干布摩擦时，动作要迅捷，力度要适中，以防损害宝宝的皮肤。刚开始做干布摩擦时，时间最好不要超过2分钟，等宝宝逐渐习惯以后，可以延长到5分钟左右。

🍎 宝宝穿衣需"春捂秋冻"

我国自古以来就流传着"春捂秋冻，不生杂病"的养生保健谚语。因此，宝宝在穿衣方面也要遵循"春捂秋冻"的原则。

所谓"春捂"的含义就是说在立春以后，不要急急忙忙地脱掉厚厚的冬装，换上轻盈的春装。春天的气温不稳定，忽冷忽热，需要及时增减衣物，一旦不及时调整体温，就容易生病。因此在早春记得千万不要匆忙给宝宝脱衣，而应根据天气的变化，适当增减衣物。

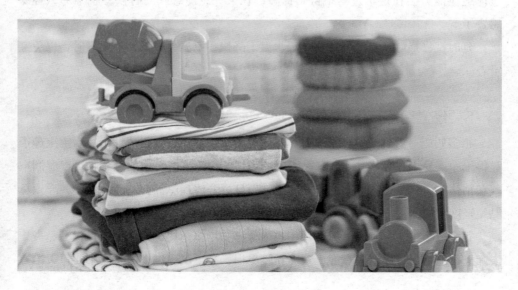

"秋冻"不能简单地理解为"遇冷不穿衣"。初秋，暑热未尽，当天气骤然变冷时，适当地增衣是必要的，否则不但不能预防疾病，反而会生病。给宝宝"适当增衣"以让宝宝略感凉而不感寒为宜，而不是让宝宝穿得暖暖和和、裹得严严实实。

有一点要提醒妈妈，如果户外太阳高照，温度较高，妈妈应在宝宝活动开始时就给宝宝减衣，而不是等到宝宝出汗了才给宝宝减衣。宝宝出汗了再减衣势必容易受风寒的侵扰。如果妈妈没能及时给宝宝减衣，那么就给宝宝用上隔汗巾，或者帮宝宝把汗擦干后再减衣。

> ### 给宝宝准备几条隔汗巾

如果宝宝穿太厚，出汗时不方便换衣服，妈妈就要给宝宝用上隔汗巾。隔汗巾是纯棉材质，吸汗防潮，当宝宝出汗时，妈妈及时给宝宝用上隔汗巾可防止宝宝出汗打湿衣服后受寒着凉。等宝宝活动结束、恢复平静，再将隔汗巾取掉。

🍎 适合宝宝的运动

随着神经系统和运动系统的日趋成熟，宝宝已经具备了较好的活动能力，如果此阶段引导宝宝进行适当的锻炼，不仅能强健体魄，对宝宝的大脑发育也有很好的促进作用。妈妈可以根据宝宝的特性、兴趣、爱好和习惯，选择不同的锻炼方法。

一般来说，适合宝宝的运动有以下几种：

散步

对于宝宝来说，散步是最简单有效的锻炼方式。妈妈可以在送宝宝去游泳馆时让宝宝步行一段路程，也可以在饭后带宝宝去小区的花园散步。随着时间的增长，一点点把散步的距离加长。

攀登活动

妈妈可以带宝宝去公园的斜坡，让宝宝跑上跑下；也可以带着宝宝爬楼梯、滑梯。这些攀登活动会让宝宝肢体更灵活。

投球活动

投球活动可能是宝宝最喜欢的运动之一，妈妈可以在距离宝宝80~120厘米远、与宝宝眼睛等高处，放一个小筐，让宝宝向里面投球。随着宝宝年龄的增长，可以提高小筐的高度。

游泳

妈妈可以经常带宝宝去自家附近的游泳池游泳，以增强体质。

其他运动

气温适宜时，妈妈要多带宝宝去户外活动，并充分利用儿童三轮车、沙场、秋千、攀登架等，根据宝宝的兴趣和习惯，带着宝宝进行户外锻炼。

睡眠管理

如果家长认为宝宝1岁多了，晚上入睡也会相对容易些，那可就错了。这个阶段的宝宝越发喜欢对妈妈撒娇。可以说，这个阶段的宝宝很难换上睡衣、盖上被子后就安安静静入睡。他们普遍会闹着要妈妈陪在身边睡，或吮吸妈妈的乳头，或摸着妈妈的头发、耳朵等才能入睡。但是，为了宝宝的生长发育，妈妈应尽早让宝宝养成良好的睡眠习惯。

● 让宝宝养成在晚上9点左右睡觉的习惯

妈妈一定要让宝宝从小养成在晚上9点左右睡觉的习惯，因为早睡有利于宝宝生长发育。

"长个儿"离不开生长激素，而生长激素是脉冲式分泌，夜间入睡后分泌量高。宝宝晚上睡好了，生长激素分泌多，个儿也能多长点，所以宝宝一定要晚上睡足。宝宝理想的上床时间应该在晚上9点左右，每天晚上睡眠时间应该达到9小时以上。

此外，早睡的孩子大脑运行畅快，记忆力也好。反之，晚睡的孩子容易注意力不集中，记忆力自然不好。

为了让宝宝在晚上9点能入睡，从晚上8点半开始宝宝就要尽量保持安静，不要再疯玩，可以做一些安静的活动，比如听故事、看图画等，父母在这个时候也尽量不要太活跃。

● 宝宝晚上不愿早睡怎么办

宝宝不愿早睡多半是父母影响的，父母都不睡，他又怎么愿意早早去睡呢？所以，要想让宝宝早睡，首先父母自己要养成早睡的习惯。父母可以早些将宝宝带入房间，然后给宝宝讲故事或给宝宝按摩，让宝宝放松身心，这样宝宝会更容易入睡。只要父母每天坚持，宝宝会慢慢养成早睡的习惯。

另外还要注意几点：午睡不要太久，要保证宝宝晚上入睡前有4个小时以上的清醒时间。即使晚上睡得晚，早晨也要在规定的时间里叫醒宝宝。开始时，宝宝可能会因为没有睡足觉而疲倦、哭闹，但父母需要坚持，好让他的生物钟调整到最佳的睡眠状态。

🍎 宝宝1岁了还要哄睡怎么办

宝宝1岁了还要哄睡是正常的。尽管这个时候，宝宝已经能独立玩耍了，但在宝宝的内心深处，仍然有一种对妈妈割舍不断的依恋。这种依恋常表现为把妈妈拉到自己的身边。作为妈妈，如果拒绝宝宝的这种依恋，强行要求宝宝自己去睡，宝宝不但不会听话，还会情绪不稳定，甚至导致宝宝性格变得叛逆与霸道，这对宝宝的生长发育是不利的。因此，入睡前，宝宝想让妈妈在身边的话，妈妈就应该满足宝宝，让宝宝安心、快速地进入梦乡。

睡觉时爱吮吸手指的宝宝缺乏安全感

入睡后吮吸手指的宝宝较多，但是，如果一开始妈妈就握着宝宝手的话是可以预防这种情况的。睡觉时爱吮吸手指可能是由于强迫宝宝自己睡觉而养成的毛病。但是妈妈也不必紧张，只要躺在宝宝身边并握着宝宝的手，使宝宝有安全感，宝宝就能很快入睡，吮吸手指的时间也就变短了。

🍎 宝宝睡觉时总爱滚来滚去是为什么

宝宝睡觉不会像成人那样安安静静，这是很正常的现象。妈妈只需将宝宝的床沿做好防护，任由宝宝一会儿朝南睡，一会儿朝北睡，又有什么关系呢？宝宝不哭不闹，没必要因宝宝睡觉的姿势或位置不固定而反复移动宝宝，那样会影响他的睡眠。但是，宝宝有些睡觉习惯，比如蒙头睡、含乳头睡、咬被角睡、吮手指睡等，要及早纠正。

对宝宝已经养成很久、比较难改正的习惯，需要父母慢慢引导，比如他含乳头睡、咬被角睡、吮手指睡，妈妈可以温柔地告诉他乳头、被角、手指也要睡觉，所以要把它们放开，让它们休息。宝宝蒙头睡觉可能是因为害怕，妈妈要安抚他，比如向他美化黑暗，把黑暗描绘成很温柔、很安静的一种东西。尽量不让他蒙头睡觉，蒙头睡觉的宝宝呼吸的都是不新鲜的空气，对健康不利。

任何不好的习惯，都要温柔引导，切忌呵斥，以免无意中伤害了宝宝的心灵，让宝宝更加难以改正。

宝宝睡觉打呼噜有问题吗

宝宝打呼噜，如果声音不大，一般属于正常现象，可能是睡姿不正确导致的，妈妈可以调整一下宝宝的睡姿，让宝宝侧睡。但若平时睡觉时呼噜声时大时小，呼吸不均匀、严重时还伴有呼吸暂停现象的话，应及时就医。引起小儿打呼噜的原因很多，鼻部的疾病，如慢性鼻炎、鼻窦炎、鼻息肉、鼻中隔偏曲等；咽部的疾病，如腺样体肥大、扁桃体肥大等；某些喉和气管的疾病等。宝宝的鼻道狭窄，容易引起鼻腔堵塞，咽部较狭小且垂直，也易肿大闭塞，从而导致打呼噜。当宝宝患感冒或其他上呼吸道急性感染时，特别容易引起鼻咽部充血肿胀，从而堵塞鼻咽道，引起打呼噜，若腺样体肥大、感冒反复发作，可能会导致长期打呼噜。

不过，宝宝出现鼻塞（鼻黏膜水肿、分泌物过多）、腺样体肥大、扁桃体肿大严重时，除了会在睡觉时打呼噜外，还会出现张口呼吸，特别是睡觉时更明显。若发现这样的问题，应尽早到儿科就诊，以免慢性缺氧对宝宝的生长发育造成影响。

肥胖宝宝容易打呼噜

身体肥胖的宝宝，睡觉时容易打呼噜，因为肥胖儿的咽部相对狭小，呼吸时气流通过的通道很窄，受气流的震动，就会形成"呼噜呼噜"的声音，影响呼吸及睡眠。

宝宝夜间磨牙的原因

磨牙动作是在三叉神经的支配下，通过咀嚼肌持续收缩来完成的，夜间磨牙对宝宝的发育是不利的。为什么有些宝宝在睡觉时磨牙呢？经研究，目前认为有以下几种原因：

肠道寄生虫

肚子里有蛔虫。蛔虫寄生在宝宝的肠道内，不仅掠夺营养物质，还会刺激肠壁，导致宝宝的肚子经常隐隐作痛，还会造成宝宝食欲下降、烦躁、磨牙等。

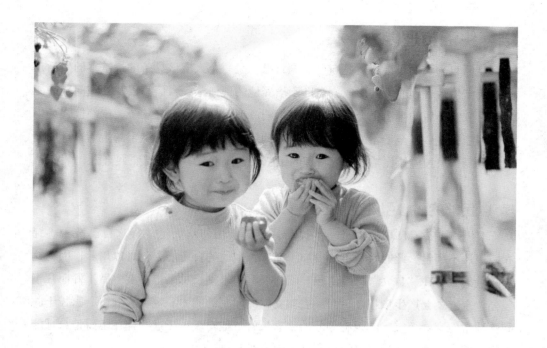

消化不良

父母不要在临睡前让宝宝吃得过饱，尤其不能吃不易消化的食物，吃饱后稍微待上一会儿再让宝宝上床睡觉。

缺乏维生素D

患有佝偻病的宝宝，由于体内钙、磷代谢紊乱，会引起骨骼缺钙、肌肉松弛和骨骼畸形软化，常常会出现多汗、夜惊、烦躁不安和夜间磨牙。

如经医生诊断是这种情况引起的磨牙，应在医生的指导下给宝宝补充维生素D，平时多晒太阳，夜间磨牙的情况会逐渐减少。

精神因素

宝宝睡前情绪激动、过度疲劳或情绪紧张等，可能使大脑皮质功能失调而导致宝宝在睡觉后出现磨牙动作。

口腔疾病

某些口腔疾病也会引起宝宝磨牙。宝宝从3岁开始应养成早晚刷牙的好习惯。另外，父母要定期带宝宝去看牙科医生，防治宝宝口腔疾病。

要注意，有时虽然引起磨牙的疾病已治愈，但因磨牙时间较长，夜间磨牙动作不会立即消失，妈妈不要太过着急担心。

培养生活自理能力

生活自理，简单地说就是自己照顾自己，是一个人应该具备的最基本的生活技能。宝宝生活自理能力的形成，有助于培养他的责任感、自信心以及处理问题的能力，对宝宝今后的生活也会产生深远的影响。但现在的大部分孩子，依赖性强，生活自理能力差，以至于不能很好地适应新的环境。所以，培养宝宝的生活自理能力至关重要，家长应抓住宝宝学习自理的敏感期，让宝宝学习自己照顾自己。

🍎 以足够的耐心引导宝宝自理

1岁多的宝宝自理能力进一步提高，会自己用勺吃饭了，喜欢自己洗手、穿衣，但还不利索。此时家长不要横加干涉，否则他的自理能力就难以培养，因为这个年龄的宝宝在"自立"与"依赖"间摇摆。如果家长总是担心宝宝做不好而凡事包办，宝宝就会产生依赖性，而失去独立解决问题的能力。宝宝穿衣慢，家长干脆利落地帮他穿好；宝宝吃饭脏兮兮的，家长就喂他吃饭……这些都在阻碍他自理能力的培养，会把宝宝从自立的一面引向依赖别人的一面。

其实只要家长耐心地教宝宝，并鼓励宝宝自己做一些基础的事情，如吃饭、洗手、穿衣、上厕所等，宝宝都能自己做。可如果家长什么都替宝宝做了，宝宝认为这样非常轻松，而变得万事不伸手，也就可能什么都不愿意做了。

所以，尽管宝宝自己动手可能会弄得一团糟，但仍应该让他自己动手，这是他动手欲望最强烈的时候，应该顺着他，从而培养自己的事自己做的习惯。不然的话，宝宝可能会变成一个不喜欢自己动手的人，之后再想让他自理自立反倒不容易了。

当宝宝有自己动手的要求后，尽量满足他，如果他干扰到了你，你可以另外给他一套工具让他练习，不要阻止他。

🍎 怎样让宝宝愿意尿尿

宝宝1岁后每天大小便的次数相比之前会少一些，如果宝宝愿意配合妈妈，妈妈可以每两三个小时催促宝宝尿尿。但有一部分宝宝却不配合，总是妈妈叫他尿时他不尿，过一会儿就尿裤子里了。遇到这种情况，妈妈不要生气，可以采取一些方法让宝宝愿意尿尿。

妈妈可以找到宝宝尿尿的时间规律，在大概的时间点询问宝宝是否想尿尿。遇到宝宝有尿却不肯尿时，妈妈可以采取一些方法。一个广泛适用的办法，就是大人上厕所的时候让宝宝进来"观摩"。宝宝都是从模仿中学习的，尤其喜欢模仿大人的做法，这样会让宝宝觉得自己很厉害。你告诉宝宝想尿尿了，要先去厕所，然后坐在马桶上尿尿，尿完起身提裤子，最后冲水。很多宝宝会仅仅因为喜欢冲水而喜欢使用马桶。

妈妈对宝宝进行排尿训练一段时间后，宝宝可能就会自己大小便了，即会在每次想大小便时提前告诉妈妈，甚至学会自己脱裤子尿尿，尿完后又自己穿上裤子。

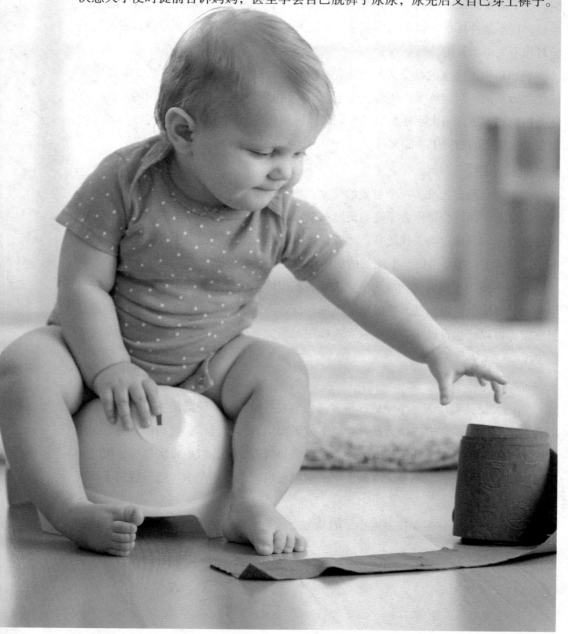

🍎 帮助宝宝训练大小便

有的宝宝1岁以后就能控制大小便了，有的宝宝先控制小便，有的宝宝先控制大便，有的宝宝到了2岁还不能控制大小便。父母不要过分担心，也不要通过语言和行动让宝宝觉得自己是一个笨小孩，是个没有用的宝宝，不要给宝宝增添挫败感，更不需要采取激烈的办法去训练宝宝控制大小便的能力。妈妈们喜欢一起交流经验，这不是件坏事，但不同的宝宝在控制大小便的能力方面千差万别，别人的经验对你不见得就管用。

妈妈可根据宝宝的接受情况找到合适的方法，没有一成不变的方法，每个宝宝接受能力不同，对训练大小便的反应也会不同。如果一味强调必须使用的方法，可能会给妈妈训练宝宝大小便带来不少麻烦。下面几种训练方法，妈妈可以参考，但应在宝宝接受的前提下才能实行。

训练小便

妈妈可以给宝宝准备一个可爱的便盆。然后跟宝宝说，如果想尿尿了就跟妈妈说"尿尿"，妈妈会带你去漂亮的便盆那里尿尿。一个方便而可爱的便盆会让宝宝愿意在有尿的时候主动去找便盆，或者让大人带他去。还会让宝宝慢慢学会自己脱裤子、提裤子，学会准确坐上便盆的动作和不尿到外面的技巧。

父母不要为了图方便，成天给宝宝穿着纸尿裤，这样不利于训练宝宝自己控制小便。父母应该根据判断，适时取下纸尿裤，告诉宝宝有尿就坐在便盆上。如果是男宝宝，可以让他自己端着便盆站立着排尿。当宝宝把尿排入便盆中时，要及时表扬宝宝。

训练大便

训练大便其实比训练小便更容易，因为宝宝一般控制大便的能力更强。妈妈可以观察宝宝，一般宝宝想拉大便时会蹲下或做出用力的表情，这时妈妈应马上帮宝宝脱下裤子，带宝宝坐到便盆上大便，然后顺势告诉宝宝，以后每次想拉粑粑时，就跟妈妈说"粑粑"，不会说这两个字的宝宝可以教他说一个字"嗯"或用手指屁股等。

一般几个月后，宝宝控制大小便的能力会增强一些，能提前告知妈妈大小便的需求了。

🍎 宝宝尿湿裤子时不要生气打骂

宝宝大小便的意识增强了，有时能够告诉父母他的需求，或者在父母的提醒下主动去蹲便盆，但并不是次次都能如此，甚至有的宝宝在1岁之前就已经知道自己上厕所，但等到年龄大一些的时候反而不能了，有时候还会弄脏衣服和床铺。

很多家长对宝宝很严苛，一旦宝宝把尿时不尿，或者不把尿的时候尿了，就会责怪宝宝，甚至用呵斥打骂的方法来要求宝宝尿尿。但宝宝确实无能为力，因为他也不想这样。宝宝的尿道括约肌和肛门括约肌一般要在3岁左右才能完全发育成熟，这是人控制便尿的生理基础。在此之前，宝宝是没有能力完全控制排便排尿的。

家长在发现宝宝尿湿裤子后，不要立即给他换，因为这很容易给宝宝一种误导，让宝宝以为解决排便的办法就是这样。应该把宝宝带到便盆前，指着便盆告诉他要怎样解决，然后再帮宝宝换掉裤子。有的妈妈认为宝宝穿了湿裤子，感觉难受，下次就改了尿裤子的毛病，这种想法是不对的。湿裤子有可能让宝宝受凉，导致感冒。另外，尿液也会刺激宝宝的皮肤，有可能加剧宝宝尿裤子的现象。所以，尿湿裤子后一定要尽快更换裤子。

> ### 控制大小便的能力与宝宝的智力发育无关

每个宝宝都有其自然成长规律，有的宝宝2岁就能控制大小便了，有的宝宝到了3岁还不能控制大小便，这些都是正常现象，并没有理论证明早早就能够控制大小便的宝宝更聪明。

🔵 教宝宝习惯在卫生间排便

可能有的妈妈会认为，只要宝宝能够控制大小便，把尿便排在便盆中，是否上卫生间大小便并不重要，甚至有的妈妈带宝宝在户外活动的时候，让宝宝随意在户外大小便。其实，宝宝能够上卫生间大小便，对宝宝的发展有着深远的意义。让宝宝上卫生间大小便，会使宝宝认识到把尿、便排在卫生间的马桶中是一种正确的行为。这样可以让宝宝认识到规则的重要性，使宝宝以后知道规范自己的行为，这就为宝宝长大后严格遵守社会公德打下了牢固的认知基础。

但是，不要让此年龄段的宝宝一个人待在卫生间，以免出现意外。

🍎 1岁多，教宝宝自己洗手

手接触外界环境的机会很多，也很容易沾上各种病原菌，尤其是手闲不住的宝宝，哪儿都想摸一摸。如果再用这双小脏手抓食物、揉眼睛、摸鼻子的话，病原菌就会趁机进入宝宝体内，引起各种疾病。因此，教会宝宝正确洗手是很有必要的。

教宝宝洗手的时候，可以配合语言训练，比如一边教宝宝洗手，一边说："一二三，搓手心；三二一，搓手背。"让宝宝把洗手当作游戏，宝宝会很高兴地学习洗手的动作。

正确洗手的步骤：

1. 用温水彻底打湿双手；
2. 在手掌上涂上肥皂或一定量的洗手液；
3. 两手掌心相对，相互揉搓，产生丰富的泡沫；
4. 彻底搓洗双手，特别注意手背、手指间、指甲缝等部位，也别忘了手腕部；
5. 在流动的水下冲洗双手，直到把肥皂或洗手液残留物都彻底冲洗干净；
6. 用纸巾或毛巾擦干双手。

🍎 2岁左右，教宝宝自己穿脱鞋袜

先教宝宝脱掉鞋袜。每天晚上睡觉前，让宝宝坐在床边的小凳子上，鼓励他自己脱鞋、脱袜。刚开始时，妈妈可以先给宝宝松开鞋带或鞋扣，再鼓励宝宝自己脱掉鞋子。也许之前宝宝会很快从袜底拉掉袜子，此时妈妈可把宝宝的手放在袜子口的一端，教宝宝从上到下脱下袜子。教宝宝学穿鞋的步骤如下：

第一步，做示范。在宝宝动手操作前，妈妈最好先拿一个布娃娃做教具，给宝宝演示一下穿鞋的过程。

第二步，让宝宝自己实践。宝宝自己穿鞋前，妈妈要将鞋子的带子打开，将鞋子分好左右，摆在宝宝的面前，先让宝宝把双脚伸进鞋里，趾尖使劲儿朝前顶，把脚全部伸到鞋中，再帮宝宝把后跟拉起来，最后教宝宝把鞋带系好。这样能使宝宝打消"穿鞋很难"的疑虑，激发宝宝的操作兴趣，使宝宝更愿意自己穿鞋。

宝宝刚开始学穿鞋的时候经常分不清左右，穿反鞋是常有的事。妈妈不要责怪宝宝，应有耐心地告诉宝宝怎么区分鞋的左右。

这个时候的宝宝喜欢穿大人的鞋，妈妈可以借此心理，用大人的鞋教宝宝怎样穿鞋，相信宝宝会很乐意去学的。

🍎 2岁多，教宝宝自己穿脱衣服

一般2岁多的宝宝会有想自己穿脱衣服的欲望，这时妈妈可以教宝宝穿脱衣服的方法。

脱衣训练

在对宝宝进行脱衣训练时，可为宝宝提供一些较宽松的外衣，在脱衣服时先让宝宝自己解开扣子，这样就能很轻松地将外衣脱下来了。相比开衫，脱套头衫的难度较高。脱套头衫前，应帮宝宝解开可能勾住他脖子或手腕的纽扣，教导他先将手臂从袖子里抽出来，再用双手从衣服里面撑开领子，将衣服脱下。脱裤子时，让宝宝双手拉住裤腰两侧，向前一弯腰，把裤子拉到臀部下面，然后坐下来，将两腿从裤筒里脱出来就行了。

穿衣训练

教宝宝学穿衣服，第一步就是要让宝宝认识衣服的正反和前后。教宝宝认识领子处的商标，告诉宝宝有商标的是反面，应该穿在里面，并且告诉他商标应该在脖子后面。

学会系扣子也是宝宝穿衣训练中的关键步骤。把上衣平铺在床上，将扣子和对应的扣眼指给宝宝看，告诉他如何将扣子穿到相应的扣眼中。妈妈可以先把扣子的一半塞进扣眼中，让宝宝把扣子从扣眼里拉出来，也可以和他玩帮玩具娃娃扣纽扣的游戏，让宝宝多次进行练习。

最初可选择开襟式衣服给宝宝练习，让宝宝将衣服的前襟朝外，双手提住衣领的两端，然后从头上向后一披，把衣服披在背上，再将双手分别伸入衣袖。穿套头的衣服时，让宝宝先把头钻进上面的"大洞"里，然后再把胳膊分别伸到两边的"小洞"里，然后将衣服拉整齐就可以了。

学穿裤子，也要先分清前后里外。裤腰上有标签的是后面，有漂亮图案的是前面。教宝宝把裤子前面朝上放在床上，把一条腿伸到一条裤管里，把脚露出来，再把另一条腿伸到另一条裤管里，把脚露出来，然后站起来，将裤子往上一提，就穿好了。

🍎 2岁半，开始教宝宝刷牙

一般来说，宝宝到了2岁半，20颗乳牙都萌出后，就可以开始教宝宝学刷牙；3岁左右就应该让宝宝养成早晚刷牙、饭后漱口的习惯。

学刷牙第一步——学漱口。

在刚开始学习时，最好给宝宝用温开水漱口，千万不要用自来水。因为宝宝刚开始学习的时候不知道要把漱口水吐出来，经常直接咽到肚子里。

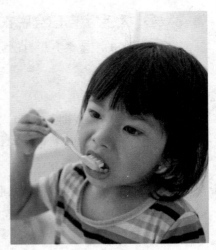

在教宝宝漱口的时候，可以准备一杯温开水或淡盐水，先让宝宝含一口水，等宝宝适应后，再教宝宝漱口。这时候妈妈可以给宝宝做个示范：先喝一大口水，紧接着闭住嘴，鼓动两腮咕噜咕噜地漱口，然后吐出口中的水，再用毛巾或手帕擦去嘴边的水渍。通过示范，使宝宝明白漱口的整个过程，再让宝宝模仿练习。

学会了漱口，就可以进行第二步——刷牙。

在教宝宝刷牙之前，为了调动宝宝学刷牙的兴趣，也为了让宝宝对刷牙的用品产生认识，妈妈可以带宝宝到商店，让宝宝挑选自己喜欢的杯子、牙膏、牙刷等用具，使宝宝对刷牙产生热情和期待，再开始教宝宝刷牙。

在教宝宝刷牙时，妈妈可以和宝宝各拿一把牙刷，妈妈一边做示范动作，一边为宝宝讲解刷牙的注意事项，使身教和言传并重。

教宝宝刷牙的时候要注意：牙刷头应该斜对着牙龈伸入口中，手腕轻轻用力，使牙刷顺着牙缝的方向刷动。刷上牙时要从上向下刷，刷下牙时要从下向上刷，刷上前牙里面时要从上向下刷，刷下前牙里面时要从下向上刷。刷后面磨牙的咬合面时，要将牙刷按在咬合面上，前后来回刷。横刷法不易清除口中的食物残渣，还容易损伤牙龈，最好不要用这种方法教宝宝。

等宝宝把牙齿的各个部位都刷到后，就可以教宝宝漱口、洗刷牙具，刷牙就完成了。

3岁以下尽量少用含氟牙膏

含氟牙膏是预防龋齿比较好的药物牙膏。但建议3岁以下的宝宝要么不使用含氟牙膏，要么就选择含氟量较低的儿童牙膏，且每次只挤少量的牙膏，如米粒大小即可。因为宝宝对氟的需求量很少，并且容易将含氟牙膏吞入体内。妈妈也可以给宝宝选择水果味的牙膏，刺激性小，可引起宝宝的味觉兴趣，但要防止宝宝吞吃。

不可不知的急救方法

宝宝对世界总是充满着好奇，免不了会用危险的方式去探索。除了需要家长时时关注、细心照顾之外，为了争取意外发生时急救的黄金时间，家长也需要学会一些急救措施！

● 宝宝烫伤的急救方法

宝宝烫伤要及时处理，妈妈给宝宝处理烫伤时要根据烫伤的程度进行对应的处理。

一度烫伤：如果烫伤较轻微，仅是皮肤表面烫伤，皮肤出现红肿刺痛，可以用冷水先冲洗烫伤部位20分钟左右，使皮肤冷却，防止形成水疱。

二度烫伤：如果烫伤较重，皮肤不仅红肿，还起了水疱，皮肤破裂溃烂，并且有渗血、渗液等情况，要将患处放在流动的自来水下冲洗，进行冷却，20～30分钟后可舒缓疼痛。

三度烫伤：如果皮肤已经被烫得变干硬、变白甚至呈现黑色，烫伤程度就很严重了，不要贸然脱下衣服，要用冷水将衣服降温后，再小心剥离。若伤口和衣服粘在一起，也别强行分离，可以用剪刀把伤口旁的衣服剪去，并送医院治疗。

无论是哪种程度的烫伤，在护理的时候都要注意不要摩擦伤口，以免擦破，引起感染、溃烂。且凡是二度烫伤和三度烫伤，妈妈都要立刻带宝宝去医院，由专业的医生来处理。

● 宝宝手指被夹伤应立即冷敷

宝宝不小心夹伤手指后可能会出血肿胀，严重的可引起断指、指甲脱落等。因此，父母在看护时一定要多加留意，预防此类状况的发生。一旦宝宝的小手被夹伤了，父母千万不要用手去揉搓或用热毛巾敷在宝宝的损伤部位，应立即进行冷敷。早期可先用冷水或冰袋（把冰块放在塑料袋内）进行冷敷。若手指被挤压后伤口浅小，可先用凉开水清洁、酒精消毒后再用创可贴包一下。

除了冷敷和包扎外，父母一定要注意对宝宝破损的皮肤进行消毒。如果受伤部位耷拉着向下，容易造成充血，会让宝宝更疼痛。可以用三角巾等将胳膊吊在脖子上，会让宝宝感到舒服些。

如果宝宝指甲严重裂伤，甚至脱落，或者出现出血现象或肿胀时，有可能是手指发生了骨折，应及时去医院进行诊治。

🍎 宝宝中暑后的急救方法

天气太热时，即使是大人也常常不慎中暑，何况宝宝的体温调节中枢还没有发育成熟，如果在日光下暴露的时间稍长一些，宝宝往往因不能及时有效地调节而使体温快速升高，由此引起中暑。通常中暑是突然而来，当然在此之前会有一些迹象，比如口渴、注意力不集中、大汗淋漓、身体无力等。

当妈妈发现宝宝有中暑症状时，要及时采取急救措施。

降低温度

将宝宝转移到阴凉处，脱掉衣服，如果有条件可以用电风扇或空调降低环境温度，但千万不要让冷风直吹宝宝。全身用温热的湿毛巾擦拭，不要用冰水或冰块使体温剧降，否则会使皮肤血管极度紧缩，无法继续排热。

保持呼吸通畅

保持宝宝呼吸道通畅，如有呕吐，应及时清理秽物。

适度喝水

如果宝宝意识清醒，可以喝点淡盐水、绿豆汤，但不能过量饮水，尤其是热水。因为过量饮用热水反而会使宝宝大汗淋漓，造成体内水分和盐分进一步大量流失，严重时还会引起抽搐。宝宝应采取少量、多次的饮水方法。需要注意的是，不要给意识不清醒的宝宝饮水，容易造成宝宝呕吐。

及时就医

采取以上急救措施后，应尽快送医院处理。若宝宝出现高热，应立即就医。

🍎 宝宝遭遇煤气中毒怎么办

如果宝宝遭遇煤气中毒，妈妈应该这样做：

立即把宝宝搬到室外空气流通的地方，尽快松解领口和腰带，使其呼吸不受任何限制，吸入新鲜空气，排出一氧化碳。但要注意保暖，最好将宝宝用棉被包裹好。同时，尽快送医院处理。

症状严重的，出现恶心、呕吐不止，神志不清以致昏迷者，应立即送医院抢救，最好送到有高压氧舱设备的医院。如果拖延时间较长，昏迷的宝宝可受到不同程度的大脑损伤。护送途中要尽可能清除宝宝口中的呕吐物或痰液，将头偏向一侧，以免呕吐物堵塞呼吸道引起窒息。

如果宝宝呼吸停止，可在现场做心肺复苏，即使在送往医院途中，也要坚持抢救。

● 异物卡喉怎么办

气管异物是儿科常见的意外事件，处理不当会造成严重伤害甚至死亡。宝宝在进食或玩耍时，常因跑闹、惊吓、跌倒或哭笑将食物或小玩具误吸入气管，表现为突然剧烈咳嗽、呼吸困难、声音嘶哑、面色苍白，继而面色青紫，甚至可能失去知觉，昏倒在地。

如果宝宝吞入的是比较小的光滑的物品，如玻璃珠、小扣子等，而且宝宝没有咳嗽、窒息等不适症状，就说明异物可能已经进入消化道了，应注意观察吞入的物品是否随大便排出并及时去医院做进一步的检查。

如果宝宝吞的是曲别针、图钉等尖锐的，或者是电池等容易泄漏出腐蚀性物质的物品，则要尽快去医院拍片子，看一下异物到了什么部位，是否会对内脏产生伤害。不能顺利排出的物品需要医生帮忙取出来。

如果吞食异物已经引起了呛咳或呼吸不畅等不适，一定要去医院做进一步检查，确定解决方法。

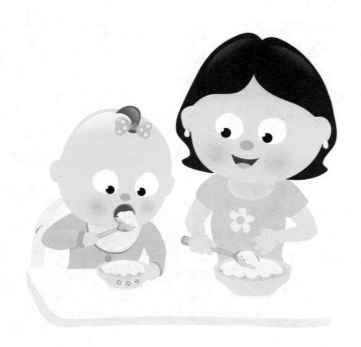

各阶段宝宝身体与行为能力特点

18个月

身体和运动能力特点：

1. 前囟闭合。

2. 在身体机能上，大小便得到比较好的控制，但心理上可能还不习惯使用卫生间。

3. 跑起来不协调，经常摔倒。

4. 能自己爬上矮凳子。

5. 能单手扶着上台阶。

6. 能叠2～3块方积木。

7. 能在别人帮助下用汤匙进食。

8. 有目标地扔皮球。

感知觉和语言能力特点：

1. 能用15～20个字。

2. 分辨出身体的各个部位。

3. 明白并能指出、分辨出常见物品。

4. 会表示大小便。

允许宝宝"翻箱倒柜"

　　这个时期的宝宝特别的好动，喜欢身边的一切事物，每一个充满诱惑的陌生角落都是他的必行之地。他会在发现新事物的情况下，拉着妈妈的衣角直奔目的地。喜欢"翻箱倒柜"是这个时期宝宝的特点，如果宝宝不好奇，那就不去接触新的事物，也就不能明了事物的性质和状况了。所以好动是宝宝得到知识的一个最重要的门径，妈妈应该允许宝宝最大限度地在家中自由活动，来鼓励他的好奇心的发展。

🍎 2岁

身体和运动能力特点：

1. 长了16颗乳牙（数量上可以有很大的差异性）。

2. 身高增长速度减慢。

3. 能双脚跳。

4. 可以跑得比较协调。

5. 可以踢球后不摔倒。

6. 可叠6~7块方积木。

7. 看书能一次翻一页。

8. 能转动门把手。

9. 能捡起地上的东西。

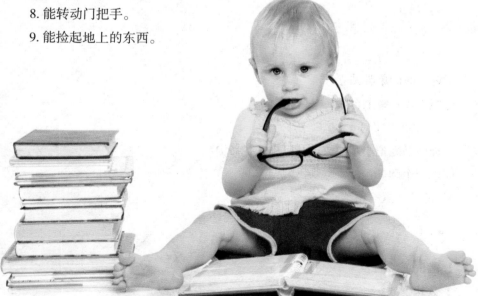

感知觉和语言能力特点：

1. 可区别垂直线与横线。

2. 能指出简单的人名、物名和图片。

3. 会说2～3个字构成的句子。

4. 能表达自己的喜、怒。

允许宝宝帮妈妈"做事"

宝宝自出生起，就喜欢观察和模仿周围的人。如果他被允许去做"大人"的事情时会非常高兴。例如，大部分宝宝都喜欢抱着娃娃，给娃娃穿衣服，喂娃娃"吃饭"等。大人看见宝宝出现这样的行为时，无须制止，这并非什么不好的行为。妈妈甚至还可以跟宝宝一起玩，教宝宝如何给娃娃穿衣服、喂饭等，这对宝宝各方面的发展是有利的。

🍎 3岁

身体和运动能力特点：

1. 平衡性较前提高。

2. 向前踢球。

3. 20颗乳牙长全。

4. 能大步前行。

5. 能短时间单脚站立。

6. 能一步一级上台阶。

7. 可叠9块方积木。

8. 能轻易地把小东西放进开口小的容器中。

9. 能画个圆。

10. 能骑儿童三轮车。

感知觉和语言能力特点：

1. 能说短歌谣。

2. 数几个数。

3. 能认识画上的东西。

4. 自称"我"。

5. 会讲故事。

6. 语言表达比较清楚，陌生人也可以听懂。

7. 分辨男、女。

这个时候的宝宝喜欢集体活动

在这个阶段，宝宝除了依恋妈妈外，也开始亲近其他人，开始喜欢和别的宝宝一起玩了。但在人际交往中，宝宝还处于被动状态。如果同龄的宝宝走近他时，他会非常高兴。看到稍大点的宝宝在路边玩时，他会看个没完。如果周围的人对他表示友好，他会很高兴地与之玩耍。但如果周围的人对他不表示亲近，或不经常一起玩耍时，他并不会主动和周围的人亲近。妈妈可以让宝宝多参加集体活动，培养宝宝的人际交往能力。

宝宝精细动作训练

宝宝运动能力的发育遵循这样的顺序：先是能做抬头、翻身、坐等躯体大动作（称为"粗大动作"），后来才是手指的抓、捏等精细动作。这说明后者的难度更大。不仅如此，后者还有更重要的意义：如果说粗大动作锻炼的是宝宝的体魄，那精细动作则会在手、眼、脑协同的过程中，对宝宝大脑发育产生重要作用。

🍎 精细动作训练游戏

宝宝的注意力已经可以维持较长时间，大人可以跟他坐下来，平静地玩一会儿能促进精细动作能力发展的游戏。

1. 抓豆子。碗里放一些豆子，让宝宝抓一把豆子，然后将手心翻转向上，把手松开，让豆子从指缝里再掉到碗里，训练抓、握和转动肘部的动作，宝宝还能感觉豆子从指缝滑下去的微妙触觉。然后教他用手指一颗一颗地捏起豆子，放到大人手里，或者通过小洞放入盒子里，或者通过瓶口放到瓶子里，这样可以提高宝宝手部动作的准确性。

2. 搭积木。拿一些积木，大人先示范给宝宝看，将积木搭得越来越高，或越来越长，让宝宝模仿。搭高的时候，就说："长高了呀！"倒塌的时候就说："哎呀，又变矮了。"搭长了的时候说："长一点，再长一点。"拆下来的时候说："变短了，更短了。"搭积木的游戏不但可以锻炼宝宝手部动作能力，还能让他了解高矮、长短的概念。还可以给宝宝搭出一些形状，教他认识，扩展想象力。

3. 插锁眼。宝宝会对大人开锁的动作感兴趣，大人可以手把手地教他把钥匙插入锁眼，反复几次后，就可以把钥匙交给他，让他自己练习。这种练习对提高宝宝手眼协调能力有好处，而且锁与钥匙之间的独特关系会把他的思维推进一步，让他理解联系的概念。

● 1岁至1岁半，教宝宝翻书

让宝宝练习翻书，可以锻炼宝宝手指肌肉的灵活性，促进宝宝精细动作的发展。

妈妈可以找一本宝宝平时喜欢看的图画书，为了防止宝宝撕坏，最好是纸张比较好的或是用塑料装帧的。妈妈一边把易懂的画面情节讲给他听，一边手把手地教他翻书，等宝宝掌握翻书动作后可让其找书中他喜欢的特定图案，如小狗、小汽车、小花猫等。

画面简洁、形象逼真有趣、色彩鲜明的图画书能引起宝宝极大的兴趣，宝宝通过妈妈边翻边讲，可以从中认识很多事物，获得简单的知识，提高语言及认知能力。

> ### 宝宝还不会一页一页翻书
>
> 这个年龄段的宝宝刚学翻书时，由于手指肌肉不够发达，不会一页一页地翻书，可能一翻就是几页，妈妈应了解这个年龄段宝宝发展的特点，不要操之过急。只要宝宝翻找，不管他找得对与否，妈妈都应赞扬和鼓励他。

● 1岁半至2岁，穿珠子比赛

教宝宝穿珠子是手、眼、脑协调训练的好方法，并能够提高宝宝精细动作能力。

妈妈准备一些珠子、几根绳。先教宝宝穿珠子，然后妈妈可以和宝宝进行比赛，比比谁穿得快。妈妈先告诉宝宝："你的小手真能干，妈妈和你比赛吧！"再把他需要使用的道具递到他的手里，妈妈可以先给宝宝再做一次示范。示范之后，

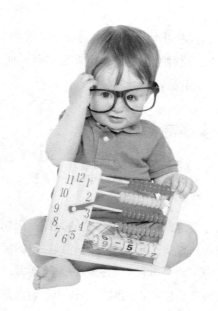

等待宝宝，启发他按步骤顺利完成，然后鼓励宝宝再穿第二个、第三个，宝宝比妈妈穿得多了就及时肯定成绩，给予表扬。

🍎 2岁至2岁半，教宝宝剥糖果纸、拆包装

当家里有一些需要动手拆卸的东西时，可以多让宝宝试一试，像剥糖果纸、拆包装这样的机会就很好，不仅可以锻炼宝宝的手部运动技巧，还能让宝宝体会到自己动手的乐趣。

剥糖果纸

妈妈可以用一个有趣的小故事引导宝宝进入正题，可以这样和宝宝说："有一天，小鸭子买了好多糖果回来，他听说糖果很好吃，但是糖果都被包起来了，小鸭子为难了，该怎样吃到糖果呢？宝宝来帮帮小鸭子好不好？"然后让宝宝自己探索一下，糖果纸怎么剥，如果宝宝觉得难，妈妈可以示范一下，如果宝宝剥开了，一定要给予表扬，并鼓励他用多种方法试一试。

宝宝剥开糖果纸后，妈妈可以请宝宝吃一颗糖，可以这样和宝宝说："小鸭子非常感谢宝宝帮他剥了这么多糖果纸，它想请宝宝吃一颗糖，宝宝挑一颗尝尝看。"

之后可以问问宝宝糖果的味道，自己剥的糖好不好吃等，以强化宝宝自己动手的成就感。

拆包装

有时候家里会收到一些礼物，大人也会送宝宝礼物，这时候不妨让宝宝来拆礼物，看看里面是什么，这种事情会让宝宝非常好奇，他会积极地想办法去拆开包装，即便包装很复杂，也不会轻易泄气。

🍎 3岁左右，教宝宝使用筷子

一般宝宝到3岁左右，妈妈可以教宝宝学习拿筷子，通过用筷子可锻炼手部精细动作，进而刺激脑部手指运动中枢感应传导，调节人体各部分的机能，从而有助于其智力的发育。

学习新技能之前，宝宝都会表现出一定的兴趣，比如抢妈妈手里的筷子，盯着别人吃饭的动作，喜欢拿着筷子玩，等等。所以妈妈的任务就是抓住他的兴趣，而不是因为到了应该学的年龄，再强迫他去学习，这样做反而适得其反，顺其自然最好。宝宝一时夹不好饭菜，使吃饭的时间延长或食物撒落，妈妈要有耐心，不要责怪宝宝。

为了培养宝宝拿筷子的兴趣，妈妈还可以教宝宝用"筷子"捡积木：找几枝比较直的、粗细适合宝宝小手的树枝当"筷子"，在妈妈的帮助和示范下，要求宝宝用"筷子"将散落在外面的积木（一开始可以用棉花球）捡回筐里。让宝宝一手拿一根树枝，然后双手配合，慢慢地把积木夹起，放入筐中。食物可以选用爆米花等，其轻而且表面有沟槽和裂缝，容易夹起来，又会刺激宝宝去练习。

选一双适合宝宝的儿童筷

妈妈可以选一双既吸引宝宝而又健康的筷子。最好为宝宝准备一双儿童筷，比成人的短些、细些，以木制和竹制的为好，切忌太轻太滑，也不要用镀漆的筷子。有的妈妈喜欢给宝宝使用颜色亮丽的彩漆筷子，而宝宝对铅、苯等化学物质的承受力很低，一定要避免使用。

🍎 让宝宝多使用左手，开发右脑

人的左右脑和身体之间存在着一种很奇妙的联系，即人的左脑支配着人右半边的身体，右脑支配着人左半边的身体。也就是说，宝宝使用左手，有利于右脑开发，使用右手，则有利于左脑开发。

在平时的生活中，很多妈妈都很注意培养宝宝使用右手：教宝宝用右手拿东西，让宝宝用右手做事情，让宝宝用右手拿筷子吃饭……这些活动使宝宝的右手和左脑得到了锻炼，促进了宝宝抽象思维能力的发展。但是，妈妈在教育宝宝的时候，也可以适当地锻炼宝宝的左手，以促进宝宝右脑的发展。让宝宝的左右手同时得到锻炼，这样更有利于宝宝健康成长。

宝宝左撇子不必纠正

如果宝宝是左撇子，妈妈无须纠正。强迫左撇子改用右手是有一定害处的。比如容易使宝宝经常处于挫折与无助中，造成神经紧张、情绪不安、注意力不集中等不良后果。

语言能力训练

宝宝之间的说话能力相差很大，有的宝宝不到1岁就能说出有意思的词，而有的宝宝1岁半了才会说一个字，这并不一定是智力的差异，而是与宝宝的语言发展和所处的环境及教养方式有很大关系。所以，妈妈要学会引导宝宝说话，使宝宝处于一个利于学说话的环境里。

1～3岁是宝宝语言学习的关键时期。在关键期里，为宝宝创造发展潜能的条件，适时地开发和引导宝宝，对宝宝的语言能力发育有着事半功倍的效果。

🍎 宝宝多大会说话

其实宝宝出生时的哇哇大哭，就可以代表他第一次开始"说话"。开始，他是用舌头、嘴唇、上颚来发出声音，头一两个月是"哦"和"啊"，不久之后，就能咿咿呀呀了。

6个月大的时候，宝宝可能偶尔会蹦出一声"mā ma"或"bā ba"来，虽然肯定会让你无比激动，但他还没有真正把这些词和爸爸妈妈联系起来。这要到他大约1岁时才能做到。

6～12个月的宝宝会说的话更多了。当他喃喃自语或发音时，听上去好像有意义了。这是因为他在使用与父母说话类似的语调和语气了。因此，要给宝宝讲故事来鼓励他多说话。

12～17个月的宝宝可以使用一两个词了，而且知道它们的含义。他甚至会练习变换声调，在提问题时，把语调升高，比如，宝宝想要人抱的时候说："抱不？"他还渐渐地意识到说话的重要性，以及语言在表达他的需要方面具备强大的力量。

1岁半至2岁的宝宝词汇量会明显增加，其中很多都是单个的词。在18～20个月之间，宝宝学习词汇的速度为每天10个或更多。有的宝宝每一个半小时就能学会一个新词，所以父母要注意自己的语言表达习惯。

2岁半的宝宝会开始使用"我"和"你"了。在两三岁时，宝宝的词汇量会增加到300个词，甚至更多。他能把词和词连在一起，造出虽然简单但也完整的句子了。

到了3岁时，宝宝能够持续地谈话，并可以根据谈话对象来调整语调、说话模式、用词等。

🍎 提高宝宝的认知水平

这个年龄的宝宝基本都能听懂大人的话了，有的宝宝已经会说话了，妈妈应加强与宝宝的对话练习，增加宝宝学习说话的机会。如果妈妈经常与宝宝对话，甚至让宝宝参与到大人的谈话中，让宝宝更多地听大人说话，宝宝理解和掌握的词汇就会增长得更多、更快。

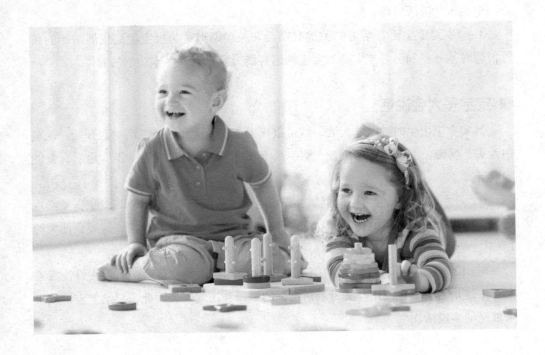

此外，宝宝现在的认知水平还有限，生活中有很多事物他并不知道，妈妈应不断地告诉宝宝，这样宝宝才能认识更多的东西，并说出这些东西的名称。随着宝宝学习的东西越多，掌握的词汇量越大，宝宝说话的欲望与能力才能更强。比如当妈妈带着宝宝去买菜，可以告诉宝宝"这是蔬菜店""这个是辣椒"等。当宝宝注视某样东西时，可以告诉宝宝那是什么。这样自然、亲切的语言"导游"，对提高宝宝语言能力非常有效，也有利于宝宝的社会化发展。

🍎 使用"妈妈语"跟宝宝说话

生活中，妈妈（或其他家人）和宝宝说话时，常常会不自觉地放慢语速、提高声调并采用夸张的语气，说出或重复说出一些简短的词语或句子，这就是所谓的"妈妈语"。如从"去动物园"到"妈妈带宝宝去动物园看动物"，更方便宝宝理解。在说话时，妈妈一定要面对面，尽可能靠近他，让宝宝看清你的表情和口形，学习正确的发音方法。妈妈要注意自己的表情，夸张一点儿，丰富一点儿，有明显的声音起伏，声调比较高，语速放慢一些。这些因素都会帮助宝宝发出正确的读音，提高宝宝的语言能力。

"妈妈语"也更容易吸引宝宝的注意力。一旦宝宝被吸引，他就会逐渐地安静下来，注视着妈妈，并通过"咿咿呀呀"的声音、微笑的表情或其他身体语言来回应。

🍎 给宝宝说话的机会

当宝宝已经明白大人的话但还不会说出来时，若宝宝指着水瓶，你可能会马上明白这是宝宝想喝水，于是给宝宝水喝。这样会使宝宝的语言发展变得缓慢，因为他不用说话，大人就能明白他的想法，并达到他的要求，那么他就失去了说话的机会，也没有了说话的欲望。当宝宝想喝水时，你可以给他一个空水瓶，他拿着空水瓶，想要得到水时，会努力地挤出一个字："水"，虽然只说出了一个字，你也应该鼓励他，再慢慢让他说出更多的话。

宝宝会说也会走了，是不是就不用引导了？其实，这时候恰恰是培养宝宝语言表达能力的最重要的时期。有些父母为了不给自己找麻烦，常常直接拿出两样东西问宝宝："你吃苹果还是草莓？穿白色的鞋还是红色的鞋？"宝宝往往会用手指出其中一个，你也很明白地给了他"想要"的那一个，这无形中把宝宝的思维框在了一个框架里，让宝宝认为水果只有两样，鞋也只有两种颜色，最重要的是他意识到已经没有说话的必要了。当妈妈问宝宝要吃哪一个，他用手指时，要鼓励他说出名称。不过，最好是不要直接问，而应该问："宝宝，看看桌上的东西（样品要多），你想吃什么？"如果他仍用手指指，要先问他指的是什么，再鼓励他自己说。

> ## 半数以上的宝宝先说"妈妈"

调查显示，半数以上的宝宝会先说"妈妈"，小部分的宝宝先叫"爸爸"。

● 说宝宝感兴趣的东西

学语言不是枯燥的模仿。父母教宝宝学语言时的语言表达模式过于单调或复杂，是不容易吸引到宝宝的，而且容易遭到宝宝的拒绝。因为有些词语，特别是那些较难理解或较难发音的词语，宝宝一时半会儿是说不出来的。如果妈妈硬逼着宝宝"鹦鹉学舌"，只会使宝宝感到紧张和痛苦，失去学语言的兴趣。正是因为这个道理，妈妈先要发现宝宝对什么最感兴趣，如宝宝喜欢球，妈妈可以买各种球类，给宝宝玩的同时，告诉宝宝这是什么球。

当妈妈发现宝宝喜欢动物玩具时，就给宝宝买来各种动物绒毛玩具，和宝宝一起做游戏，如动物音乐会、大象拔河、龟兔赛跑、小马过河等。妈妈不停地说："兔子跑、小马跑、宝宝跑不跑？"当宝宝反复听"跑"后，就慢慢会开口说"跑"字了。

● 不要重复宝宝的错误发音

宝宝刚开始学说话时，总是会存在着发音不准的现象，如把"吃"说成"七"，把"狮子"说成"狮儿"，把"苹果"说成"苹朵"，等等。这是大多数宝宝在说话初期都会出现的情况，妈妈不要着急，更不能重复宝宝错误的发音，而应当给宝宝示范正确的发音，张开嘴巴让他看说话时舌尖放的位置，训练他发出正确的读音。

🍎 不要一直用儿语跟宝宝说话

在宝宝刚学说话的时候，发出的声音都是咿咿呀呀的，父母也会教宝宝很多这样的语言，比如用"汪汪"代替小狗，"嘀嘀"代替汽车，"呜呜"代替火车等。这在宝宝刚刚开始有意识发音的时候可以用，能够激发宝宝模仿的兴致，让他更多地开口，但是不建议长期使用这种语言，特别是宝宝词汇量已经开始增多后。这是因为长期使用儿语跟宝宝说话，会使宝宝的语言能力长期停留在简单的模仿阶段，不但会推迟宝宝说完整话的时间，还会影响宝宝的表达能力，延长宝宝学习语言的过渡期，让宝宝迟迟不能发展到说完整话的阶段。

宝宝语言发展一般都是经历单词句（用一个词表达多种意思）、多词句（用两个以上的词表达意思）、说出完整句子这几个阶段，父母应通过正确的教育，引导宝宝的语言表达向更高阶段发展。当宝宝伸出双手说："妈妈抱抱。"妈妈就应该给宝宝一个热情的拥抱，并说："妈妈来抱宝宝了。"

父母不要怕宝宝听不懂或不会说，宝宝是非常聪明的，有的宝宝刚开始只会说方言，只要妈妈经常跟宝宝讲普通话，不到三个月，宝宝就能说一口流利的普通话了。

🍎 宝宝说话晚的迹象

一般情况下，宝宝长到两三岁就能比较好地表达自己的意图。如果宝宝有以下情况，可能说话会比较晚，父母要多加注意。

4个月大时：不会模仿爸爸妈妈发出的声音。

6个月大时：不会笑或大声叫。

8～9个月大时：不会用声音吸引别人的注意力；还没开始咿呀学语。

满10个月时：对别人叫自己的名字没有反应，不懂怎么让别人知道他是高兴还是烦躁。

满12个月时：不会做挥手、摇头之类的肢体语言；还不能发出一两个声母（比如p、b等）；当他需要帮助的时候，不知道该怎么与人交流。

满15个月时：不明白"不行"和"再见"之类的词，也不作反应；会做的肢体语言（比如摆手、指东西等）还不到6种；会说的词不足1～3个。

满18个月时：会说的词不到6～10个；还不会用手指感兴趣的东西，比如天空飞过的小鸟或飞机。

满20个月时：会说的声母还不足6个。

满21个月时：不会回应简单的指令，不会和玩具娃娃或自己玩（比如给玩具娃娃喂饭、给自己梳头等）。

满24个月时：不会把两个词连在一起；不知道常见家庭用具（比如牙刷、电话、筷子等）的功能；不会模仿别人的动作或学别人说话；不会按照要求指出身体部位。

满30个月时：即使是家里的人也不能明白他想表达的意思；不会说简单的句子，不会问问题。

满3岁时：不会说短语；听不懂简短的指令；对和其他宝宝交流不感兴趣；和爸爸妈妈分开特别困难。

宝宝完全不会说话，要考虑是否为自闭症

宝宝的语言发育进程，一般是孕晚期或出生就能听到外界的声音，并可以对声音做出反应。1岁以内是宝宝语言发育的准备期，1个月以内就可以发出一些喉音，之后慢慢出现简单的辅音、元音，到6个月左右就能很好地发出无意义的音节。1岁左右，会有意识地叫爸爸、妈妈。1岁到1岁半，语言的发展主要是对语言的理解。1岁半左右，词汇量开始明显增多。1岁半到3岁时宝宝说出的句子字数在增加，结构也在完善。

如果宝宝已经2岁多了，还完全不会说话，妈妈要考虑宝宝是否患有自闭症。

自闭症是一个医学名词，又称孤独症，发病机制极为复杂，其病征包括不正常的社交能力、沟通能力、兴趣和行为模式。

但如果宝宝只是不会说话或者是不爱说话，没有其他问题，就不是自闭症。自闭症是根据自闭症行为检查表评估出来的。

儿童自闭症测试：

1. 对声音和语言感到迟钝。

2. 与其他儿童交往感到困难。

3. 厌恶学习。

4. 对各种危险，如玩火、登高、在街上乱跑缺乏应有的认识。

5. 已养成的习惯坚决不改变。

6. 不爱说话，有时宁愿用手势表示意愿也不用语言表达。

7. 常常无缘无故地微笑。

8. 不是像一般的幼儿那样弓着身子睡觉，而是僵硬地伸直腿睡。

9. 精力异常充沛，有时会半夜醒来，一直玩到早晨仍不疲倦。

10. 不愿和任何人有目光接触。

11. 对某件事物可能产生特殊的爱好和依恋，抓住不放。

12. 喜欢旋转圆形物体，而且可以长时间做同样动作。

13. 重复、持续地玩一些单调的游戏，如撕纸、摇铁筒中的石块等。

14. 怪僻孤独，不合群。

每个题目答"是"算1分，累计分数达8分以上者，则怀疑宝宝有自闭症的倾向。

如果宝宝并非自闭症，且完全能听懂大人们的话，妈妈不必太着急，可能宝宝只是单纯的说话晚，等到宝宝再大一些就会开口说话了。

社会交往能力训练

荀子曰："人之生也，不能无群。"意思是说，人要通过交往，通过建立和谐的人际关系，才能过社会生活。研究表明，成年后的人际关系状况，往往与幼年时的人际交往能力有着密切的联系，因此父母应从幼儿期开始培养宝宝人际交往的能力，这有利于宝宝成为一个会与人和谐相处且受欢迎的人。

● 1岁左右，教宝宝认家人

宝宝出生后就开始了人际交往，最初的交往对象都是爸爸妈妈、爷爷奶奶等家人，就是在与家人的交往中，宝宝渐渐地学会了与人相处，适应陌生人和陌生环境。

妈妈一有机会，便可以跟宝宝说说家里的人有什么特征，比如相貌特征、言行特征等，宝宝在听的过程中就渐渐熟悉了家人，以后等宝宝会说话了，还可以多与宝宝聊聊家人的性格、特点等，多问问宝宝家人的名字、称呼等。

当宝宝学会了称呼大人后，经常因为会称呼大人而受到表扬，有时家里来了年轻的男客人，大人会说："叫他叔叔，"来了年轻的女客人，大人会说："叫她阿姨，"经常受到这种训练，宝宝自己也会学会判断。总之，要经常让宝宝接触不同的人，让他有机会学会按年龄、性别来称呼大人。

使宝宝成为一个爱笑的人

我们都喜欢爱笑的宝宝，并想知道什么能让他们发笑。爱笑的宝宝长大后多性格开朗，有乐观稳定的情绪，这非常有利于发展人际交往能力，使其更乐于探索，激发更多好奇心，这样会使宝宝学到更多的知识，就更有利于宝宝的智力发展。

妈妈应经常逗宝宝笑，使宝宝成为一个爱笑的人，如，妈妈经常做一些搞笑的鬼脸逗宝宝笑，然后让他模仿；妈妈可以用积木搭一个小房子，然后推倒它，宝宝见到这样的情形一定会哈哈大笑的；妈妈还可以把手指放在宝宝的腋窝里轻轻挠一挠，并说："咯吱咯吱你。"这些都有利于培养宝宝成为一个爱笑的人。

教宝宝懂礼貌

孔子曰："不学礼，无以立。"文明礼貌不但是一个人道德和素质的体现，更是形成和谐愉快的生活氛围、给自己和他人带来快乐的法宝。

孩子不是天生就懂礼貌的，而是需要经过后天的教育和强化才能逐渐形成。只要父母在生活中不断强化宝宝懂礼貌的行为，时间一长，宝宝就会养成好习惯。

懂礼貌的宝宝讨人喜欢，比如带宝宝去室外活动，看到叔叔阿姨或者其他小朋友，会主动问好；对于别人的好意会说"谢谢"等。

除了学习礼貌语言，还要学习礼貌行为，如带宝宝到亲戚朋友家做客，要教育宝宝不能大声喧哗，要和小朋友友好相处。在做客时，不要去拉人家的抽屉或翻柜子，不要到主人家的卧室，特别是不可在床上打闹。

不强迫宝宝叫人

有些宝宝比较胆小、害羞，经常不敢或不愿意向别人打招呼。这时候妈妈不要当着别人的面责备宝宝，也不要勉强宝宝开口叫人。过后，再给宝宝讲一讲应该和熟人打招呼的道理，使宝宝慢慢地接受。

和宝宝一起玩过家家

过家家是一种模仿大人行为的游戏，最适合宝宝的游戏莫过于此，无论是男宝宝还是女宝宝都喜欢，父母不妨多陪宝宝玩。在游戏中宝宝会主动地听大孩子的吩咐，做自己力所能及的事，在游戏中发展语言，学会服从，与人合作，形成孩子之间良好的关系。

市面上有很多适合过家家的玩具，各种厨具、布娃娃等应有尽有，买一套就可以让游戏更丰富多彩了。

宝宝玩过家家时，如果需要父母参与，父母要很兴奋地配合，比如宝宝玩煮饭的游戏，把卫生纸团当作鸡蛋给妈妈喂的时候，妈妈可以装出品尝的样子，告诉宝宝好吃或者太咸了、太淡了等。

妈妈在家和宝宝玩过家家，替家里的小动物做饭，照料娃娃睡觉时，也要教宝宝学会分享，如以后遇到小朋友来做客，主动拿出他的宝贝和小朋友一起玩过家家。

● 多给宝宝创造社交环境

家长应主动为宝宝创造社交环境，提供与人交往的机会，如，家长可以让宝宝将自己的小伙伴带到家里来玩，此时家长要热情接待小客人，倒水、给水果或饮料，也可以做简单的交谈，等小客人走时，要客气地送别，欢迎下次再来。这样做实质是给宝宝做出了表率，使宝宝在潜移默化中受到了教育，有利于宝宝形成良好的行为规范。

有了良好的行为规范后，家长还要为宝宝提供与人交往的机会。如，家中来客人，要主动、有礼貌地跟客人打招呼或交谈，如果有小伙伴同往，要鼓励宝宝拿出玩具和小伙伴一起玩，这样不仅培养了宝宝的交往能力，也使宝宝在交往中礼貌待人，学会社会交往的技能和许多本领。

● 让宝宝在游戏中学会交朋友

宝宝想和小伙伴们交朋友，需要沟通、协调、分享及礼貌待人，而这些可以通过轻松有趣的游戏来实现。

比如，妈妈可以请几个小朋友和宝宝一起画比较大幅的图画，在画画的过程中培养宝宝和小朋友们一起合作、互相交流、互相帮助的能力；还可以让宝宝和小朋友们一起玩"找朋友"的游戏，在优美的旋律和快乐的歌声中，使宝宝体会到拥有朋友的快乐，学会交朋友的方法。妈妈还可以带上宝宝和几个小朋友一起玩"老鹰抓小鸡"的游戏，不但能锻炼宝宝的协调能力，还能培养孩子们的团队精神。

🍎 让宝宝学会自己解决问题

有些家长过于心疼自己的宝宝，不能容忍其他小朋友和自己的宝宝之间发生冲突，一旦有了争执的苗头，家长就会一步冲上前，替宝宝"伸张正义"。其实家长越强势，宝宝越容易缺乏自己解决问题的机会，也就越发变得依赖家长，怯懦，容易受欺负。

当孩子们发生冲突时，建议大人先不要参与，静静地站在一旁，观看宝宝是怎样以自己的方式解决的，如果解决得好，大人可以对宝宝进行鼓励和表扬，然后帮他分析为什么这样做很好，或者还可以怎样改进，如果解决得不好，大人再去帮忙也不迟。

🍎 教宝宝大胆说话

有些宝宝认生，在人多的地方就害羞、不敢说话，这可能会阻碍宝宝社交能力的发展，也有可能影响到宝宝的语言表达能力，大人应该从小就培养宝宝大胆说话的行为，敢于表达自己的思想、情感，提高社交能力。如何引导宝宝大胆说话，可从以下几个方面出发。

从小就要和宝宝多交流

大人应该多和宝宝交流，比如给他介绍家庭成员和家庭情况，说说大人的工作情况，告诉他大人目前所做的家务等，只要能想到的，都可以和宝宝说，就算早期宝宝不能与大人沟通，大人也要多跟他说，这是宝宝社交能力和语言能力发展的基础。

让宝宝试着回应大人

渐渐地，宝宝有了说话的能力，大人在跟他"说话"的基础上，还要培养他回应的能力，可以有意识地提一些问题，让他回答，或是认真地倾听宝宝说话，积极地给予回应，激励宝宝多说话。

鼓励宝宝演说

等到宝宝再大一点儿，大人可以让宝宝进行自我演说，比如进行自我介绍，对象可以是家人，可以是邻居，也可以是小伙伴，开始时可能只是零星地说一些自己的信息，等到宝宝习惯了这种形式，他就会系统地介绍更多的信息，比如告诉别人他的大名、小名、几岁了、在哪栋房子里住、最喜欢哪个人、自己平时爱做什么、喜欢吃什么东西、喜欢玩什么玩具或游戏、会唱什么歌曲等。

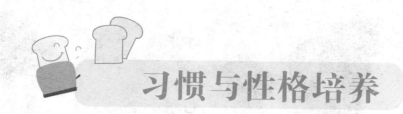

习惯与性格培养

好习惯，让孩子受益一生

在幼儿期就开始培养孩子良好的行为习惯极为重要，因为这一时期，人的身心发展十分迅速，可塑性极大。这一时期的教育，对孩子今后乃至终生发展都有重大的影响。

幼儿期需要培养的行为习惯很多，有行为习惯、生活习惯、文明礼貌习惯、劳动习惯、学习习惯、品德习惯等，但由于幼儿期主要是孩子个性和行为习惯形成的初步阶段，知识学习和专门技能掌握不是幼儿期的主要任务。所以，幼儿期培养孩子良好的行为习惯主要分三个方面进行，分别是生活习惯、行为习惯和道德习惯。

● 早晚提醒宝宝刷牙

即使已经学会了刷牙，很多宝宝对刷牙也并不重视，经常是高兴时就刷牙，不高兴时就不刷，刷牙的时候不认真，敷衍了事的时候也很多。这对保持宝宝的牙齿健康是远远不够的。妈妈一定要从小就让宝宝养成早晚认真刷牙的好习惯，这样才能使宝宝的牙齿健康。

培养宝宝早晚刷牙的习惯，就得从督促宝宝每天刷牙做起。习惯是由行为的重复形成的。有些宝宝不愿意刷牙是因为害怕牙刷捅到牙龈而疼痛，有的是害怕把牙膏咽到肚子里，有的则是因为不喜欢牙膏的气味。只要找到了原因，并消除了原因，再鼓励宝宝，宝宝就不会再抗拒刷牙了，在妈妈的督促下，能养成早晚认真刷牙的好习惯。

如果宝宝不喜欢刷牙，妈妈可以采取一些小方法，如：

1. 妈妈和宝宝一起刷。宝宝喜欢模仿，喜欢做大人做的事情，所以妈妈每天

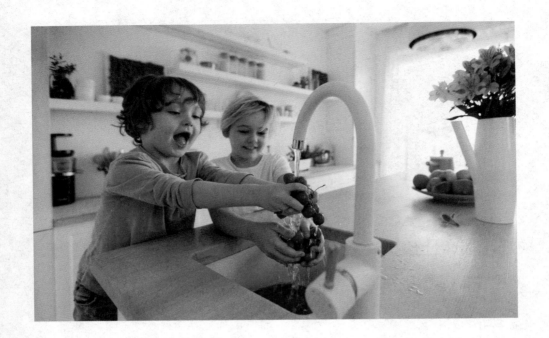

　　早上起床，晚上睡觉刷牙时可叫上宝宝一起，宝宝会很乐意和妈妈一起刷牙，慢慢地，就能养成早晚认真刷牙的好习惯。

　　2. 妈妈可以为宝宝制作一个刷牙日程表，每刷完一次牙就在日程表上贴一个可爱的贴纸，并根据宝宝完成的情况对宝宝进行表扬和奖励，以使宝宝对刷牙保持浓厚的兴趣，逐步养成早晚认真刷牙的好习惯。

● 培养宝宝讲卫生的好习惯

　　讲卫生的好习惯一旦养成，将会使宝宝的一生受益。生活中大部分疾病都与个人卫生习惯密切相关。宝宝饭前便后洗手，早晚刷牙，不捡地上的东西吃等，这些事情看似小事，却直接影响着宝宝的身体健康。同时，宝宝养成良好的生活卫生习惯，也能促进社会卫生面貌、道德风尚的改进。

　　讲卫生包括几个方面：

　　个人卫生——妈妈要教会宝宝基本的生活自理能力，让宝宝定时洗脸、洗头、洗手、刷牙、洗澡、换衣、剪指甲，保持身体及服装的整洁。宝宝不依赖妈妈，就能养成保持个人卫生的好习惯。

　　饮食卫生——饭前便后要洗手，不用手抓食菜肴，生吃瓜果要洗净等，这些都属于良好的卫生饮食习惯，能够有效防止"病从口入"。

公共卫生——不乱扔果皮，不随地吐痰、大小便，保持公共环境卫生。

家居卫生——在家里妈妈也要教宝宝不要将垃圾随地乱扔，自己玩了的玩具以及自己的个人物品使用后要收拾。

小孩子记忆力有限，大人说过的事情可能很快就忘了，所以家长应该不厌其烦地叮嘱宝宝注意卫生，这样才能让宝宝养成好习惯。比如每次都提醒宝宝将垃圾扔进垃圾桶里。同时，在教育宝宝讲卫生时，家长要以身作则，比如饭前便后及时地洗手等，让宝宝受到感染，慢慢地养成勤洗手的好习惯。

● 培养宝宝注意仪表、爱整洁的好习惯

从小培养注意仪表、爱整洁的好习惯，能对宝宝积极向上的品格和自尊自爱的性格的养成产生积极的影响。

要使宝宝保持仪表大方，首先要做到整洁。妈妈应该随时提醒宝宝注意保持头、脸、手、衣服、鞋袜的整洁。早晨和午睡起来要梳头、洗脸；勤剪指甲，发现指甲缝中有污垢要及时清理；头发乱了要及时梳理；衣服鞋袜要穿得整齐利落，不拖拖拉拉；发现衣服脏了要及时换；等等。

开始的时候宝宝可能记不住这么多，需要妈妈多帮助、多提醒，等宝宝熟悉后，妈妈就可以让宝宝自己检查和整理。等宝宝习惯成自然，就会养成注意仪表、爱整洁的好习惯了。

家长做好榜样

妈妈是宝宝最直接的模仿对象。如果妈妈在平时的生活中衣着不整、乱扔垃圾、随地吐痰和擤鼻涕，宝宝就会向妈妈学习，沾染上很多不良习惯。这时不论妈妈怎样教育宝宝，宝宝也会因为觉得妈妈的话不可信而不肯听从。

● 让宝宝养成收拾自己玩具的习惯

宝宝到了2岁后，收拾自己玩过的玩具、自己整理房间，就应该成为宝宝日常生活的一部分了。在教宝宝整理玩具的过程中，妈妈要从宝宝最感兴趣的事情入手，逐步把宝宝的兴趣引导到收拾玩具上来，使宝宝觉得收拾玩具是一件很有趣的事情，从而认真、投入地去做。

比如，妈妈可以在宝宝的房间里开辟出一块靠墙的地方，放上玩具箱、玩具筐或玩具柜，当作玩具的"家"，在宝宝玩够一件玩具的时候，就和宝宝做"送玩具回家"的游戏。在宝宝玩娃娃的时候，妈妈可以对宝宝说："看，布娃娃已经困得睁不开眼睛了，赶紧送它回家睡觉吧！"在宝宝玩小火车或小汽车的时候，妈妈可以说："哎呀，小汽车没电了，宝宝把它送回家充电吧！"宝宝玩积木的时候，妈妈则可以说："小积木想家了，宝宝把它们送回家看看好吗？"这些拟人化的语言能够让宝宝把玩具当成自己的"小伙伴"来珍惜，从而很高兴地执行"送玩具回家"的光荣"任务"。

● 培养宝宝把物品放回原地的好习惯

用完物品后再把它们送回原来的地方，是一个非常值得提倡和引起重视的好习惯。

要培养宝宝物归原处的意识，妈妈首先要给宝宝规划一下收纳空间，让宝宝知道什么东西该放在什么地方。比如，妈妈可以把放玩具的箱子涂上不同的颜色，让宝宝根据颜色的提示，把玩具摆放在原有的位置；还可以在鞋柜上贴两个可爱的小脚丫，提醒宝宝这是放鞋子的地方。妈妈还可以给宝宝准备一个分层、分格子的小书架，在每一层、每一格上都贴上表示所要放的东西的图片，使宝宝收拾好自己的东西后，能够按照图片的指引，把它们放到各自的地方，也方便宝宝下一次取用。

宝宝刚开始玩的时候，肯定不知道怎么收拾，也没有这种意识。所以，父母必须指导宝宝，先做示范，可以和宝宝一起收拾；每次宝宝把玩具收拾完毕了，父母要及时表扬和鼓励他，表扬要具体到宝宝所做的事，通过不断地强化，能帮他逐渐养成自己收拾玩具的好习惯。

● 宝宝喜欢捡脏东西吃怎么办

过期、霉变的食物含有大量的细菌，这些细菌会破坏宝宝消化系统的正常功能，引起宝宝肚子疼、呕吐、腹泻等症状，严重者还会导致病变，对宝宝的健康十分不利。

在宝宝还很小的时候，妈妈就应当在日常生活中给他灌输"东西掉在地上就脏了，不能再捡起来吃"的正确观念。

日常生活中难免会有食物掉到地上的情况，这时父母应该对宝宝说："哟，东西脏了，我们需要洗一下。"并立即去清洗；或者告诉宝宝食物已经脏了，不能要了，并立即将地上的脏东西打扫到垃圾桶里。而千万不要因为害怕浪费食物而将其拣起直接放入自己嘴中。

另外，宝宝吃了不能吃的东西的一个重要原因，是宝宝不了解哪些东西不能吃，为什么不能吃。因此，妈妈应以宝宝可以理解的方式，让宝宝了解脏和变质的东西对他的危害。如，妈妈应告诉宝宝吃带包装的食品前，先问问大人有没有过期？吃剩余的食物前要先看一看颜色，是不是长了绿色的毛？闻一闻是不是有发霉的味道？如苹果烂了就会成为黑色，还会有怪怪的味道，面包长了绿色的小点就不能吃了。有的宝宝会因为不懂分辨食物是否变质而误吃霉变食物。

🍎 宝宝喜欢要别人的东西怎么办

宝宝喜欢要别人的东西是一种很普遍的现象。这主要是宝宝好奇心特别强所致。随着宝宝年龄的增长和认知范围的扩大，这种现象就消失了。

虽然说宝宝喜欢要别人的东西属正常现象，但妈妈决不能因此而放任自流，等待宝宝自然过渡或等这种行为自己消失，而是要采取正确的态度和处理办法。

首先，妈妈从小要注意给宝宝讲道理。逐步让宝宝懂得这是"自己"的，那是"别人"的。自己的东西可以自己支配，别人的东西不能随便要、随便吃。即使在对方盛情难却的情况下，宝宝也要征得家人的同意，才能接受别人的食物。

其次，妈妈可以教宝宝找别人借东西。当妈妈发现宝宝有动手抢别人东西的欲望时，要及时告诉他，拿别人的东西要征得别人的同意，就像自己对自己的东西有权做主一样。比如说，宝宝的父母可以在发现宝宝想抢别人玩具前及时跟他讲："宝宝，我知道你喜欢这个玩具。但这是别人的，我们问问他可不可以借给咱们玩一下。"

如果宝宝抢他人玩具而没有成功时，他可能会大哭，这时，妈妈只能表示同情，安静地注视他，让他哭吧。他哭着哭着常常会忘记自己为什么感到痛苦，你还得对他说："这是某某的，你确实得经得他同意才能要。"慢慢地，物权观念就在宝宝心中建立起来了。当然他有权不让小朋友玩自己的玩具，你不要强求他，否则他对物权没有安全感，而延迟学分享的进程。

培养宝宝乐观开朗的好性格

活泼开朗的性格是宝宝心理健康的重要标志，也是使宝宝受到周围人的欢迎、培养自尊心和自信心的重要条件。活泼开朗的宝宝一般具有强烈的主动性和积极性，善于通过自己的探索获得新知识，提高自己的能力，并容易形成良好的人际关系，为自己的成长创造良好的条件，家长不应该忽略对宝宝活泼性格的培养。

🍎 家长首先应是乐观开朗的

宝宝的长相五官多是遗传造成的，并不是谁带就像谁。但面部表情、肢体语言及思维方式会与带宝宝的人息息相关。要想宝宝从小就爱笑、乐观，家人首先要做个好榜样，多给宝宝一些微笑，多给宝宝一些积极向上的正能量。

宝宝是天生的观察家，他会从大人的一举一动，甚至一个表情中明白很多事情。大人不快乐时，他也跟着不快乐；大人生气时，他会不知所措；大人伤心时，他也会难过。

家长不要总是摆着一副不开心的表情，不要总想着不好的一面，更不要为了一点儿小事郁郁寡欢，不要让宝宝整天生活在压抑，甚至充满"火药味"的家庭氛围中。

和谐快乐的家庭氛围，对宝宝养成乐观开朗的个性是很重要的。如果家庭成员之间经常吵架，宝宝在这种氛围中只会感到惊恐和不安。所以，家长应该为宝宝创造一个轻松、愉快、平等的家庭氛围，使宝宝获得充分的安全感和信任感，快乐地成长。

🍎 教宝宝凡事多往好处想

凡事都往好处想，对未来充满信心和期望，这是乐观者最核心的特质。你期待未来怎样，他就会变成怎样，这在心理学上叫作皮格马利翁效应，是一种自我实现的预言。原因并不神秘，人在期待某一结果的时候，他的态度、思维和行为方式都会受到影响，他会以一种有利于目标实现的方式思考和行动。所以，我们要从宝宝小的时候就教会宝宝凡事往好处想，那么事情也会像想的一样变得美好。

比如本来和宝宝约好周日去户外放风筝，但周日突然下起了大雨，宝宝可能会比较沮丧，这时妈妈可以跟宝宝说："哇，外面下雨了，我们可以不用冒着大太阳出门了，可以在家和妈妈享受轻松的周末了，来，让我们今天在家学习做蛋糕吧！"这样宝宝可能马上就会变得很开心了。

宝宝在成长过程中会面临或大或小数不尽的困难、挫折：考试不如意，同学朋友间有摩擦……如果宝宝总往坏处想，总是盯着这些烦恼和问题，心里总想着不顺心、不高兴的事，每天都处于抱怨、猜疑之中，吃也吃不香，睡也睡不好，那么宝宝又如何能快乐健康地成长。教会宝宝在遇到不如意或困难时，改变一下思维方式，凡事往好处想一想，那么一切的困难和问题就能迎刃而解了。

● 尊重宝宝的个性发展

宝宝从一出生就有个性，如有的新生儿比较安静，饿了哭，饱了睡，非常好带。有的新生儿就不这样安静，对外界的刺激比较敏感，爱哭、爱闹，即使是刚吃饱，也不能安稳地睡觉，睡着了也不安静，面部表情多，肢体也不闲着。到了幼儿期个性就更突出了，有的宝宝非常好带，有的宝宝动不动就哭闹。

父母切莫为了宝宝的个性烦恼，淘气的宝宝和不淘气的宝宝各有各的优点。千万不能让宝宝有这样的感觉：自己的性格天生就有缺陷。这是对宝宝最大的伤害！如果妈妈总是指责一个富有探索精神、精力充沛的淘气宝宝不是好宝宝，就容易使宝宝变得不自信。

父母要尊重宝宝的个性，发现宝宝个性中的闪光点，做宝宝个性的引导者，而非试图让宝宝按照自己所设定的成长方向发展。

● 宝宝不合群怎么办

宝宝不合群是家长很不愿意看见的一种现象。作为家长，平时要观察宝宝和其他小朋友的相处情况，一旦发现宝宝不合群，那么家长就需要正确引导了！

宝宝不合群多半是与除父母以外的人相处少的原因，不知道如何与其他小朋友相处；还有的宝宝是因为刚开始与别的小朋友相处时发生了矛盾，而觉得自己一个人玩更好。不管是前者还是后者，家长都要多带宝宝出去玩，与其他的小朋友接触，即使只是站在旁边看别的小朋友玩，也比待在家里要好。家长要注意的是，不要逼迫宝宝和其他小朋友玩，而是应该鼓励、引导，如拿一个足球，让宝宝和其他小朋友一起玩踢球。慢慢地，宝宝找到和其他小朋友玩耍的乐趣后，便会自己主动融入集体中去了。

另外，家长不要怕宝宝吃亏。从小生活在同龄人的群体中，宝宝会逐步学会怎么生活，怎么相处，怎么玩耍。有许多家长生怕自己的宝宝会在集体生活中"吃亏"，便要求宝宝自顾自地，不要与其他小朋友来往，这样做表面上似乎是爱孩子，实际上，易使孩子无法得到群体生活的锻炼，势必会影响孩子的健康成长。

3岁以前的宝宝处于游戏的"观察者"与"分享者"的萌芽阶段。儿童心理学的研究表明，3岁以前的宝宝大多还是喜欢自己一个人玩，在有别的孩子在一旁玩的时候，他们更多的是观察者，而不是参与者；而宝宝不愿意把玩具给其他孩子玩，这种现象在宝宝3岁以前是很正常的，这个时候宝宝自发的分享行为还没有发展起来，需要妈妈多多培养。所以妈妈不能简单地把宝宝的行为归结为"不合群"。

培养宝宝独立自信的性格

独立性是宝宝不依赖别人，独立完成某一件事情，愿意为自己服务的一种优良品格。独立性强的宝宝一般有很强的自信心，喜欢做一些力所能及的事，在群体生活中的表现也很出色。所以，在宝宝有了一定能力的时候，不失时机地培养宝宝的独立性和自信心，对宝宝的健康成长具有非常重要的意义。

● 培养宝宝独立性的关键期

2岁左右是宝宝独立性发展最快的关键期，这一时期宝宝出现了最初的"自我"概念，开始出现"我要""我会""我自己来"等自我独立的意识。也许昨天还事事要妈妈帮忙，今天突然间什么都要"自己来"，明明自己做不好，还不让别人帮忙，如果父母仍像以前那样，宝宝有时就会发脾气。不了解宝宝的父母也许会说："这宝宝变得不听话了！"其实这是宝宝成长过程中必不可少的一步，也是宝宝可喜的进步。

1～3岁的宝宝对大人所做的事都很感兴趣，加上宝宝天生喜欢模仿，所以当他看见大人在干什么时他也学着干什么。如大人在叠衣服，他也要来帮忙；大人在扫地，他也抢着要扫；吃饭时也想要自己吃，走楼梯时不用大人扶……这些都是宝宝独立意识开始发展的表现。此时宝宝的可塑性最强，最容易接受教育，是培养宝宝独立性的最佳时期。虽然宝宝做得不好，会把刚装好的垃圾倒得满地都是，会把饭菜满桌撒，会把干净的衣服丢进水里。但也请家长允许宝宝这样"帮忙"。如果此时家长觉得宝宝还太小，什么都做不来，反倒添了许多麻烦，便制止宝宝做，那么渐渐地就会让宝宝形成依赖性，从而错过了培养宝宝独立性的最佳时期，一旦宝宝形成依赖性就很难改正了。

🍎 理解宝宝独立又依赖的心理

虽然宝宝独立意识逐渐增强，但独立能力并不高，所以对父母还有很深的依赖。这种既想独立又不敢独立的心理状态让宝宝也很矛盾，有时候表现出来的态度让父母也难以捉摸，比如父母跟他玩游戏，玩着玩着发火了，不让父母插手，但当父母真的退出了，又发火了，要求父母跟他玩，往往让父母不知所措，几个回合下来，父母也会不耐烦。如果这时候父母控制不好情绪，就又会爆发一场冲突。

当宝宝出现这种状态的时候，父母一定要给予理解，保持冷静，并耐心劝导宝宝冷静，或者建议宝宝玩一下别的游戏，暂时放下眼前的烦恼。

🍎 给宝宝学会独立的机会

妈妈除了让宝宝学会自己处理自己的事情外，还可以定期或不定期地给宝宝分配一些"任务"，让宝宝在参与家务劳动的同时，锻炼自己的独立性。比如，家

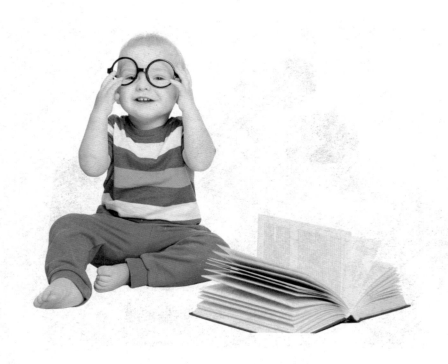

里的地板脏了，妈妈就可以对宝宝说："家里的地板脏了，宝宝能做一个勤劳的清洁工，帮妈妈把地扫干净吗？"再比如，周末妈妈要带宝宝出去玩，要带的东西很多，妈妈就可以对宝宝说："宝宝是大孩子了，愿意抱着自己的小水杯吗？"

不要害怕宝宝在完成任务的过程中遇到困难。每一个解决困难的过程都是对宝宝最好的锻炼。只要妈妈能把握住宝宝的个性和能力，不给宝宝安排太难的任务，宝宝就会在克服困难的过程中不断成长，走向成熟。

🍎 多关心宝宝，让宝宝感受到更多的爱

宝宝自信心的产生，和自己感觉到的爸爸妈妈对自己的爱是成正比的。如果宝宝觉得爸爸妈妈和周围的人都很关心自己、爱自己时，就会觉得自己是一个有力量的人，做任何事情时都会觉得轻松愉快、信心十足；而如果宝宝觉得周围的人都不关心自己、不喜欢自己，就可能会产生强烈的不自信的心理，不管做什么事都会觉得自己做不好，从而变成一个胆怯、畏缩的人。

所以，妈妈在平时的生活中一定要多关心宝宝，即使再忙也要抽出些时间和宝宝待在一起，并在尊重宝宝的前提下和宝宝一起玩耍、交流，使宝宝充分感受到妈妈的爱，逐渐形成对自己成长有利的自信心。

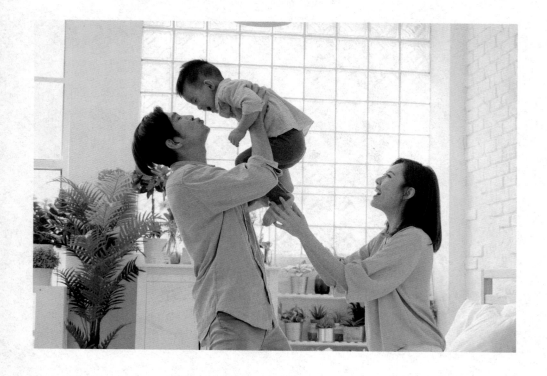

🍎 不要吝啬你的夸奖

现在的很多家长，都有一种同样的感受：为什么我们一心为宝宝着想，他们却嫌啰唆？为什么让宝宝改点儿小毛病，我们说了无数遍，他们全当耳旁风，甚至越说越犯，变本加厉？为什么我们一夸奖，他们就得意忘形？实际上，很多做家长的，都有一个共识——担心说了宝宝的优点，宝宝会得意忘形。所以，平日里家长眼中关注的更多的是宝宝的错误和缺点，总是跟宝宝说这不能做，那不能碰，这做得不好，那样怕弄出了问题等。其实，宝宝最需要的是家长的肯定和赞美。

但是，赞美不是笼统说一句："你真棒！""你太厉害了！"而应该更有针对性，告诉宝宝某件事做得很好，比如宝宝自动把玩具收拾好了，宝宝起床后自己穿上衣服了，等等，都可以就事论事夸奖一下宝宝，这样宝宝就知道为什么得到了夸奖，而不会盲目地认为自己很了不起。

培养宝宝坚强勇敢的性格

在自信、坚强、自制等诸多优良性格中，坚强是相当重要的一种品格。性格坚强的人善于调动自己的积极性和主动性，使自己的大脑和身体都能够长期保持活跃状态，特别容易产生超乎寻常的高效率，在学习和工作中不断取得成功。

如果妈妈想让自己的宝宝将来取得很大的成就，就赶紧行动起来，好好培养一下宝宝坚强的性格吧！

🍎 让宝宝经历一些"风雨"

让宝宝经历一些小小的"风雨"。这里所说的"风雨"可以是出来玩耍时走一条稍微崎岖的小道，让宝宝去战胜困难；可以是教他勇敢地去面对打针，让他战胜恐惧；也可以是在宝宝跌倒后让他自己爬起来，让他学会去承担意外的伤害；让他一个人关灯睡觉；做错事恰当批评；玩游戏让他输几局；等等。另外，还可以创造一些困难刺激宝宝，让他感觉不舒服，进而学会去接受并疏导这种坏情绪。坚强的性格就可以在这一次次的经历中养成。

总之不要什么都顺着宝宝，无限度地满足他，否则会让宝宝的成就感一直处于饱和的状态，进而失去追求的动力和抵抗挫折的能力。

宝宝的软弱性格是这样形成的

一个人性格的形成和他周围的环境有着千丝万缕的联系。宝宝软弱性格的形成，也和宝宝的日常生活有着非常密切的关系。导致宝宝形成软弱性格的因素有下面几点：

妈妈的溺爱

如果妈妈对宝宝过分关心，生怕宝宝离开自己后发生意外，连宝宝摔一跤都要赶紧抱起来哄一哄，或者害怕宝宝受小朋友们欺负而不让宝宝单独玩耍，宝宝就会对妈妈形成强烈的依赖。这样，在和小朋友们相处的时候，宝宝也会因为不知道如何处理人际关系而受人欺负，久而久之，就易形成打不还手、骂不还口的软弱性格。

不恰当的表扬

表扬是大人们对宝宝所作所为的鼓励和肯定。适当的表扬能够激起宝宝的自信心和自豪感，起到帮助宝宝健康成长的作用；不适当的表扬则会把宝宝的思想和行为引导到不正确的方向上去。如果妈妈总是表扬宝宝听话、老实、不和小朋友们起争执，宝宝可能就会逐渐失去对不良现象进行抗争的欲望，影响正确判断是非的能力，逐渐变得软弱起来。

爸爸妈妈的不良暗示

即使没有明显的语言和行动，爸爸妈妈的不良暗示也会对宝宝的性格产生影响。比如，在雷雨交加的夜晚，宝宝一个人睡得很安稳，妈妈因为担心宝宝，惊慌地冲进宝宝的房间，把宝宝抱在怀里，结果把宝宝给弄醒了。虽然妈妈没有说话，但宝宝仍然可以从妈妈惊慌的眼神、慌乱的动作中感受到妈妈的恐惧，从而变得软弱起来。

接纳宝宝的恐惧

虽然有的妈妈一直很注意培养宝宝坚强的性格，但宝宝仍然很软弱胆小，这是怎么回事呢？胆小是这个阶段宝宝的普遍特点。可能是年龄小的缘故，宝宝对陌生的事物、噪声、雷电、比较高的地方、黑暗，甚至想象出来的妖魔鬼怪都非常害怕。有的宝宝可能只是在见到或想到自己害怕的事物的时候表现得很恐惧，有的宝宝则因此形成了胆小怕事的性格，出现不敢一个人做事、不敢到黑暗和陌生的地方、不愿意和陌生人交往等问题。为了使宝宝能够健康成长，妈妈还得多想想办法，使宝宝变得勇敢起来。

首先，妈妈要接纳宝宝的恐惧，不要嘲笑宝宝或漠视宝宝的恐惧，而是应当仔细倾听宝宝的诉说，并引导宝宝用语言、绘画等方式把自己的恐惧表现出来。人的恐惧绝大部分是因为对事物的不了解引起的，只要宝宝通过描述，将自己害怕的事物表达出来，并在父母的引导下了解自己所害怕的事物，恐惧感也就可以大大减轻了。

给宝宝更多的安全感

宝宝的胆怯在很大程度上是因为缺乏安全感。如果妈妈在平时的生活中注意给宝宝安全感，宝宝的胆子就会慢慢地变得大起来。

比如，妈妈在平时要多观察宝宝，一旦发现宝宝出现恐惧、退缩的表情，就要及时和宝宝进行沟通，鼓励宝宝大胆地把心里的想法说出来，并通过耐心的引导帮宝宝摆脱恐惧，以积极的心态面对生活。在带宝宝出门的时候，妈妈也要多满足宝宝的需要，多关心宝宝，使宝宝体会到妈妈对自己的爱，从而产生更多的安全感。

> **胆小害羞不是发育迟缓**
>
> 过分的胆小和害羞不代表宝宝发育迟缓，妈妈千万不要因为太过担心而对宝宝保护过度。如果妈妈太紧张，宝宝可能会受到妈妈的感染而加重胆小和害羞的程度。

宝宝总被人欺负怎么办

宝宝如果在与小伙伴的相处中受到欺负，处于弱势，父母总是特别心疼，但如果因为心疼，怕宝宝再受欺负而不让宝宝外出接触小伙伴，过度保护宝宝，让宝宝在封闭的环境中长大，这易使宝宝对外界缺乏认知，并充满恐惧，在宝宝将来不得不面对社会的时候，受到挫折和欺负的影响可能更大。

所以，即使宝宝在人际交往中处于弱势，也应该让他积极参与人际交往活动，在被欺负的过程中，有的宝宝会发奋崛起，拒绝被欺负，有的宝宝学会了承受压力或者保护自己。总之经历了很多这种过程的宝宝，在面对冲突或者被欺负时会学会处变不惊的坦然态度，不会因为压力太大而做出极端的事情，这也是宝宝心智走向成熟的一种表现。

父母如果看见宝宝被欺负了，开始的时候完全不必要去管，也不必要教导宝宝去反击或者忍受，只需要用鼓励的眼神看着他，他就能感到自信，感到有依靠，就能勇敢地面对欺负或挑衅，从而根据自己的意愿做出反应。

如果宝宝受了欺负跑回父母这里寻安慰，也不必责怪他，可以告诉他，欺负他的人的确是不对的，但不要鼓励他以暴制暴，可以建议他避开总是欺负他的人，跟友好的人做朋友。

🍎 不要对爱哭的宝宝发脾气

有的宝宝特别爱哭，如果正好赶上妈妈手里有别的事情，宝宝一哭，妈妈心里就烦，于是就冲着宝宝大发脾气。这种做法是非常不好的。如果是与宝宝接触最亲密的人，尤其是妈妈的情绪不稳定，比如生气、沮丧、忧郁和焦虑等，往往容易"传染"给宝宝，从而使宝宝经常处于情绪紧张的状态，更容易哭闹。所以，希望所有看护宝宝的人，尤其是妈妈，要爱护宝宝，不要把不良的情绪"接种"给还不懂事的宝宝，以免影响宝宝心理发育。

无数父母常常不能理解孩子在会讲话、会表达之后，为什么还那么爱哭。可事实就如一句俗话所说，六月的天，娃娃的脸。这个阶段孩子的特质就是阴晴不定，高兴了笑，不高兴了哭，哭泣对孩子来说是再正常不过的一种情绪表达方式，是一种本能的反应。

所以，建议妈妈在孩子哭泣的时候，先检查一下，看孩子是不是有什么身体上的不舒服，如果没有的话，那么蹲下来拥抱孩子，用温柔的目光注视他，静静地陪伴他，倾听他，等孩子情绪好、不哭的时候，告诉孩子："宝贝，哭没有用，遇到什么困难，一定要学会用语言表达出来，这样爸爸妈妈才可以理解你并帮助到你。"千万不要在孩子大哭的时候，跟他讲大道理，或者勒令他停止哭泣。因为在孩子哭的时候他是什么也听不进去的，在他平静的时候跟他沟通，会让他更容易接受。

爸爸妈妈要注意的几件事情

🍎 满足宝宝玩的需求

玩是孩子与生俱来的需求，也是孩子探索世界、学习知识的途径。比如大部分宝宝都爱撕纸、扔东西，这不是宝宝在故意搞破坏，而是在进行"探索"，也是出于好奇才会有这样的举动。只有通过这样的玩法，宝宝才能够正确认识事物，进一步提高自己的能力。如果父母怕损坏东西或者嫌脏就阻止宝宝，看到宝宝撕纸、扔东西就立刻制止，把东西收起来不让宝宝玩儿，那就会扼杀宝宝的天性，对宝宝的成长和各项能力的发展是极为不利的。

在这个问题上，父母要转变自己的思想认识，不但不要过多地干预宝宝的活动，更要满足宝宝的需求，甚至创造条件和环境让宝宝玩，只要没有危险，宝宝怎么玩都不过分。

🍎 夸奖比惩罚更有效

对于满周岁的宝宝来说，妈妈的惩罚并不能让他记住将来不能再做这件事。如果妈妈想让宝宝做自己期待的事时，比起惩罚，最好是夸奖他。

宝宝在这个年龄段，惩罚是没有意义的。因为宝宝还不能将自己的行为与惩罚联系起来记忆，此时的惩罚只限于专门制止宝宝当时的行为，比如宝宝做危险动作时。还有想制止宝宝将餐具扔到地上时，可以拿开餐具，并轻轻地打宝宝的手，让宝宝扔餐具的行为与被妈妈打了手的疼痛记忆几乎同时发生，以阻止宝宝当时的行为。

相反，宝宝对夸奖特别来劲，如果妈妈想让宝宝做自己期待的事时，可以用夸奖来引导他。比如宝宝和别人分享了自己的玩具，并且和小朋友玩得很好时，一定要称赞他，让宝宝将被夸奖的愉悦与跟小朋友分享玩具的行为联系起来，使宝宝记住将来也要这样做。

妈妈夸奖宝宝时应具体事情具体对待，以加强宝宝对自己行为的记忆。但一定要夸奖适度，如果对宝宝的一举一动都赞不绝口，夸奖的话听起来很快就会变得空洞而没有意义。

给宝宝更多宽容和理解

妈妈惩罚宝宝主要是因为宝宝做错了事，或者宝宝不能达到自己想要的要求。因此，妈妈在批评指责宝宝之前，首先应该考虑一下他为什么要那样做，给宝宝更多的宽容和理解。

🍎 不要吓唬宝宝

1岁1个月到1岁6个月这段时期，妈妈要充分保护好宝宝，不能让宝宝受到惊吓，这有利于培养宝宝的独立人格。

　　有的妈妈在哄宝宝睡觉时，常常吓唬宝宝："不睡觉，大老虎就要来吃你了！"在宝宝哭时，又恐吓宝宝："再哭！再哭大灰狼来了吃了你！"有的宝宝会被这样的话吓着，甚至还会引起宝宝夜啼——从噩梦中惊醒。即使宝宝没被吓着，也会形成这样一个概念：老虎和大灰狼是可怕的动物，做错事，它们要来吃了我。从而影响宝宝的好奇心和探索精神，增加宝宝的恐惧感。因此，妈妈平时应该避免这类事情的发生。

🍎 兑现对宝宝的承诺

　　父母要求宝宝不要做某些事情时，常会以其他条件做交换，例如，要求宝宝不要在晚饭前吃糖，因为这样宝宝可能会吃不下饭，但是答应宝宝晚饭后让他吃糖。妈妈一旦做了这样的承诺，无论诺言是大是小，都一定要遵守，否则宝宝会失去对父母的信任，日后就很难以同样的方式要求他的行为了。

　　妈妈在给宝宝承诺时，需注意自己是否能够办到，或者当时能不能够办到，而不要轻易许诺宝宝。对于宝宝的无理要求，妈妈可先跟宝宝解释，给宝宝一个可选择的交换条件，让他有一种被人尊重的感觉，使他幼小的心灵不受伤害，这对促进亲子关系也非常有帮助。

🍎 用一颗童心来回答宝宝的问题

　　对于宝宝的"为什么"，妈妈无论觉得有多古怪，都要认真对待。当然，对妈妈来说，最大的问题是不知道怎么回答宝宝的问题。其实，妈妈大可不必像百科全书一样回答宝宝，而是可以发挥自己的才智，用简单易理解的语言回答宝宝的问题。

　　回答宝宝问题的时候需要跟他的认知水平相适应，既要帮助宝宝学习理解一些基本常识和概念，又要防止用规范的条条框框限制他思想的空间。比如宝宝向妈妈提出一个有趣的问题："星星是什么呀？"如果妈妈说："它是一个天体，在宇宙中转，星星就是小太阳。"宝宝会由于不理解而疑惑茫然；如果妈妈回答说："星星是太阳和月亮的弟弟。"他就会心地点头笑了。等宝宝再大一点儿，对天文感兴趣的时候，妈妈再教会他相关深奥的天文知识也不迟。通过这种方法，可以简洁、正确地答出宝宝想要知道的事情。

　　妈妈需注意，无论一系列"为什么"让自己多么心烦，也不能敷衍或不回答宝宝的问题。这样会使宝宝对说话和提问逐渐丧失兴趣。如果宝宝的问题实在是无法回答，妈妈也可以直截了当地告诉他："对不起，这个妈妈也不知道。"然后告诉他会想办法找到答案，并且在之后的确这样做了，宝宝也会更加理解妈妈的。

🍎 爱与管教相伴

如今的孩子多数都是独生子女，从一出生起就受到"万众瞩目"，爷爷奶奶宠着，爸爸妈妈捧着，无论是物质上还是精神上，要什么有什么。特别是现在有很多言论推崇"爱与自由"的教育理念，这让很多父母更是尽可能地满足宝宝所有的要求，合理的、不合理的，通通满足。如果宝宝犯了错误，即使危害人身安全或涉及做人的根本，父母也只是好言相劝，不予批评或惩罚。到最后，就是不愿意让宝宝受一点儿委屈，总是希望宝宝能够在最好的环境里成长。

久而久之，宝宝便没了自控能力，凡是自己想要的东西，想要做的事情，一旦父母没有满足他，他就会撒泼打滚，直到父母点头答应为止。被宠坏的宝宝任性、以自我为中心、不懂得感恩、经不起挫折，这些都会成为宝宝将来步入社会的极大障碍。

父母在给予宝宝爱的同时也要适当管教宝宝，如去超市购物时跟宝宝讲好，只买一种零食或一个玩具；到了吃饭的时间或睡觉的时间，应该停止看电视或玩玩具等。

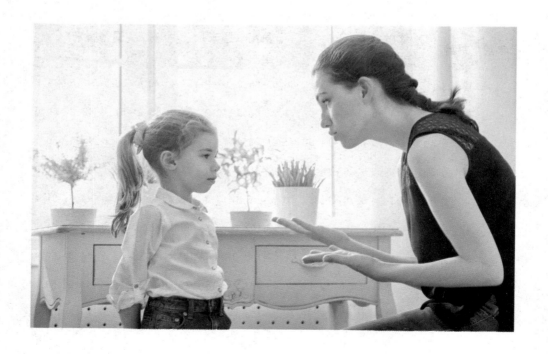

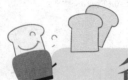

爸爸妈妈关注的问题

幼儿生长发育

　　婴幼儿生长发育是一个连续的、阶段性的过程。从出生到青春期结束，体格生长连续不断地进行。但是，生长不是匀速的，各个年龄段的生长速度并不相同，各有特点。出生后的第一年，体重和身高的增长很快，是生长的第一个高峰。第二年以后，身高的增长速度逐渐减慢并渐趋稳定。到青春期，生长速度又明显加快，是生长的第二个高峰。就身高而言，宝宝出生第一年增长25～27厘米，第二年增长10～12厘米，2岁以后到青春期前，平均年增长5～8厘米。

● 幼儿生长发育参考标准

年龄	月龄	体重（千克）		身高（厘米）		头围（厘米）	
		男	女	男	女	男	女
1～2岁	12个月	7.21～14.00	6.87～13.15	68.6～85.0	67.2～83.4	42.6～50.5	41.5～49.3
	15个月	7.68～14.88	7.34～14.02	71.2～88.9	70.2～87.4	43.2～51.1	42.2～50.0
	18个月	8.13～15.75	7.79～14.90	73.6～92.4	72.8～91.0	43.7～51.6	42.8～50.5
	21个月	8.61～16.66	8.26～15.85	76.0～95.9	75.1～94.5	44.2～52.1	43.2～51.0
	24个月	9.06～17.54	8.70～16.77	78.3～99.5	77.3～98.0	44.6～52.5	43.6～51.4
2～3岁	27个月	9.47～18.36	9.10～17.63	80.5～102.5	79.3～101.2	45.0～52.8	44.0～51.7
	30个月	9.86～19.13	9.48～18.47	82.4～105.0	81.4～103.8	45.3～53.1	44.3～52.1
	33个月	10.24～19.89	9.86～19.29	84.4～107.2	83.4～106.1	45.5～53.3	44.6～52.3
	36个月	10.61～20.64	10.23～20.10	86.3～109.4	85.4～108.1	45.7～53.5	44.8～52.6

宝宝生长发育迟缓怎么办

生长发育迟缓是指生长发育过程中出现生长速度放慢或者是顺序异常等现象。很多不利于宝宝生长发育的环境都会不同程度地影响宝宝的发育，造成宝宝生长发育迟缓。

很多宝宝在婴儿时期就会表现出生长发育迟缓的现象，例如：啼哭不止、容易受惊吓、哭闹、喂养困难、睡眠困难、不会认人、见到物体不会伸手抓等表现。找出原因，确定问题的源头才可以进行治疗，如果是先天的遗传性疾病，例如：家族性矮小、体质性生长发育延迟等，这些属于正常的生长变异，喂养过程中只要加强营养的摄入，特别是要加强身体锻炼，促进身体的第二次发育，让身体发育得更好即可。还有一些病理性的生长发育迟缓是染色体异常导致的，例如：唐氏综合征、特纳综合征。还有代谢性疾病、骨骼发育疾病、慢性疾病、慢性营养不良性疾病、内分泌疾病等多种疾病，这些疾病引起的生长发育迟缓是需要去医院进行检查和治疗的。

此外，如果宝宝是生长发育迟缓中的语言发育障碍，那么就应该对语言发育功能进行治疗，加强对语言能力的训练，每天花费1~2个小时与宝宝进行沟通交流，慢慢地，时间长了宝宝就会得到一定的刺激，得以治愈。还有一些正常性的生长发育迟缓，特别是短时间内的发育迟缓更是可以得到有效的治疗，这个阶段加强营养物质的摄入，特别是蛋白质，以及铁、锌等微量元素的摄入，有利于宝宝的生长发育，而且多进行一些体育运动，像爬行、走路这些基础的运动是可以让宝宝生长发育得更好。

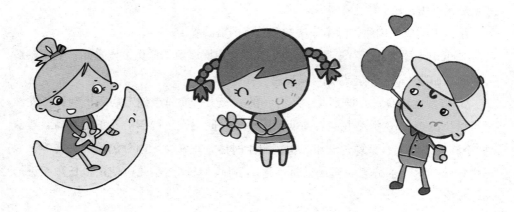

🍎 宝宝春天长得最快

遗传确实决定了宝宝身高的大方向，但良好的后天环境也不容忽视。尤其在春季这个"黄金生长期"，父母更应该创造有利条件，为宝宝长个儿加把劲。

有相关研究表明，少年儿童的生长速度在一年四季中并不相同，儿童在春季长得最快。尤其是5月份内可长高7.3毫米，被人们称为"神奇的5月"。

春季为什么有利于长高？传统医学理论强调"春生，夏长，秋收，冬藏"。春天是万物生长的季节，人体也不例外。春季人体新陈代谢旺盛，血液循环加快，呼吸、消化功能加强，内分泌激素尤其是生长激素分泌增多，为正处于生长发育期的儿童创造了"黄金条件"。另外，春季阳光中的紫外线较强。紫外线对于骨骼的生长发育很有益，因为维生素D经过紫外线的照射能被人体吸收，从而促进肠道对钙、磷的吸收，为骨骼的生长发育提供充足的钙、磷。

因此，要想让宝宝长得更高，应抓住春季这一黄金季节，同时加强营养、睡眠、运动等。

身高快速发展的两个阶段

人在一生中身高有两个快速发展的阶段，一个是出生后第一年，增长25～27厘米。另一个时期是进入青春期。因此把握住后天各种因素，宝宝还是能够长高的。

🍎 生长激素能使宝宝长得更高吗

很多父母想给宝宝使用生长激素，以使宝宝长得更高，但生长激素对于一般的宝宝来说没用，还会产生副作用。

国际上对于使用生长激素疗法的患儿有严格的界定：

1. 低出生体重儿。对于在子宫内生长发育迟缓所致的低出生体重儿，生长激素可帮助其加速生长，向正常儿身高追赶。

2. 特发性矮身材。矮小儿中还有一部分属于目前尚难确定病因机制的特发性矮身材（ISS），这类小儿的身高低于同种族、同性别、同年龄儿正常身高参考值的2个标准差以上，呈均匀矮小。他们出生时体重正常，无内分泌功能失常等，如不进行治疗，大部分患儿至成人时将是矮身材，对这类小儿应使用生长激素进行治疗观察。

3. 患有某些疾病。患其他一些疾病如软骨发育不全，可酌情使用。还有肾病综合征等由于长期采用超生理剂量的肾上腺糖皮质激素治疗，从而产生副作用，影响了生长发育，故也可用生长激素治疗。由先天性卵巢发育不全综合征、小儿慢性肾功能衰竭、宫内发育迟缓等所造成的矮身材，也被公认是生长激素治疗的适应证。

4. 经过多次严格的抽血检查，确定是生长激素缺乏者。要确定一个矮小儿是否可以使用生长激素进行干预治疗，首先必须由专业医务人员进行体格检查、骨龄测定、内分泌功能检测。个别患儿还需进行遗传学分析和影像学检查，以明确导致身材矮小的原因。

不是以上所指出的几种指征的小儿，不要使用生长激素。

预测宝宝未来身高的方法

宝宝身高受遗传影响较大，父母的身高可以在一定程度上预测宝宝未来所能达到的身高。

男孩：未来身高（厘米）=（父亲身高+母亲身高+13厘米）÷2

女孩：未来身高（厘米）=（父亲身高+母亲身高-13厘米）÷2

本公式可以看出遗传因素对身高的影响，但是如果重视后天其他的因素，还可能长得更高。

🍎 宝宝1岁半了囟门还没闭合有问题吗

一般宝宝头顶的囟门会在12～18个月闭合，囟门的闭合情况，是反映大脑发育情况的窗口，如果宝宝的前囟门在6个月之前闭合，说明宝宝可能小头畸形或脑发育不全，在18个月后仍未闭合，可能是疾病所引起的，父母需重视。

宝宝前囟门闭合晚最常见的原因是维生素D缺乏引起的佝偻病。如果宝宝到了18个月大时，前囟门还是没有闭合，妈妈就应该请医生帮宝宝仔细检查一下，看看有无佝偻病的迹象，如头部呈四方形、腿脚呈O形或X形、手腕或脚踝隆起等。患佝偻病的宝宝还常常伴有烦躁、易怒、睡不安稳、出汗多等表现，坐、站立和走路等动作也会迟一些。

由佝偻病引起的前囟门迟闭，在治好佝偻病后不影响智力。前囟门迟闭还可能是由脑积水引起。脑积水除前囟门扩大隆起外，还会有大头、颅缝分离、额头和耳前的颞部呈现怒张的静脉、双眼珠下沉，严重者还有智力低下等表现。另外，先天性甲状腺功能低下、侏儒症等疾病，前囟门闭合时间也会延迟。

🍎 宝宝比较瘦怎么办

宝宝比较瘦，妈妈可从以下几个方面寻找宝宝体重偏低的原因和解决方法：

体型偏瘦的宝宝

人长得小巧玲珑，体重当然不会偏高。如果宝宝不属于小巧玲珑的那种，而是个头不小，但偏瘦，就多给宝宝吃些容易长肉的食物，如高热量、高脂肪的食物。但健壮起来后就要停止喂养这一类的食物。

食量小的宝宝

每个人的食量都不尽相同，有的宝宝生来胃口就大，有的胃口特小，吃一点儿就饱，但放下碗筷后很快又饿了。这样的宝宝最适合少食多餐，应多给宝宝吃一两顿。

活动量大的宝宝

宝宝什么问题都没有，吃得多但不长肉。这是因为宝宝把吃进去的热量都用来运动了，因此可给这样的宝宝多加餐。宝宝玩够了，休息一会儿，别管是不是吃饭时间，要先给宝宝吃些点心。如果带宝宝外出，别忘了带些食物。

脾胃弱的宝宝

有的宝宝脾胃一直比较弱，吃多一点儿胃就不舒服。这种情况下可以给宝宝吃点鸡内金、健脾散等，来调理宝宝的脾胃。

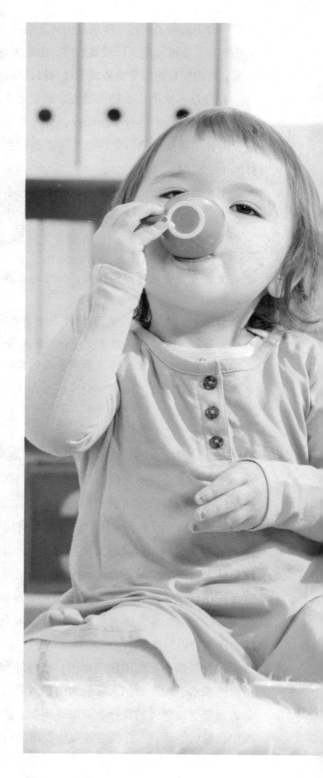

如果宝宝排除了疾病和饮食摄入方面的原因，吃得多但长不胖，妈妈不需要太担心。胖不是衡量宝宝是否健康的标准。宝宝瘦，但是精神好，不容易生病，抵抗力强，生长发育正常，那也没什么关系，也许宝宝就是这个体质。

补锌

锌是人体内必需的微量元素之一。相关数据显示，我国少年儿童的缺锌率高达60%，这60%的儿童每日锌摄入量低于平均摄入量！

缺锌容易造成宝宝免疫力低下，影响宝宝的生长发育，导致身材矮小或智力发育不良等严重后果。所以，家长要注意给宝宝补锌。

宝宝缺锌有什么症状

缺锌的症状较多，也很常见，如挑食厌食、多汗、反复感冒、头发稀黄、多动、注意力不集中、记忆力差、反应迟钝、个子矮小、视力下降、消化功能差、口腔溃疡、皮炎、顽固性湿疹、伤口不易愈合、地图舌、指甲白斑等。

正因为缺锌症状平常多见，家长很容易忽视，有些症状还被误认为是其他原因造成的，时间一长，宝宝缺锌就越来越严重。

因此，如果发现宝宝有上述一项症状，就必须引起重视。以上症状表现越多、越明显，则表明可能缺锌。此外，还可以结合宝宝的饮食情况来判断，如宝宝不喝牛奶，吃肉类食物较少，宝宝很可能每天摄入的锌较少，从而出现一些缺锌的症状。

有些家长比较相信检测，过于依赖检测结果。实际上，任何检测都会受到多种干扰因素的影响，准确性反而难以保证。在医学上，检测通常也只是在确诊的时候作为参考依据，关键还是看症状和体征。

宝宝一天应补多少锌

不同年龄段的宝宝，锌的需要量各不相同，0~6个月的宝宝每天只需要2毫克锌，7~12个月的宝宝每天需要3.5毫克锌，1~4岁的宝宝每天需要4毫克锌。之后随年龄增长，宝宝对锌的需求量缓慢递增，到14~18岁时，男孩每天需12~12.5毫克，女孩每天需7.5~8.5毫克。

锌对宝宝的主要影响包括以下7个方面：

1. 影响生长发育；

2. 影响智力；

3. 影响食欲；

4. 降低免疫力；

5. 影响伤口和创伤的愈合；

6. 影响维生素A的代谢和正常视觉；

7. 影响宝宝长大以后的生殖功能。

鉴于以上诸多影响，家长应该对宝宝的缺锌问题给予足够的重视，千万不要忽视宝宝在生长发育期间锌的摄入问题。

经常给宝宝吃含锌丰富的食物

在饮食上给宝宝补充富含锌的食物，是最安全的补锌方法。生活中，应注意培养宝宝养成不偏食、不挑食的良好饮食习惯，保证摄入丰富而均衡的营养；食谱安排上注意多样化，多吃富含锌的食物，这样就会避免宝宝缺锌。

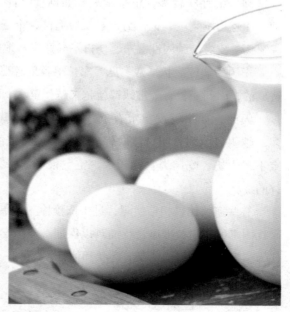

锌的来源广泛，普遍存在于各种食物，但不同种类的食物之间，锌的含量和吸收利用率差别很大。

动物性食物含锌丰富且吸收率高。如牡蛎、鲱鱼中锌的含量尤为突出，肝脏、蛋类等的含锌量也较高。

植物性食物中锌的含量较少，并且不易被人体吸收。植物性食物中含锌量比较高的有豆类、花生、小米、萝卜、大白菜等。

● 可以给宝宝食用锌强化食品

妈妈怀疑宝宝缺锌时，除了注意多摄取富含锌的食物外，还可选择一些含锌较多的营养强化食品。但在使用之前，最好先带宝宝到营养咨询机构或有能力进行儿童营养评价的医院，对宝宝的营养状况做一个评价，了解身体是否缺锌。一旦缺锌，可在营养师或医生的指导下适量补充，防止与其他营养素产生拮抗作用。

而且，家长在给宝宝补锌时，不应长期以大量的锌强化食品代替富含锌的日常食物。因为，对婴幼儿的生长发育而言，营养成分的主要摄取来源，应该是日常合理的饮食，绝不能完全以营养强化食品及营养补充品来替代。

锌摄入过量的症状

对于不缺锌的宝宝来说，额外补充有可能造成体内锌过量，从而引发代谢紊乱。服用锌过量会导致人出现呕吐、腹泻等症状。此外，体内锌含量过高，可能会抑制机体对铁和铜的吸收，并引起缺铁性贫血。

● 补锌制剂要在医生指导下服用

给宝宝补锌须经过医院检查，确诊为明显缺锌的宝宝，方可在医生指导下给予硫酸锌糖浆或葡萄糖酸锌等制剂。一般用药时间不可超过3个月，复查正常后应及时停药。其实缺锌不严重的宝宝补几天锌就会有成效，一般补两周左右，宝宝食欲好转后可停药，再采取食补，如多吃动物肝脏、瘦肉、蛋黄和鱼类等富含锌的食物。

如果要服用补锌产品，则要注意两方面：一是不能与牛奶同服；二是不能空腹服用，应该在饭后30分钟服用。

当锌摄入量超过治疗量的5～10倍时，便可引发腹痛、呕吐等症状，还会导致贫血。另外，锌制剂使用一个月后，症状仍不见改善，应赶快停止用药，做其他检查来确定原因。

尿床

尿床是很多宝宝都经历过的事。一般说来，宝宝在2岁到2岁半时就能在夜间控制排尿了。但是，有些宝宝的神经系统发育比较慢，即使在3岁以后还常常尿床。但这仍然是正常的，不属于遗尿症。只有当宝宝到5岁以后，还会不由自主地尿湿床铺，才是真正的遗尿症。

● 宝宝经常尿床怎么办

3岁以前的宝宝夜间尿床是正常生理现象，为减少夜间尿床的次数，使宝宝3岁以后不再尿床，可采用一些办法预防宝宝尿床。

避免过度疲劳

过度疲劳会导致宝宝夜间睡得太熟，夜间睡太熟的宝宝，白天一定要睡2~3个小时，睡前不宜过于兴奋，必须小便后再上床睡觉。

晚餐不要太咸，餐后要控制汤水

晚餐不要吃得太咸，否则宝宝会不断想喝水，水喝多了势必会造成夜尿多；晚餐要少喝汤，入睡前1小时不要让宝宝喝水；上床前要让宝宝排尽大小便，以减少入睡后大小便的次数。

训练宝宝控制排便

白天要训练宝宝有意识地控制排便的能力，如当宝宝要小便时，可酌情让其主动等几秒钟再小便，等等。教宝宝排便时自己拉下裤子，也可培养宝宝控制排便的能力。

● 3岁前尿床是正常现象

病理性的儿童尿床，指的是5岁以上的宝宝还不能很好地控制排尿。而3岁前的宝宝还不能控制排尿，夜间常尿湿自己的床铺，白天有时也有尿湿裤子的现象，这多属于正常的生理性现象。绝大多数3岁宝宝尿床与疾病无关，多是心理因素或其他因素造成的。但是家长要从宝宝小的时候就注意保持被褥的干燥，避免宝宝睡前太过兴奋或喝太多水，以减少宝宝尿床。

睡前大脑过度兴奋，容易诱发宝宝夜里尿床。因此，应让宝宝按时入睡，养成一个良好的作息习惯；宝宝睡前不宜过度玩耍，不宜做剧烈活动或做一些令大脑兴奋的游戏。对经常尿床的宝宝，晚饭要吃得清淡一些，晚上应少饮水和不要吃含水量多的水果。临睡前不宜喝太多奶，以减少宝宝膀胱中的尿量，也应让宝宝养成睡前小便的习惯。

而宝宝被褥的干燥程度，也与尿床次数有关。科学研究证明，如果一整晚让宝宝睡在潮湿的床上，很容易让宝宝产生尿意。

🍎 如何训练宝宝晚上排尿

如果宝宝白天能够控制小便，并在下午小睡时不尿床，就可以开始训练宝宝晚上排尿了。

一般来说，宝宝在1岁半左右就开始能在夜间控制排尿了，尿床现象已经大大减少，妈妈可以进行晚上排尿训练了。

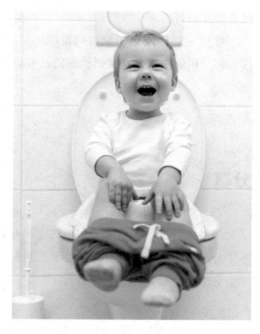

妈妈可以先撤掉宝宝的纸尿裤。撤掉前要跟宝宝解释在做什么，并且要提醒宝宝，这意味着他晚上不能在床上尿尿了，让他形成一个不能尿床的意识。下午5点之后控制宝宝喝水或饮料的量，别让宝宝上床前喝太多东西，可有效防止宝宝尿床。在宝宝睡觉前，让他最后去小便一次，早上，不管宝宝尿没尿床，都要提醒他排尿，养成宝宝早上排尿的习惯。当宝宝没有尿床时，好好地夸奖他、鼓励他，效果会很好。如果试了几个晚上，发现他还不能憋住尿，就重新给宝宝穿上纸尿裤，并安慰宝宝他很快就能长大，到时候再试试。

宝宝一定会有意外尿床的情况，妈妈不要因此生气，可以通过下面的办法减少宝宝意外尿床后的卫生打扫工作：在正常床单上，放一小块塑料单子，上面放半块布单。出现意外尿床时，马上取下这小块布单和塑料单子，不用撤掉整个床单。

🍎 避免宝宝形成遗尿症的方法

大多数宝宝尿床都是机能问题，能够自愈。正确训练宝宝夜间小便是避免尿床的必要手段。父母在夜间给宝宝把尿时最好叫醒宝宝，不要让他在半睡半醒之间排尿，如果宝宝在夜间睡眠时有排尿的表现，父母要警醒些，及时把他叫醒，另外也不要长时间穿纸尿裤，以免他习惯在睡梦中排尿。习惯在睡梦中排尿是造成遗尿症的很重要的一个原因。

有一些遗尿症是疾病引起的，比如蛲虫症、尿路感染、脊髓损伤、大脑发育不全等，如果宝宝在5岁以后仍然频繁遗尿，就要检查治疗，并注意讲究个人卫生，私处要经常清洗，内裤要天天换洗，尿湿后及时更换等，以免尿路感染引起尿床。还有些是遗传因素导致的。

在宝宝已经能够控制夜间排尿之后，如果受了惊吓，或者玩得太累、兴奋过度，都有可能尿床，这些偶然现象就不必在意了。

分享

西方国家有句谚语"Sharing is caring"，意即"与人分享是关心照顾别人"。学会与他人分享是一个孩子从小就应学习的美德，也是重要的社交能力之一。一个乐于分享的人，自然能够交到更多的朋友，更加受欢迎！因此父母要从小培养孩子学会分享。

🍎 宝宝并不是"小气"

"呀，你真小气！""这孩子好小气哦！""宝贝，你不能这么小气啦！""唉，你怎么这么小气咧！"好像经常听到大人面对宝宝不愿意分享自己东西的时候这样说。其实，很多父母误解了宝宝生长发育中所表现出的这种现象。宝宝并非真的"小气"，只是还不知道什么叫"分享"。

对于一个两三岁的宝宝来说，东西没有"你的""我的""我们的"概念，只有"我的"，尤其是现在，家里只有一个宝宝，好多的东西就是"我的"。他开始掌握"所有权"的概念。但是还没有掌握"这个东西"可以和别人一块儿玩、一块儿用的概念。有时，宝宝除了自己的东西，还把别人（哥哥、姐姐、同伴）的东西当作自己的东西而去抢。有时，他抢别人的玩具是他表现自主和独立的方式，也是他为自己争取权利的一种表示。

宝宝这种"拥有"的概念是正常的，也是日后培养共享行为的必经之路。必须让宝宝懂得"拥有"，他才能学会分享。分享是拿出"我"的东西和你共用，懂得"拥有"比懂得"分享"要早得多。在幼儿心理发展的过程中，2岁的宝宝就懂得"我的"了，但到三四岁，有的宝宝才学会分享。

因此，如果宝宝现在有点儿"小气"，作为妈妈应该感到高兴，因为宝宝正在懂得"拥有"这个概念，正在迈出学习"分享"的第一步，只要稍加引导，就能让宝宝学会分享。

🍎 帮宝宝建立物权观念

1岁半左右，宝宝的物权意识开始萌芽，这个时候，他会通过语言、动作等来占有自己喜欢的玩具和东西，不但会保护自己的东西，还想占有别人的。不过，这并不是宝宝故意为之，而是他没有物权观念，不懂得任何物品都有它的主人。

在这个时候，父母要教导他正确的物权观念。不断地告诉宝宝什么东西是自己的，什么东西是别人的，自己的东西可以自己支配，别人的东西得别人支配。

妈妈不可因为宝宝抢别人的玩具，就马上给宝宝买一个一模一样的，长此以往，容易使宝宝产生虚荣心与好胜心，产生别人有的自己也要有的心理。

🍎 教导宝宝尊重别人的物权

在宝宝物权观念萌芽之后，父母就应该开始灌输正确的物权观念给宝宝，以免他形成太霸道的性格。

1. 给宝宝灌输"轮流"和"借用"的概念。如果宝宝想要别人的东西，可以告诉他："宝贝，等过10分钟，才轮到你玩，现在让弟弟玩。"也可以告诉他："那是姐姐的，你要问问姐姐愿不愿意借给你玩，愿意你就可以玩，不愿意就不能玩。"

2. 给宝宝立规矩，告诉宝宝想要什么要跟大人讲，无论想拿什么都要和大人商量，不要自作主张拿回家。当宝宝遇到自己想要但是不能拿的东西时，妈妈要跟宝宝讲明原因，告诉宝宝："这个玩具的家在这里，它去咱家会不习惯、不高兴的。还是让它留在自己家里吧，咱们想玩的时候再来玩。"

3. 让宝宝明白"偷"与"借"的差别。如果宝宝没得到允许就把东西拿回家，要正面告诉他："不可以偷拿别人的东西。"然后领着他给别人送回去，如果宝宝

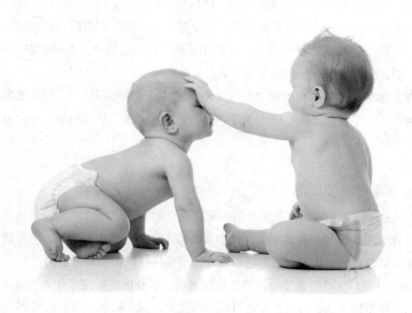

不同意，就告诉他要拿一个他最喜欢的玩具给别人作为交换，让他体会失去心爱东西的痛苦感受，宝宝为了不失去自己的玩具就会同意还回去了。

🍎 让宝宝体会分享的快乐

在宝宝的世界，最初他是不能感悟分享的意义和分享的快乐的，这需要大人的引导。大人首先要明白真正的分享是宝宝自愿的。只有宝宝自我满足了，他才会去自愿地分享，当他自愿地去分享的时候，父母要全力支持他，并帮助他体会到分享的乐趣。

怎么能让宝宝体会到分享的乐趣呢？你可以说："你看，你把你的玩具给他玩，他多开心啊！他又感谢你，你真棒啊！"

另外，很多人喜欢问宝宝要东西以试探宝宝是否够大方，可当宝宝高兴地递过手里的零食或玩具时，大人又会笑着说："不用了，不用了，你真大方！"这时，妈妈可以跟问的人说，这是宝宝的心意，我们应该收下他的心意，他才会高兴。

生活即学堂。在给宝宝好东西的时候，宝宝如果给你吃，你一定要吃，哪怕只是一点儿。让他感受到分享的乐趣。如果大人总是拒绝他的"分享"，他要么会觉得他的分享很没价值，而慢慢地不再愿意分享；或者他会从中明白：大人问我要东西，我只要大方给予，大人不但不会要我的东西，还会狠狠地表扬自己。这样的分享其实是取悦别人，与宝宝发自内心地关爱别人，是两件很不一样的事情。

🍎 不要强迫宝宝分享

如果宝宝不愿意分享时，大人要理解宝宝，帮助他怎样委婉地拒绝别人，或提醒他等自己玩完了再给小朋友，或提议换着玩，等等。不过切记：这只是你的建议，宝宝有最终的决定权！有的妈妈建议了，可是宝宝还是不同意，就开始埋怨宝宝不听话。不要这样，要尊重宝宝。因为不情愿的分享并不能让宝宝体会到分享的快乐！

不过，维护自己物权的观念太严重，也会让宝宝形成过度自私的心态，还是需要教给宝宝分享的概念。当家中有小朋友来做客，正是宝宝学习分享行为的最佳时机，可以教宝宝给其他小朋友玩自己的玩具，展示玩具的玩法，并把自己的小被子等借给其他小朋友用。

总之，分享是需要宝宝去体会的，家长不要强迫宝宝。

🍎 强化宝宝的分享行为

父母要在日常生活中强化宝宝的分享行为。

1. 在日常生活中，父母应首先做到慷慨待人。如，肯把东西借给邻居使用，能主动把好吃的食品拿出来分享，乐意把自己心爱的物品借给需要的人等。

2. 利用电影、电视剧、童话故事等作品中的慷慨形象教育宝宝、熏陶宝宝。

3. 在日常生活中，为宝宝提供机会。如，买回的糖果不要全部留给宝宝吃，要让宝宝亲自把糖果分给家庭成员；玩耍时，引导宝宝把心爱的积木等玩具分一些给小朋友玩。

4. 在宝宝与小伙伴的交往过程中，父母还可以指导宝宝相互交换玩具进行玩耍，在反复交换玩具的过程中，宝宝就会逐渐明白礼尚往来的必要性与相互帮助的重要性。

5. 鼓励宝宝帮助困难者，并不忘及时表扬宝宝。

宝宝喜欢打人

不知从什么时候开始，宝宝开始喜欢上了用"武力"解决问题：推人、咬人、打人、拽人……不但显得宝宝很没礼貌，也使妈妈为宝宝的这种行为而感到忧心忡忡。妈妈的担心是有道理的。用打人、咬人等暴力方式解决问题是一种不好的行为倾向，如果不及时纠正，会使宝宝一生都保持着这种习惯，给社会和宝宝自己带来很多伤害。所以，当妈妈发现宝宝经常打人、推人、骂人、咬人时，一定要引起注意，赶紧采取措施，把宝宝的这个坏习惯纠正过来。

● 宝宝为什么喜欢打人

宝宝打人，有时候是一种试探行为，怀着玩的心理，打过之后就静等别人的反应，对他来说这是一项重大的实验。而且有的父母把打人当作一种游戏跟宝宝玩，比如教宝宝去打某人，打完之后哈哈笑，或者装作打宝宝的样子跟宝宝玩，这都会让宝宝对打人行为不能有正确的认识，把打人当作游戏。

打人也是宝宝发泄挫败感的一种方式，不高兴了，情绪很坏，但自己又太小，没有能力用语言表达这种情绪，那打人就是发泄的方式了。

对宝宝的打人行为，父母要认真观察，总结原因，这样才能更好地处理。不过，无论如何，父母都不要反应过激，表现出暴怒、大喊大叫，更不要装出很好玩的表情，这让宝宝坚定了打人是一种游戏的心理，以后变得更喜欢玩这个游戏。另外，过激的反应会让宝宝以为这是一种获得关注的方法，以后为了获得关注，可能还会采取这样的方法。另外，也不要过度惩罚宝宝，这时候的宝宝可能无法理解自己受到的惩罚和他打人的行为之间是一种因果关系，所以惩罚是惩罚了，但没有起到教育的作用。

不要给宝宝看暴力读物

幼儿期的宝宝模仿能力很强，又缺乏分辨能力，例如打人，很多宝宝会以为这是一种玩耍的行为。建议父母平时一定要树立良好的榜样，在宝宝面前不要随口说"打人"的字眼；宝宝表现不好时也不要急躁地动手动脚；不要给宝宝看带有暴力倾向的读物；更不要给宝宝玩打打杀杀的游戏。

🍎 怎样纠正宝宝的打人行为

如果发生了打人事件，父母还是要耐下心来跟宝宝沟通。

首先，要保持冷静，如果父母也总是用打骂的方式对待宝宝，这是变相地强化宝宝的打人行为，宝宝会理所当然地把打骂当作一种解决冲突和问题的方法。所以面对打人的宝宝，父母一定要冷静，以免给宝宝一个坏榜样。

其次，要跟宝宝表达自己的想法和感受，比如很疼，也可以关心其他被打的人，让宝宝意识到打人会给人带来痛苦，会使别人伤心，宝宝一般都是有同情心的，就不会再有攻击行为了。

再次，教导宝宝不能打人，切忌长篇大论地训导和讲理，宝宝一头雾水听不懂，训导的初衷根本不能实现。可以跟宝宝说："我知道你想要那个玩具，但是不能为了玩具而打人，你可以问问小朋友是否愿意给你玩玩具，如果不愿意，可以用你的玩具跟他交换，或者妈妈买给你也可以，就是不能打人。"

紧接着，让宝宝跟被打的人道歉，如果宝宝不愿意，那么妈妈就要代替他道歉，并关心一下被打的宝宝，给自己的宝宝做出一个典范，他会不自觉地模仿的。

最后，如果宝宝接受了教训，遇到问题不再打人了，要及时夸奖，对宝宝说："这次没有打人，表现很好。"让宝宝看到不打人才是对的。

不管如何，父母都是宝宝模仿的对象，因此父母也要做到不要随便动手打宝宝，另外对打人行为要自始至终保持一致的态度，不要时而管教时而又放任，让宝宝感觉不到统一的标准，行事也会失去依据，有时候就控制不了自己了。

🍎 冷静地面对宝宝与小伙伴之间的冲突

宝宝在学会与人合作玩游戏之后，必然会与小伙伴发生矛盾，抢玩具玩，过家家时抢着要当妈妈，等等，一言不合还可能打起来，其实这是很正常的，父母不要为此太担忧，不用怕宝宝受人欺负，也不用担心宝宝欺负别人。发生了冲突后，宝宝会想办法去处理冲突，这个过程可以让他们学会如何与人相处，学会如何克制自己，并学会在游戏中遵守规则、相互合作等，这都是宝宝成长过程中的养料，必不可少。

其实，孩子之间的冲突一般都很小，造成严重后果的微乎其微，而且孩子都不记仇，今天打得不可开交，生气地说："以后再也不跟他玩了。"明天又和好如初，像从来没有发生过冲突一样。

　　所以，对宝宝与小伙伴之间的冲突，父母完全没有必要紧张，冷静面对，看宝宝如何处理即可，有时候也可以教给宝宝一些处理的技巧，避免什么事情都用暴力解决。

🍎 教宝宝遵守规则和秩序

　　规则和秩序是一个人生活在社会中必须遵守的，从宝宝融入小伙伴中去的那一刻，就需要遵守规则和秩序。父母应该适时教给他：只有遵守规则和秩序，才能和身边的朋友和谐相处，不至于发生各种矛盾。

　　规则和秩序处处存在，父母随时都可以灌输这些观念。玩游戏的时候，要先明确游戏规则，如玩老鹰抓小鸡时，轮流当老鹰或小鸡，而不是每次都只想当小鸡；和小朋友玩球时，每人轮流发一次球，等等。告诉宝宝要遵守游戏规则，并且在游戏的过程中，父母要坚持原则，不能因为宝宝耍赖或央求而妥协。如果宝宝不守规矩，就不要跟他玩，以示惩戒。另外，带宝宝出去游玩、购物的时候也可以灌输他这种观念，比如排队等候结账，排队等候玩玩具等；到公园玩耍不随便采摘花草，外出不随地大小便，等等；这些都可以要求宝宝遵守，慢慢地，他就会知道凡事都有规矩，不能乱来。

🍎 宝宝很霸道怎么办

　　现在许多父母对宝宝是有求必应、百依百顺，这样容易使宝宝在潜意识中慢慢形成一种"众人为我"的心理倾向，往往只注重自己的需要，很少主动满足他人的需要，因此这样的宝宝大都不喜欢谦让，甚至有些霸道。

　　如果宝宝想要霸占某样东西，妈妈首先跟他讲道理，让他明白这样东西不是属于他一个人的，不能自己一个人霸占。如果宝宝仍然不能接受，父母可以采取冷处理，不予理睬的方法。可以把宝宝放在一个安静的无人区域中，但要在父母视线范围内，不理会宝宝任何的哭闹行为，在不会使宝宝太难堪的情形下，保持不理会的态度。在宝宝情绪渐渐稳定后，尝试与宝宝沟通，并且讲述不可以霸道的理由，让宝宝慢慢了解自己的行为是不恰当的，切忌用"以暴易暴"或"一味忍让"的方式来应对宝宝。

　　看电视时，宝宝往往喜欢霸占电视，这时父母应和宝宝商定，轮流看自己想看的节目，而不是一味地迁就宝宝，要给宝宝营造一种民主的家庭氛围。这样做，能让宝宝意识到其他人的需求，淡化宝宝"众人为我"的心理。

宝宝爱发脾气

现在小家伙有自我意识了，会利用自己的"小脾气"来影响大人的决定。稍不如意就嚎啕大哭，并以此来"要挟"家人满足他的种种需求，譬如该睡觉了偏不睡觉；或者不让他拿什么危险的东西偏要拿；或者妈妈责怪他了，他会"生气"，甚至会用手抓妈妈的脸或头发，以此发泄自己的不满。遇到这些情况，很多父母都束手无策，不知道该拿他怎么办，但又不能听之任之。

🍎 脾气太大不利于人际关系

宝宝不满意的时候，就会大哭大闹、发脾气，这是因为他还不能控制自己的情绪，经受不起挫折。这种表现是正常的，但是不能任由这种行为持续下去，如果不加以纠正，宝宝就永远学不会控制自己的情绪，这会大大影响他的人际关系。

一个喜欢发脾气的人，遇到问题往往不能冷静分析，进而失去了沟通、想办法的机会，很难将问题处理好。脾气大的人更多地倾向于把责任都推到别人身上，让人无法忍受，导致其人际关系恶化，在一个团队里往往是不受欢迎的，所以宝宝脾气大必须及时纠正。

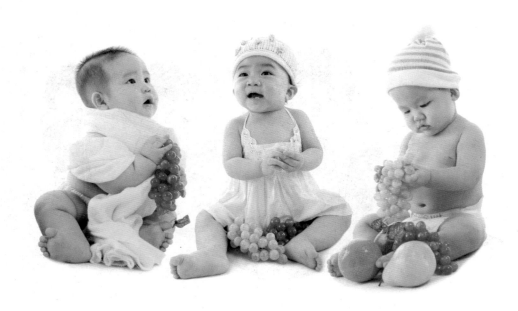

🍎 不要压制宝宝的坏情绪

　　宝宝脾气大需要纠正，但不是说要压制。因为发脾气是要把负面的情绪宣泄出来，如果强行压制，负面情绪得不到宣泄，越积越多，会导致以后发脾气的频率越来越高，发作程度越来越猛烈，而父母的压制越来越激烈，最终养成宝宝暴躁易怒或逆来顺受的性格。

　　所以，宝宝发脾气的时候，父母应该弄清楚他发脾气的原因，然后对症处理，而不是简单大吼："不准闹！不准哭！再哭我揍你了！"有时候宝宝迫于威势不闹了，但负面情绪并没有疏导出去，还是会感觉压抑，这对他心智成长是不利的。

　　对于常发脾气的宝宝，更重要的是要教会他表达负面情绪、发泄负面情绪的正确方法。

🍎 弄懂宝宝发脾气的原因

　　有时候父母无法理解宝宝的行为，左也不是，右也不是，弄得宝宝大哭大闹，自己也很烦躁，这种情况下，宝宝与父母很容易产生矛盾，大吵大闹一场，问题还是没有解决。

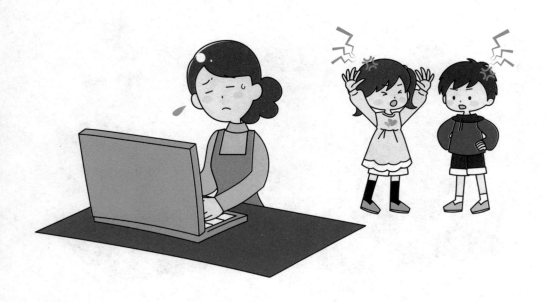

比如宝宝不小心把正在喝的牛奶洒了，妈妈并没有生气，而是对宝宝说："没关系，妈妈再给你倒一杯。"可宝宝却仍然大哭大闹，妈妈不理解，感到很生气，觉得宝宝无理取闹了。其实，此时的宝宝需要的是妈妈的理解，理解他失去牛奶的难过心情，而不是简单地告诉他再倒一杯就可以了。妈妈需要做的是轻轻地抱住宝宝，安慰他说："宝宝的牛奶洒了，宝宝很伤心是不是？我们想办法看能不能弥补，好不好？"慢慢地使宝宝的心情平复。

🍎 宝宝脾气大要耐心纠正

宝宝发脾气一般是一件事没有做成功或者一个要求没有得到满足引起的，无论宝宝因为什么发脾气，妈妈都可以第一时间将他抱在怀里，先平复他的情绪，让他安静下来，然后看情况教导。

对还听不懂道理的宝宝，转移注意力是解决宝宝发脾气最好的手段，在他发脾气的时候，用别的事吸引他的注意力，能成功地让他从坏情绪里解脱出来，过一会儿就忘了那件让他特别懊恼的事了。

等宝宝长大些，转移注意力的方法就不是那么有效了，这时妈妈可以抱住他，让他安静下来之后就事论事，用中立的态度跟宝宝讲道理，讲明白要求不能满足的原因和满足要求需要的条件，或者教给他解决问题的具体方法等。

等发脾气的宝宝情绪稳定了，就告诉他任何事都有解决的方法，发脾气对解决问题没有任何帮助，而且发脾气时大吼大叫，父母根本听不明白他要什么，不利于帮他解决问题，只会让他自己不开心，所以尽量不要发脾气。

最后，还要鼓励宝宝有什么要求都可以用语言表达，只要要求合理，妈妈都会满足他，如果要求不合理，即使发脾气也不会奏效。慢慢地，宝宝就会学会控制自己，不会再乱发脾气了。

培养宝宝好个性，家庭氛围非常重要，父母要注意自己的态度，不要暴躁地对待宝宝，也不要不分青红皂白地惩罚宝宝，避免宝宝有样学样。

🍎 坚持原则，不放纵宝宝

不管宝宝年龄多小，妈妈一定要教会宝宝控制自己想吃、想要、想玩的种种欲望，对自己不该得到的东西不强求。而要做到这一点，首先需要妈妈坚持原则。

在宝宝因为想得到一件东西而哭闹的时候，只要妈妈明白这件东西是宝宝不应该要的，就要坚持原则，不论周围发生什么情况，都不能向宝宝妥协。比如，带

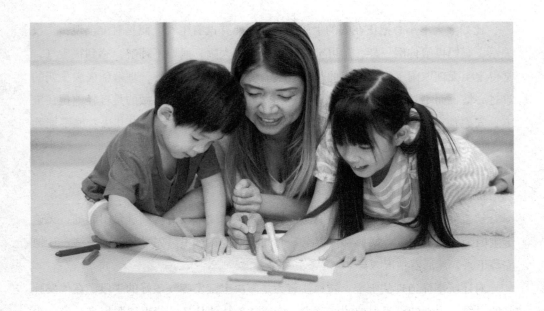

宝宝去购物的时候，如果宝宝对一件玩具爱不释手，闹着要妈妈买，妈妈可以温柔而坚定地告诉宝宝："这件玩具宝宝已经有了，不应该再买了。"还可以向宝宝表示，如果宝宝再闹，就会带他回家。若宝宝还是哭闹不止的话，妈妈就干脆停止购物，直接带宝宝回家。

🍎 妈妈要控制好自己的情绪

有的妈妈和宝宝相处时，情绪不好的时候就对宝宝怒吼，好的时候就拼命补偿。对待宝宝的态度完全是凭自己的情绪好坏，让宝宝摸不着头脑。还有的妈妈自己受了委屈，或者有不顺心的事情，就把怒气发到宝宝身上。宝宝不明白妈妈为什么会生气发怒，他会觉得是自己的原因，会想："我是不是一个惹麻烦的宝宝，一个令妈妈讨厌的宝宝？"甚至他会为无力让妈妈高兴而难过。这样，宝宝会处于自责状态。所以，妈妈一定不要当着宝宝的面发脾气。另外，妈妈不能使用一些不妥当的情绪宣泄方式。比如，有的妈妈遇到问题和不快时，在家摔东西、暴怒、哭泣……这些不理智的行为，很容易被宝宝学去。

做了妈妈以后，要面对许多前所未有的问题，所以有时候情绪爆发也在所难免。但是请记住：你就是宝宝的镜子，有朝一日，你的一举一动，宝宝都会原封不动地展现给你。所以，控制情绪是做妈妈需要学习的重要一课。

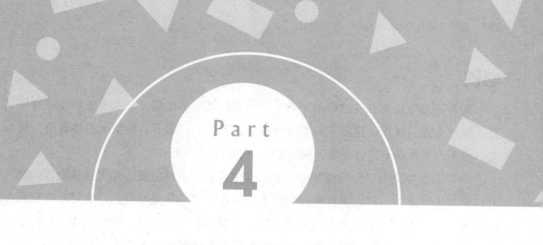

Part
4

婴幼儿
常见疾病的照护

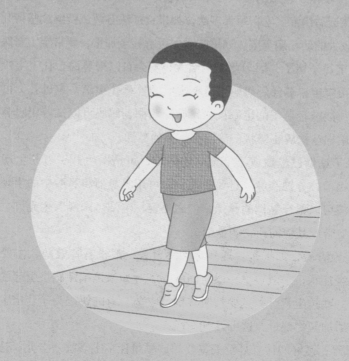

感冒

现在许多家长都存在这样的观点，宝宝最好从来不生病。宝宝不生病才是身体好、免疫力强的体现。然而实际上这种观念并不科学，需要具体情况具体看待。确实，宝宝经常生病不是件好事，可偶尔生个小病也并非坏事。

一个人的免疫力可分为两部分：先天性免疫和后天性免疫。先天性免疫人人都有，是与生俱来的。可后天性免疫则属于获得性免疫，它是要得病，病好后才获得的。所以，大人不要期望宝宝从来不得病，要知道，宝宝每得一次病，体内免疫系统对致病菌的"登记"就多一笔，宝宝的免疫力就会上一个台阶。

● 宝宝感冒后应对症处理

宝宝感冒了，妈妈按照以下步骤处理即可。

1. 如果宝宝只是有点儿流鼻涕，妈妈只需注意给宝宝保暖，防止感冒加重。

2. 如果宝宝突然发热，体温低于38.5℃，可采取物理降温：温水擦浴，或用医用棉签蘸30%~50%的医用酒精，涂在宝宝的手指、脚趾等部位。体温超过38.5℃，热退不下来或退下来很快又升高，要及时带宝宝看医生。

3. 如果宝宝咳嗽，轻微的咳嗽可先采取食疗法试试：一个梨、适量冰糖，一起蒸或炖至梨子熟透后给宝宝吃，每天多次。如果食疗法有效，就继续坚持几天，该食疗法适合月龄较大的幼儿期宝宝。如果咳嗽无缓解甚至加重，要带宝宝看医生。

4. 如果宝宝鼻子堵了，因为此时宝宝太小不会自己擤鼻涕，让宝宝顺畅呼吸的最好办法就是帮宝宝擤鼻涕。妈妈可以在宝宝的外鼻孔中滴一点母乳，可以软化鼻腔分泌物，往往能减轻鼻子的堵塞；如果鼻涕黏稠，妈妈可以试着用吸鼻器将鼻涕吸出，或将医用棉球捻成小棒状，沾出鼻子里的鼻涕。

5. 如果鼻子堵塞已经造成了宝宝吃奶困难，可请医生开一点儿生理盐水滴鼻液。在宝宝吃奶前15分钟滴鼻，过一会儿，即可用吸鼻器将鼻腔中的生理盐水和黏液吸出。滴鼻液可以稀释黏稠的鼻涕，使之更容易清洁。未经医生允许，千万不要给宝宝用收缩血管或其他的药物滴鼻剂。

6. 去医院检查后，如果是普通病毒性感冒，一般没有特效药，主要就是要照顾好宝宝，减轻症状，一般过上一段时间就好了。如果是细菌感染引起的，医生往往会给宝宝开一些抗生素，一定要按时按剂量吃药。有的妈妈为了让宝宝病早点儿好，常会自行增加药物剂量，这可万万不行。

7. 对于感冒，良好的休息是至关重要的，尽量让宝宝多睡一会儿，适当减少户外活动，别让宝宝累着。

8. 照顾好宝宝的饮食，让宝宝多喝一点儿水，多喝水一方面可以使鼻腔分泌物稀薄一点儿，一方面可以增加尿量，促进代谢。

🍎 宝宝生病后不要急着用药

现在有的家长一看宝宝生病就着急，看医生的时候要求马上用药，并且药用得很重，其实这样反而对宝宝的健康不利。宝宝生病初期就把药用得很重，会把致病菌一下子就消灭了，以至于身体的免疫系统还来不及对致病菌做出防御，或者对致病菌的记忆很浅，导致产生的抗体有限，抗体维持的时间也短。等下一次这种致病菌来袭，宝宝还是会中招，等于宝宝白得了一场病。这就是为什么有的家长对宝宝的病越重视、越积极治疗，宝宝却越容易生病。而有的家长看似比较"粗心"，对宝宝得病反应不太敏感，宝宝反而不容易得病。

所以，如果宝宝只是有些流鼻涕，或轻微的咳嗽，妈妈不要急着给宝宝用药，可先在家自己护理。一般病毒性感冒都是自限性的，过几天就会好起来，妈妈护理得好，可能3天左右就能好。要把一些不严重的疾病当成对宝宝的考验和挑战，在治愈的过程中不断提高机体的免疫力，增强身体对抗疾病、恢复健康的能力。

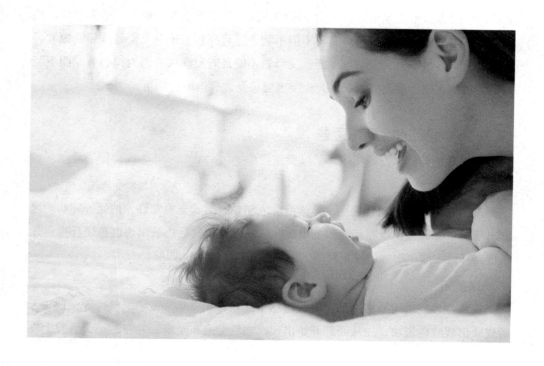

但如果宝宝确实病得比较严重，看起来很不舒服，妈妈也不可盲目拒绝就医用药，还是应该带宝宝去医院。

不要一生病就给宝宝用抗生素

有很多家长习惯在宝宝感冒后给宝宝使用头孢菌素类抗生素，认为宝宝感冒所产生的一系列症状都是因体内有炎症，如果不用抗生素消炎，怕宝宝病情加重，甚至发展成肺炎。其实，感冒发展成肺炎的并不多，不要动不动就给宝宝服用抗生素。滥用抗生素，会使宝宝对抗生素产生耐药性。宝宝刚一感冒，不要马上就吃抗生素，除非有细菌感染的证据（可抽血化验）。如果没有细菌感染，没有必要预防性地使用抗生素，更不能抗生素和抗病毒药同时用。频繁使用抗生素会损伤宝宝的免疫系统。

宝宝感冒大多为病毒性感冒，病毒性感冒属于自限性疾病，需进行退热、止咳、化痰、止喘等对症治疗。而利巴韦林等抗病毒药物副作用很大，妈妈不要随意给宝宝用。

宝宝感冒不能捂汗

成年人在感冒后，服了药，盖上被子发发汗，可能症状就会减轻很多。但是不能用同样的方法给宝宝捂汗，因为宝宝的体温调节中枢发育不成熟，如果捂汗，热量散发不出去，体温会持续升高，不但不利于感冒痊愈，还有可能导致热性惊厥。而且，给宝宝捂汗时，宝宝出了汗，父母若不能及时发现或者因为担心着凉而不及时给宝宝换衣服，湿漉漉的衣服会让宝宝更难受，病情还会加重。

与感冒相似的疾病有哪些

下面几种类似感冒的疾病，父母要注意。

麻疹

麻疹在发病的前期有发热，伴流泪、流涕、眼结膜充血发红、怕光等症状。通常出疹前1～2天先在口腔颊黏膜上出现麻疹黏膜斑，其后皮肤出现红色斑丘疹，先出现在耳后皮肤，继之出现于额部、面部、颈部、躯干、四肢。

风疹

风疹在发病前可有轻度的上呼吸道感染症状，如发热、流涕、咳嗽等，1～2天后皮肤出现红色斑块，先从面部开始出现，之后会遍布全身，并在2～3天后脸上皮

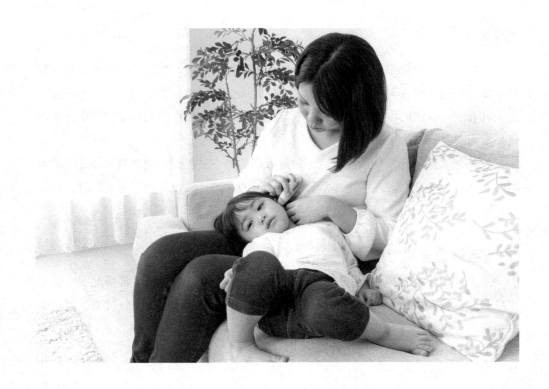

疹消退不留痕迹。出疹时有颈后区淋巴结及枕骨下方淋巴结肿大。

百日咳

百日咳发病时有感冒样的鼻塞、流涕、干咳、低热等症状，但咳嗽会越来越严重，呈阵发性和痉挛性咳嗽，咳得很费劲，面红耳赤，咳嗽终末出现似鸡鸣样的吸气声，接着又出现一阵相同的咳嗽，反复如此出现。

流行性脑脊髓膜炎

简称"流脑"。起病时有发热、咽痛，很快转为寒战高热，剧烈头痛，呕吐，面色苍白，精神不振，甚至出现抽搐。多数人的皮肤上出现瘀点或瘀斑，宝宝出现前囟隆起等脑膜炎症状。

其他

还有两种特殊感冒：疱疹性咽峡炎（口腔软腭等部位的黏膜上有小疱疹）、咽结膜热（高热，咽部充血、疼痛明显，眼睛刺痛）。这两种感冒起病急，病程相对较长。

发热

发热是位于大脑下丘脑的体温调节中枢上调体温所致。当致病菌（包括预防接种的疫苗在内）侵入人体后，人体为了对抗致病菌的侵袭，会动用一些防御机制，比如具有杀菌作用的白细胞、淋巴细胞等。动用人体防御机制的启动信号中，发热就是最为主要的一项。

发热是人体遇到致病菌侵袭后，对抗致病菌的一种保护机制，对人体是非常有利的，从这个意义上讲，发热并不是一种可怕的征兆，父母遇到宝宝发热时，不要太害怕、紧张，只需对症处理即可。

🍎 宝宝体温多高算发热

小儿正常体温常以肛温36.5～37.5℃，腋温36～37℃衡量。通常情况下，肛温比口温高，口温比腋温高。若腋温超过37℃，且一日间体温波动超过1℃，可认为发热。以口温为例，发热程度可划分为：低热37.3～38℃；中等热38.1～39℃；高热39.1～41℃；超高热，口温为41℃以上。

给宝宝量体温的方法主要有以下三种：

肛温

肛温最能够准确反映出宝宝的真实体温，建议家长多用肛温法为宝宝量体温。

1. 将体温计的水银柱甩到35.0℃以下。

2. 用凡士林、甘油、婴儿油等润滑物抹在温度计的前端，以防刺激到宝宝的肌肤。

3. 一手抓住宝宝的双腿并抬高，另一手将温度计用旋转的方式插入宝宝肛门1.5～2.5厘米处，并使之固定。

4. 测量时间为3分钟。测量过程中，妈妈可以观察体温计的数值，不上升了即为测量好了。

口温

对于比较大的宝宝才可使用这种方法，为了确保安全，量体温时，父母一定要在旁看护，以防止宝宝咬破温度计。

1. 使用前，最好用酒精将温度计消毒，以免传染病菌。

2. 将体温计的水银柱甩到35.0℃以下。

3. 将体温计放在宝宝舌头下方，3分钟后取出查看。

腋温

由于受外部环境影响，或测量时容易"没夹好"，所以这种测量方法准确度较差。

1. 量体温之前最好先帮宝宝擦干腋下的汗。

2. 将体温计的水银柱甩到35.0℃以下。

3. 将温度计插在宝宝腋下，并让其夹紧，10分钟后取出查看。

发热应以体温作为标准

不能依赖脸部是否发烫作为宝宝是否发热的标准，还是应该以体温作为标准。由于宝宝心肌收缩力较弱，每次收缩后到达手脚尖的血液相对较少，所以一般情况下手脚都是比脸、颈部温度稍低，这是正常的生理现象。

● 低热（口温为37.3～38℃），先物理降温

只要发现宝宝体温超出正常范围，就可以给他做物理降温。比如，让宝宝泡温水浴，使皮肤血管扩张，热量得以散发，有利于退热。

此外，妈妈可采取以下方法帮宝宝降温。

头部冷湿敷：用冷水浸湿软毛巾后稍挤压，使之不滴水，折好置于前额，每3～5分钟更换一次。

头部冰枕：将小冰块及少量水装入冰袋至半满，排出袋内空气，压紧袋口，无漏水后将其装入布袋中，放置于头顶。

温水擦拭或温水浴：用温湿毛巾擦拭宝宝的头、腋下、四肢或洗个温水澡，多擦洗皮肤，促进散热。

虽然创造了散热的环境，但要想有效退热，仅有这点是不够的。热量不可能单独从皮肤散发出来，一定要有一个载体将热量带出来，这个载体就是水分。宝宝在退热过程中，丢失得最多的就是水分，因为身体要靠水分来将热量带出体外，所以，宝宝发热期间，一定要给他补足水分。

🍎 高热（口温为39.1～41℃），及时给予退烧药

发热本身不是一种疾病。引起发热的原因很多，但主要是病毒、细菌等致病菌侵入人体所致。人体为了抵抗并杀灭它们，便采取了一种自我保护性质的反抗措施——发热。实际上，发热是一种正常现象，说明宝宝正在努力与致病菌抗争，而且，这种能力会越来越强。但是，由于宝宝大脑发育尚不成熟，过高的体温可刺激大脑皮质，使之出现异常放电，即发生热性惊厥。

预防体温过高，避免出现热性惊厥，是服用退烧药的最基本的理由。

体温过高可引起大脑皮质不稳定，但不是说，每个宝宝都会出现热性惊厥。热性惊厥往往有遗传倾向，了解父母双方是否有热性惊厥家族史，有助于预测宝宝出现热性惊厥的可能性。不论宝宝的基础体温如何，还是等宝宝体温达到38.5℃以上，再给宝宝口服或肛门内使用退烧药。

过早服用退烧药，将宝宝体温保持在37℃以下，会削弱人体对致病菌抵抗的能力，使致病菌更易在体内扩散，无形中助长了致病菌对人体的侵害。

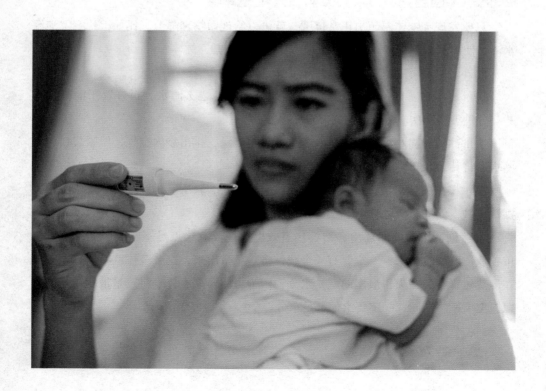

● 体温很高但手脚却比较冷是怎么回事

宝宝体温很高，但手脚冰凉，这多是因为宝宝末梢循环情况不好。此时可以先让宝宝喝杯热水，体温超过38.5℃给宝宝服用退烧药，然后给宝宝搓热手脚。如果有异常情况要及时送医院。

传统的观念就是小孩一发热，就要用衣服和被子把小孩裹得严严实实的，把汗"逼"出来。其实这是不对的，容易引发宝宝热性惊厥。宝宝发热时，父母不要给宝宝穿得太厚，裹得过紧，会影响散热，使体温降不下来。

● 宝宝发热一定要多喝水

有的妈妈说刚开始给宝宝服用退烧药时还管用，后来就不管用了，其实这不是药不管用，而是发热的头两天，宝宝体内还有足够的水分供蒸发散热，所以吃了退烧药后温度能降下来。但发热几天后，宝宝因为食欲减退，吃得比平常少，如果再不注意补充水分的话，体内的水分减少，无法将热量带出体外，退热效果自然不好。由此可见，退热效果好不好，和水分补充得是否充足很有关系，水分补充得越充足，热量散发的机会就越多，退热效果越好。所以，在宝宝发热的时候，想尽一切办法给他补充水分，多让他喝温开水，而且最好是少量多次地喝，如果宝宝不愿意喝白开水，可以让他喝一些有味道的果汁。这时候宝宝少吃几口饭都不要紧，但水的摄入必须足够。

对于宝宝来说，引起发热最常见的原因是病毒引起的上呼吸道感染，就是平日常说的"上感"。只要多喝水，适当使用药物，就能帮助宝宝顺利度过"上感"。

● 发热要不要用抗生素

遇到宝宝发热时，不要一味以使宝宝体温恢复到正常为目标。只要将宝宝体温控制在一定温度范围内，就既能发挥人体自身抵御疾病的效果，又能够避免高热可能使宝宝出现热性惊厥。很多原因都会引起发热，但只有细菌感染引起的发热才能使用抗生素治疗。无论是用抗生素还是其他药物治疗，目的都是治疗引起发热的原因，而不是发热本身。

发热本身如果没有引起热性惊厥，一般不会造成人体任何部位实质性的损伤。倒是引起发热的原因有可能造成肺炎、脑炎或人体其他部位损伤。所以，遇到宝宝发热时，要通过医生的帮助，寻找病因，采用针对病因的得当方法，才能使宝宝很快恢复健康。

● 出现以下情况需去医院

如果宝宝发热时，仍旧玩耍自如、吃喝正常、皮肤红润，说明宝宝的病情可能并不严重。爸爸妈妈可以在家观察宝宝，给宝宝多喝水，增加排尿和皮肤蒸发水分的机会，这样可以通过增加散热，降低宝宝的体温。但如果宝宝同时出现以下迹象就需要去医院看医生了。

6个月以上的宝宝直肠温度达到39.4℃或者更高，还伴有以下迹象：

1. 拒绝喝水。

2. 即使喝水较多，仍表现出非常不舒服的样子。

3. 排尿很少，而且口腔干燥，哭时眼泪少。

4. 述说头痛、耳朵痛或颈痛等。

5. 持续腹泻或呕吐。

出现这些迹象，一定要马上带宝宝去看急诊：

1. 无休止地哭闹已达几小时。

2. 极度兴奋。

3. 极度无力，甚至拒绝活动，包括：爬行、走路等。

4. 出现皮疹或紫色的针尖大小的出血点或瘀斑。

5. 嘴唇、舌头或甲床发紫。

6. 头顶部的前囟向外隆起。

7. 颈部发硬。

8. 剧烈头痛。

9. 下肢运动障碍，比如瘸腿等。

10. 呼吸困难明显。

11. 热性惊厥。

● 宝宝发生热性惊厥怎么办

宝宝出现热性惊厥后，爸爸妈妈需要妥善处理下面几点：

1. 不要搬动宝宝，因为这时他的肌肉是僵直的，搬动容易骨折。通常宝宝的热性惊厥发作可在5分钟内自行缓解。

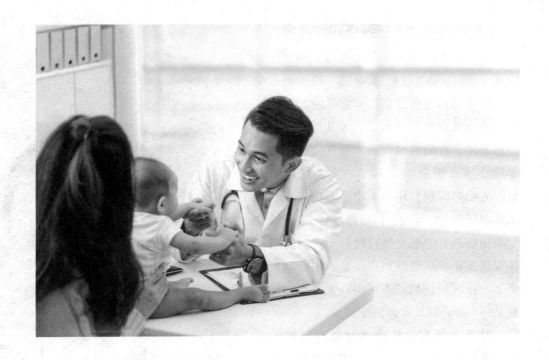

2. 尽可能地让宝宝侧躺着，因为他侧躺着的时候，嘴角是最低位，口水和呕吐物都能顺着嘴角流出来，而仰卧的时候，嗓子和气管是最低位，如果有呕吐物，宝宝容易窒息。

3. 不要往宝宝的嘴里放任何东西。

4. 宝宝热性惊厥停下来后，要马上带他去医院检查。

幼儿急疹

幼儿急疹的特点是"热退疹出"。虽然发病初期会突然高热，但其实并不可怕。当6个月至2岁的宝宝有不明原因的高热时，要想到有幼儿急疹的可能性。不必因高热不退而频繁地去医院，避免感染上其他疾病。要注意让患儿多喝水，吃易消化的流食，高热时及时服用退烧药，以防发生热性惊厥。当疹子出来后，病也就算好了。

🍎 6个月后突然高热要怀疑幼儿急疹

宝宝过了6个月以后如果出现高热，首先应该考虑的是幼儿急疹。

幼儿急疹起病急骤，常常是刚才还好好的，一会儿就发起热来了，尤其是宝宝睡前一切正常，夜间突然发热，而且高热不退，令许多家长很担心。其实，宝宝发热不用急，先物理降温，用冷毛巾给宝宝降温。如果物理降温不起作用，体温超过38.5℃就给宝宝喂退烧药，一般发热持续3～5天的时间，体温恢复正常后出红点点，就一定是幼儿急疹了。这时妈妈们就不用担心了。因为这种病是一出疹，就代表病快好了。

幼儿急疹在出疹前，就是有经验的医生也难以确诊。但一旦宝宝体温骤退，出现典型皮疹时，只要是稍有经验的家长都可诊断，因此，大家认为幼儿急疹的诊断属于"马后炮"。

🍎 幼儿急疹的症状

患上幼儿急疹的宝宝会在没有任何症状的情况下突发高热，体温可升至40℃。宝宝虽有高热，但精神很好，有的宝宝有轻微咳嗽、呕吐、腹泻等症状。高热一般持续3～5天。期间服用退烧药后体温可短暂降至正常，然后又会回升。高热持续3～5天后，体温骤降，同时皮肤出现玫瑰红色斑丘疹，用手按压，皮疹会褪色，撒手后颜色又恢复到玫瑰红色。皮疹散在颈项、躯干、面部和四肢。发疹后24小时内皮疹出齐，经3天左右自然隐退，其后皮肤不留痕迹。出疹子的同时

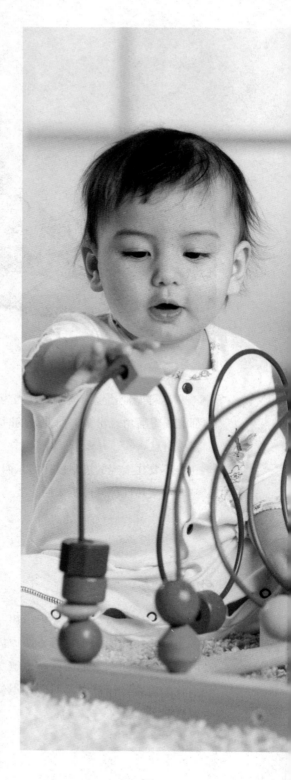

伴有脖子、耳后、枕部的淋巴结肿大，但无压痛，热退后持续数周，而后逐渐消退，还伴有腹泻等症状。

发热时宝宝身上不出皮疹，热退后才出皮疹。所以，幼儿急疹在皮疹出现以前，诊断较为困难，容易被误诊为呼吸道感染，给予消炎、退热、止咳等治疗。家长不必担心，不会耽误患儿的病情，因为幼儿急疹一般很少有并发症，是一种急性而预后良好的出疹性疾病，患病后不需要特殊治疗。

区别幼儿急疹、麻疹、风疹和猩红热

从皮疹形态上看，幼儿急疹酷似风疹、麻疹和猩红热，但其中最大的不同就是：幼儿急疹为高热后出疹，而其他三种疾病则是高热时出疹。

此外，幼儿急疹与麻疹不同之处在于本病症状较轻，患儿在发热期间精神、食欲均较好。

● 幼儿急疹也需要看医生

幼儿急疹一般不需要做特殊的护理，只需给宝宝降温即可。因为不会引起并发症，所以没有预防并发症的药物。如果发病初期就知道是幼儿急疹，就可以先物理降温，没有必要那么早给宝宝吃退烧药。不过能做到这一点非常难，连专业医师也不一定能在初期就判断出。宝宝发热时，妈妈即使怀疑宝宝得了幼儿急疹，也应该到医院明确诊断，并遵医嘱，按时给宝宝服退烧药，在病情无大变化的情况下，不必因发热不退而天天跑医院。应注意多给宝宝饮水，要饮温开水或温米汤，让宝宝出汗散热。

● 高热时要积极退热

有的妈妈会问：既然幼儿急疹是高热后才出的一种皮疹，而且不需治疗可自行消退，并不会留有后遗症。那发热期间还需给宝宝退热吗？积极退热是否会延缓或阻碍皮疹的发出？

不论何种原因引起的高热都要及时退热，目的是预防热性惊厥和降低高热时体内的代谢速度。

宝宝体温超过38.5℃，即应服用退烧药。多喝水是协助药物降温的最好方式。适当低热可刺激免疫系统，利于控制感染。

● 疹出热没退要引起重视

有的妈妈怀疑宝宝得了幼儿急疹，积极给宝宝退热，可3天后疹子出来了，热却没有退，这是怎么回事呢？这里提醒妈妈们，宝宝若出了疹子，热却仍然没有退或退了又升起来，需引起重视。有一种病叫川崎病，发病初期与幼儿急疹相似，会突然高热，伴随腹泻等症状，发热不久，宝宝身上出现了一片一片的疹子，可宝宝仍然高热不止。妈妈若仔细观察就会发现，宝宝的眼结膜充血，嘴唇红肿，甚至裂开出血，舌头呈杨梅状或草莓状等。一般若宝宝出现以上症状，且持续高热超过5天，即可考虑为川崎病。

川崎病的最大危害是损害冠状动脉，是幼儿冠状动脉病变的主要原因，也是成年后发生冠心病的潜在危险因素。所以，妈妈一定要尽早发现，尽早治疗。

手足口病

手足口病是一种由肠道病毒引起的急性传染病，主要发病人群是学龄前儿童。

小儿手足口病普通的发病周期大多在一周左右，而且大多患儿为突然发病。主要表现为手、足、口腔等部位出现疱疹，但手、足、口各部位的疹子不一定都会同时出现在患儿身上。

● 宝宝患手足口病有什么症状

宝宝患手足口病主要有以下症状：

发热： 大多数患有手足口病的宝宝会伴随持续发热，并且出现斑丘疹或疱疹。如有高热持续不退，建议尽早就医，以防引发并发症。

厌食： 在口腔两颊黏膜与唇内硬腭等处有疱疹，口腔疱疹易破，常出现溃疡，所以宝宝在吃东西时感到格外疼痛，因而出现拒绝进食、流口水等症状。因此建议给宝宝吃一些流质食物。

口腔疱疹： 口腔黏膜的疱疹出现比较早，有疼痛，像绿豆大小散落在口腔内，周围有红晕，主要位于舌及颊黏膜，唇齿侧也常发生。同时口腔里的水疱很快破溃而形成点状或片状的糜烂面。

手足臀疱疹：手、足等远端部位出现斑丘疹或疱疹，呈圆形或椭圆形。然后水疱的中心凹陷变黄、干燥、脱掉。斑丘疹大多在一周内由红变暗，然后消退。除手足口外，亦可见于臀部及肛门附近，偶可见于躯干，数天后消退，皮疹不留瘢痕或无色素沉着。

宝宝患手足口病若无其他并发症，一般病程约为一周，多数可自愈，预后良好，无后遗症。但如果宝宝出现发热等症状就应及时上医院，以排查出健康隐患。

正确护理患手足口病的宝宝

宝宝如果确诊患了手足口病，妈妈需对宝宝进行以下护理：

隔离

一旦发现宝宝感染了手足口病，应避免与外界接触。

消毒

宝宝用过的物品要彻底消毒：可用宝宝专用消毒液浸泡，不宜浸泡的物品可放在日光下暴晒。宝宝的房间要定期开窗通风，保持空气新鲜、流通，温度适宜。

降温

要注意给宝宝散热、降温。可以通过多喝温开水或洗温水浴等方法降温。

口腔卫生

保持口腔清洁，溃疡局部可用淡盐水抹拭，局部喷锡类散或西瓜霜等。

饮食清淡

饮食要清淡，最好是流质食物，尽量避免酸辣、燥热、难消化的食物。妈妈可适当煮些帮助宝宝消化、清热利湿的食物。

为了避免脱水，要坚持给宝宝喂母乳、配方奶或水，较大的宝宝可以喂稀释的果汁。

注意预防手足口病

手足口病传播途径多，婴幼儿容易感染，做好卫生是预防本病传染的关键。

1. 饭前、便后、外出后要用肥皂或洗手液等给宝宝洗手，不要让宝宝喝生水、吃生冷食物，避免接触其他患病的宝宝。

2. 看护人接触宝宝前，或给宝宝更换尿布时，处理粪便后均要洗手，并妥善处理污物。

3. 宝宝使用的奶瓶、奶嘴使用前后应充分清洗。

4. 本病流行期间不要带宝宝到人群聚集、空气流通差的公共场所。

5. 注意保持家庭环境卫生，居室要经常通风，勤晒衣被。

6. 宝宝一旦出现相关症状要及时到医疗机构就诊。父母要及时对宝宝的衣物进行晾晒或消毒，轻症宝宝不必住院，宜居家隔离，避免交叉感染。

手足口病没有特效药

目前没有治疗手足口病的特效药，任何有关可以治疗手足口病的特效药物的说法都是谣言。

🍎 手足口病能自愈吗

手足口病与"水痘"一样，无特效药治疗，但具有自限性，个别患儿即使不治疗，在1周内也可痊愈。但并不能因此就等待宝宝自愈，因为该病发病过程中，人体的免疫力会下降，而且口腔、手、足甚至背、臀等部位出现的疱疹在破溃后会形成小溃疡，受伤的皮肤黏膜很容易感染其他的病毒和细菌，诱发肺炎、心肌炎、脑炎等。所以妈妈如果发现宝宝出现手足口病的症状，最好及时带宝宝去医院。

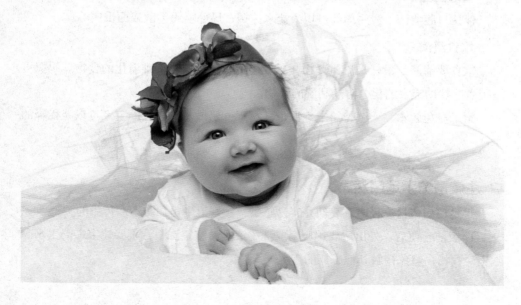

咳嗽

咳嗽是一种反射性防御动作，是呼吸道受到刺激（如炎症、异物）后，发出冲动，传入延髓咳嗽中枢引起的一种生理反射，可以排出呼吸道内分泌物或异物，保持呼吸道的清洁和通畅，因此，咳嗽一般是一种有益的动作。

咳嗽虽然有有利的一面，但也有不利的一面，剧烈咳嗽可诱发咯血等，长期、频繁、剧烈的咳嗽影响睡眠，甚至引起喉痛、音哑和呼吸肌痛，属病理状态。因此，宝宝咳嗽时，妈妈一是要放平心态，二是要学会正确的处理方法，及时缓解宝宝的咳嗽。

● 了解宝宝发生咳嗽的原因

有很多原因可引发宝宝咳嗽，妈妈应注意区分。

原因	特点
普通感冒	宝宝伴有其他感冒症状，如流鼻涕、轻微发热等
急性支气管炎	早期为轻度干咳，后转为湿性咳嗽，喉咙里有痰鸣音或咳出黄色脓痰。急性支气管炎通常在感冒后接着发生，由细菌或病毒，或混合感染导致。咳嗽有痰，有时剧烈咳嗽，一般在夜间咳嗽次数较多
急性感染性喉炎	有声音嘶哑、犬吠样咳嗽、喉鸣等症状。较大的宝宝会表述咽喉疼痛，不会表述的宝宝常表现为烦躁、拒哺，咳嗽时发出犬吠样的声音
百日咳	咳嗽日轻夜重，连咳十几声便喘不过气来，咳嗽终末还带有似鸡鸣样的吸气声。伴随症状：哭闹、流口水以及呕吐
过敏性咳嗽	持续或反复发作性的剧烈咳嗽，晨起较为明显，宝宝运动时咳嗽加重，宝宝遇到冷空气时可能有打喷嚏、流鼻涕等症状，但痰很少

● 及时发现肺炎

肺炎是临床常见病，四季均易发生，以冬春季为多。如治疗不彻底，易反复发作，影响宝宝发育。

肺炎临床表现为发热、咳嗽、呼吸困难，也有不发热者，新生儿、重度营养不良患儿体温可能在正常范围内或低于正常，因此大人往往容易忽视新生儿、重度营养不良患儿，并导致不良后果。

同时患儿可伴有精神萎靡、烦躁不安、食欲不振、轻度腹泻等症状。只要及时发现和有效治疗，宝宝可很快康复。

对于肺炎来说，除了呼吸道症状外，应该还有胸部影像学检测结果，以及病原学检测结果。一旦发现宝宝得了肺炎，应及时送医就诊。

● 宝宝咳嗽的护理方法

若宝宝出现咳嗽的症状，妈妈可以这样照顾宝宝，以缓解宝宝因咳嗽带来的不适。

夜间抬高宝宝头部

如果宝宝入睡时咳个不停，可将其头部抬高，咳嗽症状会有所缓解。头部抬高对大部分由感染而引起的咳嗽是有帮助的，因为平躺时，宝宝鼻腔内的分泌物很容易流到喉咙下面，引起喉咙发痒，致使咳嗽在夜间加剧，而抬高头部可减少鼻腔分泌物向后流。

水蒸气止咳法

如果宝宝咳嗽严重，可给宝宝使用雾化器；或者抱着宝宝在充满水蒸气的、温度适宜的浴室里坐5分钟，潮湿的空气有助于让宝宝的喉咙保持湿润，平息咳嗽。

热水袋敷背止咳法

热水袋中灌满40℃左右的热水，外面用薄毛巾包好，然后敷于宝宝背部靠近肺的位置（隔着衣服），这样可以加速驱寒，这种方法对伤风感冒早期出现的咳嗽症状挺有效。

热饮止咳法

多喝温开水可使宝宝黏痰变得稀薄，缓解呼吸道黏膜的紧张状态，促进痰液咳出。最好让宝宝喝温开水或温的牛奶、米汤等，也可给宝宝喝加热的果汁，果汁应选刺激性较小的，不宜喝橙汁等刺激性的果汁。

🍎 对治疗宝宝咳嗽有辅助作用的食疗

宝宝咳嗽，除了针对病因进行治疗外，应用饮食疗法可以起到辅助治疗的效果。

风寒咳嗽

1.生姜+红糖

宝宝患了风寒感冒，喝温热的生姜红糖水能起到很好的治疗作用。

2.烤橘子

将橘子直接放在小火上烤，并不断翻动，烤到橘皮发黑，并从橘子里冒出热气即可。待橘子稍凉一会儿，剥去橘皮，让宝宝吃温热的橘瓣。如果是大橘子，宝宝一次吃2～3瓣就可以了，如果是小贡橘，宝宝一次可以吃一个。橘子性温，有化痰止咳的作用。

3.花椒冰糖梨

梨一个，洗净，横断切开，挖去中间核后，放入20颗花椒、2粒冰糖，再把梨对拼好放入碗中，上锅蒸半小时左右即可，一个梨可分两次吃完。花椒冰糖梨对治疗风寒咳嗽效果明显。

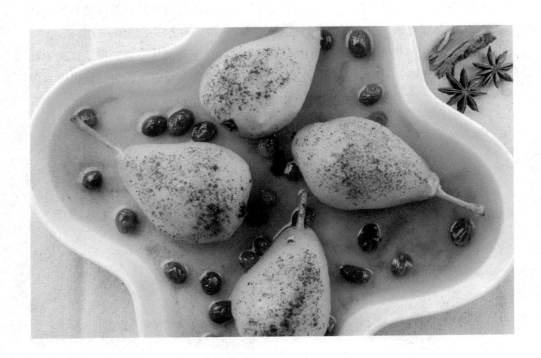

风热咳嗽

梨+冰糖+川贝

把梨靠柄部横断切开，挖去中间核后放入2~3粒冰糖，5~6粒川贝（川贝要敲碎成末），把梨对拼好放入碗里，上锅蒸30分钟左右即可，分两次给宝宝吃。此方有润肺、止咳、化痰的作用。

区别风寒咳嗽和风热咳嗽

风寒咳嗽症状为：咳声重，咽痒，痰稀薄、色白，常伴鼻塞、流清涕、头痛、恶寒发热、无汗等。

风热咳嗽症状为：咳痰不爽，痰黄或黏稠，咽痛，身热，鼻流黄涕，口渴，舌苔薄黄。

腹泻

几乎每个宝宝都不止一次地发生过腹泻，尤其是年龄较小的宝宝。所以，它是宝宝们容易患的"小儿四病"之一。宝宝腹泻不止时，妈妈们的心里都很着急，只想宝宝快点儿好起来，恨不得把各种能够止泻的药物、偏方都给宝宝用上。

然而，宝宝非但不见好，反而止不住地腹泻，甚至几个月不愈，使宝宝的生长发育受到很大影响，有时甚至危及生命。为了让宝宝平安健康地长大，妈妈应多多了解宝宝腹泻的防治及护理方法。

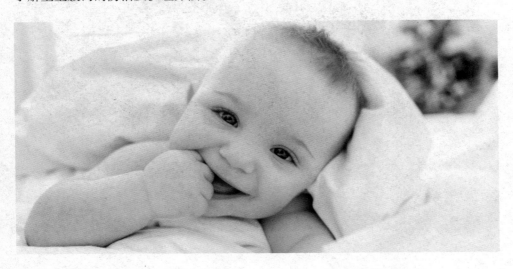

🍎 引起宝宝腹泻的原因

导致腹泻的原因有很多，但主要有以下几个方面：

消化不良： 婴幼儿消化系统发育不成熟，如果喂养不当，如过快、过多地喂淀粉类、脂肪类食物，或者一次进食过多等都可能引起消化功能的紊乱，导致腹泻。

受凉： 气温低，腹部受凉，使肠蠕动增加，引起腹泻。

感染： 由于宝宝的胃肠道功能发育还不够完善，比较容易感染病毒。在秋冬季，轮状病毒感染是引起腹泻的常见原因。另外，饮食不卫生，或食具没有消毒，也有引起感染的可能，而宝宝一旦食用不卫生的食物就易腹泻。

生病： 宝宝因抵抗力较低而易发生感染，如患感冒、肺炎、中耳炎等，也会引起腹泻。

过敏： 对牛奶、花生、鱼、虾等不容易消化的食物过敏，也容易引起宝宝腹泻。

🍎 夏天宝宝容易患细菌性肠炎

夏季天气炎热，细菌容易滋生，宝宝易患细菌性肠炎。细菌性肠炎的症状如下：

刚开始时宝宝大便异常，有点像拉肚子，大便类似单纯消化不良引起的腹泻，症状相对较轻，粪便带轻微腥臭味，粪便呈糊状，有黏液，有少量泡沫，没有血液；之后，粪便带轻微酸臭味，有黏液（有时浓有时稀），有少量泡沫，有脓血，此时宝宝食欲下降，不怎么吃东西了，精神也相对差些，但还会玩，睡觉也还可以，但时不时地会发出"嗯嗯"的声音表示不舒服。

此外，腹泻的宝宝往往因肠道痉挛而引起腹痛，腹部保暖可缓解肠道痉挛，达到减轻疼痛的目的。

🍎 注意"秋季腹泻"

秋季腹泻，顾名思义，是指常发生在秋冬寒冷季节的腹泻。主要有以下症状和特点：

1. 常在秋冬季发病。

2. 病程大约3～8天，长可达10～14天。

3. 平均一天拉五六次，多的达到数十次，大便稀，表现为水样便或蛋花汤样便，呈黄绿色或乳白色，带有少量黏液，无腥臭味。

4. 用抗生素治疗无效。

5. 患儿发病初期一般有发热、咳嗽、流涕等感冒症状，病初1~2天常发生呕吐，随后出现腹泻的症状。

秋季腹泻是一种自限性疾病，一般无特效药治疗，多数患儿在一周左右会自然止泻。有时不用药物治疗，只是靠口服补液，患儿也能自然痊愈。所以，当宝宝患秋季腹泻时，妈妈最主要的任务是给宝宝补液。

此外，还要注意以下几点：

1. 注意饮食。母乳喂养的患儿继续母乳喂养。人工喂养的患儿可用配方奶加等量米汤或水稀释，腹泻好转后渐恢复正常饮食。有迁延倾向的可喂低乳糖或不含乳糖的奶粉。如宝宝已添加辅食，可给宝宝准备粥、面条或烂饭。可给适量新鲜水果汁或水果以补充钾。

2. 可选用的药物。双歧杆菌，但不可擅自服用，需要咨询医生。

3. 看医生。如果宝宝3天不见好转，或3天内出现下列任何一种症状，应找医生诊治：腹泻次数和量增加、不能正常饮食、频繁呕吐、发热、明显口渴、粪便带血。

🍎 宝宝腹泻的护理方法

当妈妈发现宝宝腹泻时，应注意以下几点：

1. 给宝宝多喝水，如果是母乳喂养就不要再加喝奶粉了。母乳喂养的妈妈要饮食清淡，不能太油腻了，也要多吃水果和蔬菜，补充维生素。人工喂养的宝宝应该换"腹泻奶粉"喝，待宝宝腹泻好了再换成普通奶粉。

2. 宝宝在腹泻期间，要给他一些清淡易消化的食物，如米汤、菜汤、米粥或者不含乳糖的奶，而且要遵循少量多餐的原则，不要给宝宝吃生冷、油腻的食物。

3. 如果粪便化验结果有问题，一定要按医嘱服药。很多妈妈不想给宝宝服用抗生素，怕对宝宝有副作用。即便用了，也总是按最小剂量用，病情一好转，就立即停掉了。其实，这些做法是不妥当的。要想更好地发挥抗生素的药效，必须按医嘱定时定量地服药，这一点非常重要，如果对药物用量有疑问，一定要当面问清医生，不可回到家后自作主张。此外，抗生素一般在饭后服用，这样一方面可以减少药物对肠胃的刺激，另一方面也可以增加肠胃对药物的吸收时间。

4. 在宝宝肠道的恢复期，可以给宝宝吃一些金双歧等，这些都是补充肠道有益菌的，可以加快宝宝的恢复进程。需要注意的是，益生菌制剂与抗生素服用的时间需间隔2小时。

🍎 注意预防宝宝脱水

　　预防宝宝脱水，重要的一点是保证宝宝摄入充足的液体，尤其是在天气热或宝宝生病时。妈妈应该坚持给宝宝喂母乳或配方奶，如果宝宝已经4个月大了，可以给他喝一些水；如果开始吃辅食了，水量还要增加。

　　如果给宝宝喝果汁，不要通过增加果汁量来补充水分，但可以加白开水，稀释果汁。也就是说，如果宝宝每天喝85~110毫升果汁，那么你就可以把这些果汁稀释到170~220毫升。

　　另外要记住，一旦宝宝开始出现脱水（超过6小时没有尿、小便暗黄、嗜睡倦怠、嘴唇干裂、眼泪少等），他体内的电解质就会丢失，这时应该在医生的指导下给他喝特殊的口服补液盐溶液加以补充，从而改善宝宝脱水现象。

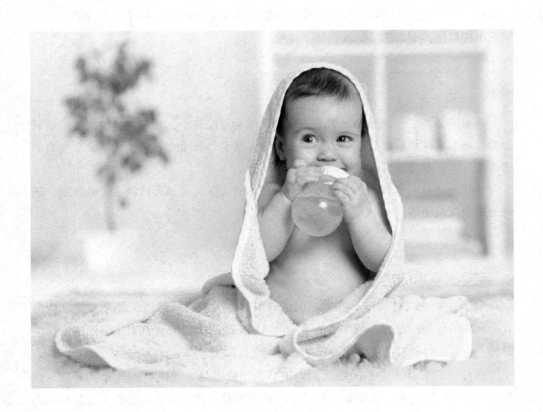

水痘、麻疹

虽然水痘和麻疹都是具有传染性的，但是由不同的病毒引起，症状表现也有所不同。所以大家应该正确区分麻疹跟水痘，但不论是麻疹还是水痘，都应该一发现就去医院治疗，耽误不得。

🍎 宝宝出水痘的症状

水痘是由水痘-带状疱疹病毒感染引起的出疹性传染病，一年四季都可以发病，冬春季节是水痘的高发期。

宝宝发病前有头痛、全身倦怠等前期症状，发病后有轻、中度的发热。一般1～2天内出现皮疹，很快变为透明饱满的水疱，周围伴明显红晕，24小时后水疱混浊并中央凹陷。疹子先出现在脸上，继而在躯干、四肢出现，黏膜也可能感染，在口腔、咽部、眼结膜、生殖器、肛门等处长出疹子。数目一般以躯干为多，脸上和头部次之，四肢、手足更少。出疹期为1～6天，变为水疱到水疱脱落为2～3天，整个病程为2～3周。正常情况下不会落下瘢痕，但是在水疱期，痛痒感十分明显，如果忍不住抓挠，引起感染，就会留下瘢痕。

水痘的传播途径

水痘病毒存在于疱疹的疱浆、血液和鼻咽部分泌物中，接触患病宝宝使用过的食具、玩具、被褥、衣物等物品，在患病宝宝咳嗽、打喷嚏的时候接触宝宝喷出的呼吸道飞沫，都可能引起感染。

水痘的传染性很强，凡是接触过水痘病毒的宝宝，有很大的概率会被传染，妈妈一定要提高警惕。

🍎 宝宝出麻疹的症状

麻疹主要通过打喷嚏、咳嗽、说话等引起的唾液飞沫传播，传染源是麻疹患者。麻疹的传染性很强，患麻疹的宝宝出疹前5天至出疹后5天都有很强的传染性，妈妈一定要注意使自己的宝宝和患了麻疹的宝宝隔离。

麻疹一般有10天左右的潜伏期，随后会出现发热、咳嗽、流鼻涕、咽部充血等症状。眼结膜充血、流眼泪、怕光、眼睑水肿是麻疹最显著的特点。发热3～4天后，宝宝的耳后、发际、颈部直至额面、躯干、四肢、手脚心就会开始出现红色斑丘疹，并随着病情的发展融合成片，颜色也不断加深。出疹3~4天后，麻疹开始逐渐消退，疹退后7~10天，宝宝将逐渐痊愈。出疹期间，宝宝的体温可突然升高到40℃，很容易引起各种并发症，妈妈应该小心护理。

🍎 水痘的治疗和护理方法

水痘是一种可以自己痊愈的良性传染病，一般在10天后就会自动痊愈，也不会留下什么后遗症。

宝宝出水痘没有特效治疗药和治疗方法，主要是预防皮肤继发感染，保持清洁。在痊愈之前，不要洗澡，但应勤给宝宝更换衣物和被褥，避免感染；并涂抹炉甘石洗剂，预防宝宝抓挠。另外，要剪干净宝宝的指甲，避免抓破水痘，如果抓破可以用浓度为1%的甲紫溶液涂抹，这可以加速创面干燥和抗感染。如果发生全身感染症状，持续发热，需要及时就医，在医生指导下使用药物治疗。但是要注意水痘不能用含皮质激素的药物治疗，否则会加重病情。

另外，要加强饮食和生活的调理，让宝宝多注意休息，食物要清淡、易消化，并通过多喝温开水、绿豆汤等来降火、排毒。

> ### 水痘得过不会再得

水痘感染后可获得持久免疫力，如果宝宝已经得过一次水痘，以后一般就不会再得。但是，对那些体质虚弱、免疫力很差的宝宝和患哮喘、白血病等疾病的宝宝来说，水痘会增加宝宝被其他致病微生物感染的概率，可能使宝宝出现肺炎、脑炎、心肌炎等比较严重的并发症，必须引起重视。

🍎 宝宝出麻疹的家庭护理方法

宝宝患了麻疹后，妈妈最好多让宝宝卧床休息，并要注意保持室内通风，避免强光刺激宝宝的眼睛，还要勤为宝宝清洁眼、耳、鼻和口腔，避免细菌滋生，引起这些部位的炎症。多喝水有利于宝宝退热排毒，所以妈妈应该多让宝宝喝水。

宝宝发热期间，妈妈应尽量让宝宝吃清淡、容易消化的流质食物（如牛奶、豆浆等），并尽量经常更换花样，以增强宝宝的食欲。由于高热导致的食欲不振容易使宝宝出现营养不良，妈妈应给宝宝准备营养丰富的食物。

如果宝宝的体温达到高热，妈妈可以在医生指导下使用退烧药。但禁用冷敷，也不要用酒精为宝宝擦拭降温。

如果宝宝出汗很多，出汗后要及时为宝宝擦干皮肤，更换衣物，注意保持宝宝的皮肤清洁。在温度适合的情况下，妈妈可以每天用温水为宝宝进行一次擦浴。还要勤帮宝宝剪指甲，以防宝宝抓破皮肤，引起继发感染。

接种麻疹疫苗

预防麻疹的关键是接种麻疹疫苗。妈妈可带宝宝到社区医院进行麻疹减毒活疫苗的接种，帮助宝宝预防麻疹。一般情况下，宝宝出生后8个月就需要进行第一次麻疹疫苗接种，18～24个月的宝宝需完成第二次接种。如果宝宝没有在早期进行疫苗接种，在接触麻疹患者后的5天内立即给予免疫球蛋白，也能起到预防发病或减轻病情的效果。

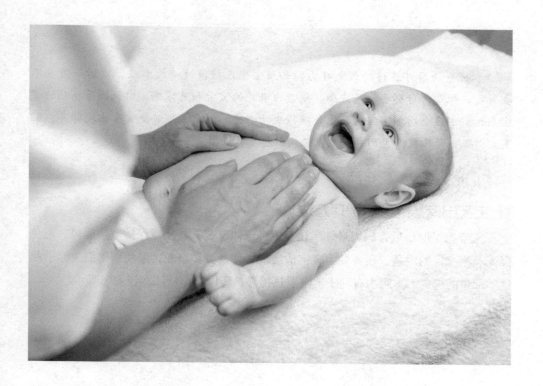

弱视

弱视是指宝宝的眼球没有任何器质性的病变，最佳矫正视力达不到正常，或者双眼的视力相差两行以上。

引起弱视的原因很多，斜视、高度远视、白内障、角膜白斑等因素都可能引起弱视。弱视会导致宝宝双眼立体视力变差，从而使宝宝不能准确地判断物体的方位和远近，还会使宝宝长大后难以从事驾驶、操作精密仪器等精细工作。如果不及时治疗，会严重影响宝宝的正常生活。

● 宝宝弱视越早治疗越好

弱视是不能自愈的，而治疗弱视的关键，则在于对弱视的及早发现、及早治疗。在宝宝眼睛发育的过程中，0~3岁是宝宝眼睛发育的关键期。如果过了12岁，宝宝的视觉发育基本定型，再治疗起来就非常困难了。

所以，妈妈一定要注意观察宝宝，如果发现宝宝看东西时总喜欢眯眼睛、歪头、离看的东西非常近的话，就要立即带宝宝到医院检查眼睛。

● 弱视的治疗方法

如果宝宝已经出现弱视，妈妈应听从医生的建议为宝宝配眼镜、戴遮眼罩。合适的眼镜可以促进宝宝视觉功能的发育，为宝宝配合适的眼镜是治疗弱视至关重要的环节，妈妈一定不要仅仅因为担心宝宝一旦戴上眼镜就很难摘掉而不为宝宝配合适的眼镜，从而耽误了治疗的最佳时机。

此外，妈妈还可以多让宝宝做一些用红线串珠子、用红笔写字、画画、玩比较精细的拼插玩具等活动，锻炼宝宝的眼睛，使宝宝的视力得到提高，从而纠正弱视。

> 眼镜要定期更换

有的弱视儿童一副眼镜一戴就是几年，这是错误的。因为随着儿童身体的发育，其屈光度数可能也会随之发生变化，所以一般情况下，弱视儿童应定期验光，必要时需重配眼镜。

🍎 盖住好的眼睛，锻炼差的眼睛

如果是一只眼睛好一只眼睛弱视的小朋友，需要以盖住好眼、锻炼差眼的方法进行治疗，这看起来像独眼侠，为什么要这样做呢？因为这样的宝宝绝大多数看东西时都是用好的眼睛，这样一来，那差眼就更差了，并且得不到锻炼。所以治疗弱视就是盖住好眼、锻炼差眼。虽然这样的方法让很多患有弱视的宝宝不能接受，不愿意配合，但家长一定要重视这一点，一定要做好宝宝的心理辅导，让宝宝接受这样的治疗方法。

🍎 弱视容易复发

儿童的弱视只要治疗及时、方法得当，治疗后就会有明显效果，但容易复发。如果见效后就立即停止治疗，而不进行巩固治疗，视力很快又会下降。对于这一点，许多家长不太清楚。他们往往在宝宝的视力恢复正常后，就如释重负，放松警惕甚至停止了治疗，结果导致弱视很快又复发。因此，应在患儿弱视眼的视力达到或接近正常后，再进行一个较长时间的巩固治疗。弱视治疗还需经过三年的随访，直到患儿的视力一直保持正常才算治愈。

🍎 学会保护宝宝的眼睛

宝宝成长期间，妈妈要注意保护宝宝的眼睛：不要让强光直接照射宝宝的眼睛，不要过早让宝宝读书、看电视，多带宝宝到户外活动，避免宝宝用眼过度，等等。

平时，妈妈可以多让宝宝吃青菜、水果、豆制品、海带等富含维生素和矿物质的食物，少让宝宝吃糖果，给宝宝的眼睛提供全面而充足的营养，促进宝宝眼睛的正常发育，降低弱视的发生率。

宝宝出生后，应重视视力筛查。无论发现双眼正常与否，都应定期由专业眼科医生做检查，看看是否存在弱视的可能。

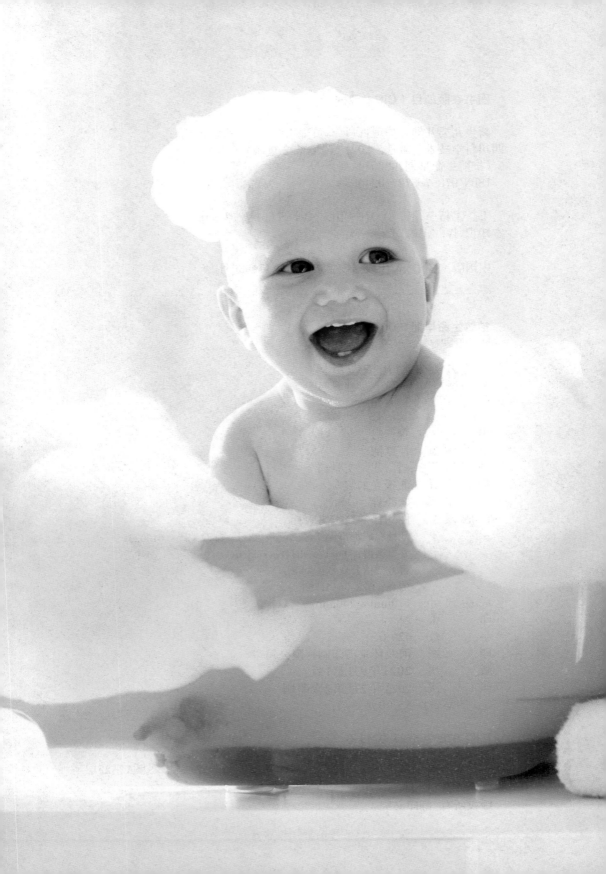

图书在版编目（CIP）数据

新生儿婴儿幼儿护理百科 / 黄璟主编. -- 成都：
四川科学技术出版社，2021.9（2023.2 重印）
（护航生命早期1000天系列）
ISBN 978-7-5727-0249-5

Ⅰ．①新… Ⅱ．①黄… Ⅲ．①婴幼儿－护理－基
本知识 Ⅳ．①R174

中国版本图书馆CIP数据核字(2021)第179936号

护航生命早期1000 天系列
HUHANG SHENGMING ZAOQI 1000 TIAN XILIE

新生儿婴儿幼儿护理百科
XINSHENG'ER YING'ER YOU'ER HULI BAIKE

主　　　编　黄　璟
出 品 人　程佳月
责 任 编 辑　江红丽
助 理 编 辑　潘　甜　文景茹
封 面 设 计　北极光书装
责 任 出 版　欧晓春
出 版 发 行　四川科学技术出版社
　　　　　　地址：成都市锦江区三色路238号　邮政编码：610023
　　　　　　官方微博：http://weibo.com/sckjcbs
　　　　　　官方微信公众号：sckjcbs
　　　　　　传真：028-86361756
成 品 尺 寸　170mm × 240mm
印　　　张　21
字　　　数　420千
印　　　刷　河北环京美印刷有限公司
版　　　次　2021年9月第1版
印　　　次　2023 年2月第2次印刷
定　　　价　55.00元

ISBN 978-7-5727-0249-5

本社发行部邮购组地址：成都市锦江区三色路238号新华之星A座25层
邮政编码：610023　电话：028-86361770